# 皮瓣切取入路图解

## Raising of Microvascular Flaps
## A Systematic Approach
### —— 3rd Edition ——

主 编

**Klaus-Dietrich Wolff** ［德］

**Frank Hölzle** ［德］

主 译

李 赞 章一新

宋达疆 邹永根

主 审

周 晓 侯春林

上海科学技术出版社

**图书在版编目（CIP）数据**

皮瓣切取入路图解 /（德）克劳斯·迪特里希·沃尔夫（Klaus-Dietrich Wolff），（德）弗兰克·霍尔兹（Frank Hölzle）主编；李赞等主译 . —上海：上海科学技术出版社，2019.3（2024.4 重印）

ISBN 978-7-5478-4313-0

Ⅰ.①皮… Ⅱ.①克… ②弗… ③李… Ⅲ.①皮肤－移植术（医学）－图解 Ⅳ.① R622-64

中国版本图书馆 CIP 数据核字（2019）第 027511 号

上海市版权局著作权合同登记号 图字：09-2018-580 号

---

**皮瓣切取入路图解**

**主编** Klaus-Dietrich Wolff［德］ Frank Hölzle［德］

**主译** 李 赞 章一新 宋达疆 邹永根

**主审** 周 晓 侯春林

---

上海世纪出版（集团）有限公司

上海科学技术出版社 出版、发行

（上海市闵行区号景路 159 弄 A 座 9F—10F）

邮政编码 201101 www.sstp.cn

浙江新华印刷技术有限公司印刷

开本 787×1092 1/16 印张 18.5

字数 300 千字

2019 年 3 月第 1 版 2024 年 4 月第 5 次印刷

ISBN 978-7-5478-4313-0/R·1772

定价：198.00 元

---

# 内容提要

　　本书原著作者是国际显微与修复重建外科领域的知名权威，他们把最经典的十余种皮瓣的临床解剖要点、皮瓣设计、切取入路以及注意事项全部浓缩到这一本书里。本书英文版第一版面世后，便成为了修复重建外科医生开展常用皮瓣手术的宝典。随着皮瓣手术的不断改进和发展，不断有新的皮瓣手术被补充进来。本书第三版反映了过去 7 年来该领域最新的理念和技术，基本涵盖了当前常见的皮瓣手术的常规入路。另外，本书最吸引人之处是在人体新鲜标本上模拟临床手术，同时结合画质精美的手术立体绘图，相得益彰，可成为创伤外科、显微与修复重建外科、整形外科等专业读者在临床实践中经典的指导教材。

# 译者名单

# 中文版前言

皮瓣移植是整形外科最基本、最常用的创面修复方法。20世纪70年代以来，皮瓣的应用使临床许多治疗棘手的难题得以成功解决，挽救了许多生命，保住了无数肢体。皮瓣移植应用范围也从整形外科扩展到临床外科其他领域，并取得良好的修复效果。但传统的带蒂皮瓣无法一期修复巨大创面，而分期皮瓣或皮管转移则因治疗时间过长，耗时费力，增加了患者的痛苦和经济负担，筋膜皮瓣和肌皮瓣修复依然存在受区外形臃肿、影响功能、供区外形和功能影响等缺点。

20世纪80年代后，显微外科的进一步发展促成了穿支皮瓣的出现，使皮瓣修复真正走向了"自由王国"。外科医生不再受有限的皮瓣供区的限制，既可在创面的周围切取穿支皮瓣转移修复，也可在身体任何存在穿支血管的部位切取穿支皮瓣进行游离移植。穿支皮瓣技术符合"缺什么补什么"的重建原则，单纯的穿支皮瓣仅包含皮下脂肪和皮肤，合理设计切取穿支皮瓣不仅能恢复缺损区域的完美外形，而且可以修复深部缺损，重建受区感觉和运动功能，同时最大程度减小皮瓣供区的畸形和功能丧失，已在临床获得了广泛的应用。

此书是国际较为经典的皮瓣外科手术专著，其特点是理论与实践并重，解剖与临床结合，更难能可贵的是所介绍的皮瓣种类不多，但是手术步骤的细节都有精准到位的绘图描述，图文并茂，一目了然，不仅指导常见情况的手术方法，还详细介绍了变异情况下的术中所见和对策，在特殊应用情况下的手术思路和技巧，有很高的学术价值和临床应用意义。相信此书的引进出版，对我国皮瓣外科发展起到进一步的指导作用。

李　赞　章一新　宋达疆　邹永根

# 英文版前言和致谢

2005 年，当我们着手准备推出一本精致、图文并茂且具有指导意义的分步皮瓣手术指南时，从没有想过本书有一天将发行第二版甚至第三版。

重建领域的持续发展，特别是穿支皮瓣已成为游离组织移植的新选择，使它为新的供体部位提供微创的皮瓣制备技术。尽管如此，大部分外科医师的首选仍是公认的且经过证明的皮瓣，这是由它们的可预测性、解剖恒定和成功率高的性质决定的，这些皮瓣对初学者特别有用。

我们必须坚持编写这本教程的初衷，并在第三版中增加了标准程序和另一个穿支皮瓣。这本书也可以帮助读者初步了解游离组织移植从最初到现在为止已出版的重要临床专著和文献。此外，每章的概要将使读者能够快速更新自身知识，让读者记住开创了新的重建方法（附带其首个皮瓣说明）和在此工作中做出重要贡献的人物的名字。

第三版的发行离不开各界朋友和同仁的宝贵支持及帮助。首先，感谢解剖学家们，他们为我们提供了机会——开授 50 多个切取皮瓣的课程，指导了全球 1 000 多名同行。为此，我们非常感谢查理特－柏林大学医学院的 Bogusch 教授、Bachmann 教授和 Plaschke 博士，波鸿鲁尔大学的 Förster 教授，慕尼黑大学的 Waschke 教授，以及亚琛工业大学的 Leube 教授和 Prescher 教授，他们向临床医师敞开合作与交流学习的大门，鼓励参与者进行进一步解剖学研究以回答具体临床问题。由于外科医师对提高人体解剖学知识的需求不断增加，使我们有幸每年为同行提供 4 次切取皮瓣课程。波鸿的 Claudia Schneider 和 Robert Nadgrabski，慕尼黑的 Axel Unverzagt，以及亚琛的 Sarah Nüsser、Lisa Schneiders 和 André Döring 为尸体的防腐处理做出巨大的贡献，帮助我们得到了高质量的图片和视频素材。Harald Konopatzki 为我们提供了优秀的教学示意图。我们感谢他对解剖学的独到见解和作为插画师的多年经验，以及他的艺术才能对此书的 3 个版本提供的所有帮助，使我们的想法和愿望得以实现。我们非常感谢摄影师 Heiko Barg 和 Tom Stummer，他们的处理提高了尸体照片和视频的质量。他们的专业知识为高质量的图片和视频的提供做出了重要贡献。感谢我们的同事 Anna Brokmeier 和 Constantin Wolff 博士，他们分别协助我们对尸体进行处理和帮助我们在原稿中插入了 600 多篇文献。此外，我们还要向 Springer 出版社表示感谢，尤其要感谢 Tanja Maihöfer 女士和 Wilma McHugh 女士，感谢她们提供的实用性建议，保证了这个项目的可靠性和专业性。还要感谢我们的好朋友 David Mitchell 先生，自 21 世纪初以来，他为我们课程的成功提供了杰出的临床经验，并为之后的许多富有成果的讨论做出了贡献。

最后，衷心感谢我们的家人、妻子和孩子对我们工作的无尽耐心和理解。他们的爱和全心全意的支持，一直为我们提供着新的能量。因此，他们应当为本书的完成获得最大的感谢和最高的敬意。

**Klaus-Dietrich Wolff**

Department of Oral and

Maxillofacial Surgery

Klinikum rechts der lsar, Technische

Universität Munich, München, Germany

**Frank Hölzle**

Department of Oral and

Maxillofacial Surgery

University Hospital of RWTH

Aachen University, Aachen, Germany

# 视频目录

用微信扫描二维码，点击播放标志，进入后即可观看以上视频

# 目　录

# 引言

19 世纪末，Murphy 公布了第一项关于血管缝合的实验和临床工作成果——他于 1897 年在人类血管中进行了首个端端吻合术 [394]。不久之后，Carrel 和 Guthrie 使用血管吻合术对犬的游离组织进行了实验 [69, 178]，这一项目后来被授予诺贝尔奖。Nylen 于 1921 年引入手术显微镜技术 [405]，这是一项开创性工作，开启了微血管手术的大门。尽管如此，直到 20 世纪 60 年代初，对于直径小于 2 mm 的血管，仍然不可能进行安全可靠的缝合。1958 年，Seidenberg 在对犬的冠状血管进行动物实验后，通过微血管吻合术将人食管的癌肿部分替换为空肠的管状区段，从而进行了第一次游离组织移植 [484]。随着手术显微镜技术的进一步改进以及缝合材料和针头的改良，Jacobson 和 Suarez 于 1960 年能够安全地缝合直径仅为 1 mm 的小血管 [252]。几年之内，随着微血管吻合技术在临床应用中逐渐成为可能，许多出版物也随之刊登了相关文章，例如 Kleinert 和 Kasdan[284] 于 1963 年的首次手指再植术，以及 Malt 和 McKhann 于 1964 年的手臂截肢术 [331]。此外，Krizek 及其同事进行了一项关于修复缺损的复合游离组织移植的研究，并且首个临床病例由 Antia 和 Buch 在 1971 年公布，他们提出了一种游离真皮脂肪瓣——一种蒂在腹壁浅动脉和静脉上的脂肪瓣，用于修复面部的皮肤缺损 [15]。同年，Black 和同事利用空肠瓣进行了腭侧重建 [43]，而 McLean 和 Buncke 于 1972 年用网膜瓣修复了头皮缺损 [361]。同样在 1972 年，McGregor 和 Jackson 引入的皮瓣技术随后发展成为第一个标准皮瓣 [360]。这种腹股沟皮瓣（Daniel 和 Taylor 对其解剖构造进行了进一步的描述 [114, 115]）很快被应用在许多重建目的中，直到逐渐被其他皮瓣取代——尤其是前臂桡侧皮瓣，因为其具有长的血管蒂，这使得它们更适用于微血管手术。Acland 站在不同的视角对其提出改进，他结合制造行业和材料行业不断地开发和完善微血管手术的器械和缝合材料 [2, 3]。在临床，许多重建问题中理想的供体部位难以确定，其一直推动着微血管组织移植方面的研究，并且在上述研究成果的基础上不断取得巨大进展。许多临床医师为新皮瓣的开发和深入探究血管解剖学做出了重大贡献，他们当中，首先应提到 Ian Taylor 的名字。迄今为止已经开发出众多成熟的皮瓣，如今，选择合适的供体部位似乎比重建更加困难。

# 1

# 前臂桡侧皮瓣：标准术式

## Radial Forearm Flap: Standard Technique

## 1.1 发展和适应证

1978 年在中国第一次应用以桡动脉作为血管蒂的游离前臂桡侧筋膜皮瓣。最初描述这个被称为中国皮瓣的是 1981 年的杨果凡等人[619]和 1982 年的宋业光[506]等人，这两组团队都已经成功做了超过 100 例皮瓣移植。此后不久，这项技术就通过到中国交流访问的来自欧洲各地的同行外科医师所推广。1981 年，Mühlbauer 是第一个在欧洲文献中描述前臂桡侧皮瓣优点的人，重点介绍它柔韧性极好、质地薄、制备皮瓣更加方便以及恒定的解剖和长且大管径的血管蒂[386, 388]。很快，这种皮瓣在头颈部重建和口腔内修复得到许多报道者的支持。在大量出版物中，Soutar 和他的同事报道了前臂桡侧皮瓣在口腔和手部修复重建中的不同适应证[510-513]，Cheng 应用这个皮瓣进行了舌重建[89]。Hatoko 等人和 Chen 等人支持用前臂桡侧皮瓣覆盖硬腭软腭的缺损并提议将该皮瓣用于唇腭裂患者的修复治疗[80, 207]。除了能可靠地关闭上颌窦瘘口，还能重建牙槽嵴，建立一个适合假牙的可靠的前庭。此外，前臂皮瓣可以制成管状皮瓣通过植入到下咽、气管或食管缺损处来重建发声和吞咽等能力[83, 200, 617]。可以携带一节段桡骨制备成骨皮瓣应用于下颌骨重建中[386, 513, 516]。因为有丰富的血运来源，可以制备两个甚至更多单独的皮瓣，适合用于修复口腔洞穿性缺损[55]。Niranjan 和 Watson 描述了在面颊重建中用掌长肌腱来提升失神经支配口角的技术[402]。通过在桡动脉皮瓣中携带一节段肱桡肌进行唇重建，然后通过面神经的分支重建神经支配，将肌肉与已切除的口轮匝肌的断端缝合[456, 525]。另外一个变化是，前臂带血管蒂的筋膜皮瓣放置在口腔内会再上皮化，从而形成黏膜表面[340]。当在制备皮瓣之前用植皮覆盖筋膜时，可以预制超薄皮瓣，比纯筋膜瓣挛缩更少。此外，直接线性关闭前臂供区可以改善供区的外观[597]。虽然可以把前臂皮神经的分支吻合到受区的感觉神经来促进前臂桡侧皮瓣的感觉恢复[565]，但是临床经验显示就算没有进行神经吻合，手术几年后也会有至少部分的感觉自然恢复，可能是由于神经生长的缘故。

除了在头颈部有广泛的适应证，前臂桡侧皮瓣在四肢和躯干创伤修复中也是主要的皮瓣，而且可用于许多其他的重建领域。

## 1.2 解剖

在手部，桡动脉形成掌深弓，位于外侧肌间隔的肱桡肌和桡侧腕屈肌之间，发出 9~17 个分支至前臂筋膜[559]，大部分分支存在于前臂远端 1/3。肘下动脉作为最粗大的分支位于前臂近端[492, 559]。这些众多的筋膜支形成致密的筋膜丛来提供整个前臂皮肤的灌注。这使前臂皮瓣可以制备成筋膜皮瓣。虽然终止在掌深弓的桡动脉是前臂皮支的主要来源血管，但是尺动脉和骨间前、后动脉也有助于前臂皮肤和手的血液供应[97, 99]。根据 Kerawala 的临床试验研究，桡动脉远端的残端动脉回流的平均压力为 40 mmHg[266]。因此，手部的血液供应得以正常地维持，切取桡动脉皮瓣之后的手部缺血情况[237]以及双套桡动脉[338, 466]或其他的血管解剖变异[503]是非常少见的。许多到皮肤、肌肉和骨膜的桡动脉的无名分支可以用多种设计变化和不同的皮瓣组成部分制备成不同类型的皮瓣以供转移。需要时刻牢记在单一的桡动脉处切取整个前臂皮肤并安全地转移，该皮瓣的大小可以有很大的不同[559]。Song 和 Gao 指出，所有皮支走行于前臂筋膜，大多数的皮支位于前臂远端 1/3 处的肱桡肌和桡侧腕屈肌之间[506]。因此，在掀起皮瓣的过程中前臂筋膜必须保留并附着在皮下。骨膜和骨髓的直接和间接的血管分支提供骨头的营养，它穿过拇长屈肌并吻合在骨髓血管系统。另外，前臂皮肤可以在尺动脉或尺骨下动脉转移，在前臂皮肤尺侧设计皮岛。由于尺侧皮肤很少有毛发生长，前臂尺侧皮瓣被认为是高质量的皮瓣[310]，当在前臂的近端掀起皮瓣时供区损伤程度较低[324]。Hakim 及其同事对超过 300 个尺侧皮瓣进行了分析，结果显示，尽管需要解剖尺神经，但切取皮瓣是安全的，且供区损伤程度低[183]。考虑供区损伤情况时，切取尺侧皮瓣对手部压力觉和冷知觉的影响较小，而且对供区手部的力量没有影响[214]。前臂尺侧皮瓣的缺点是它携带相当少的皮支。根据 Morrison 的研究，从尺动脉发出的皮支可以完全缺失[384]。

前臂皮瓣的静脉引流是通过桡静脉或浅静脉系统建立的，浅静脉系统彼此之间形成许多吻合支。由于深部和浅部静脉系统的不同分支模式与皮下静脉的大小与主干的变异[543]，决定吻合浅静脉还是深静脉要根据每个病例具体情况而定。虽然大管径的皮下静脉使吻合变得更容易，但是在切取小皮瓣时和由反复的导管插入静脉所引起的隐匿性内膜损伤后，表浅系统的静脉引流可能变得并不可靠。用多普勒超声探测浅层和深层静脉的流量，在早期皮瓣转移中显示通过深静脉比浅静脉有更显著的血流量[242, 243]。尽管在深静脉和浅静脉系统都存在瓣膜，但通过许多相互交通的静脉逆行流动仍然是可能的，使前臂桡侧皮瓣远端血供得以改善[135, 320, 337, 544]，这个带血管蒂的皮瓣可能对于修复手的缺损非常有用[255]。

## 1.3 优缺点

前臂桡侧皮瓣薄、柔软且大多为无毛的筋膜皮瓣，这对头颈部区域特别是口腔的重建有重要价值。血管管径较大（动脉 2~3 mm；头静脉 3~4 mm；深静脉 1~3 mm）、血管蒂较长和皮瓣灌注的变化（顺流和逆流，浅表或深静脉系统的静脉引流）极大地方便了血管吻合。制备皮瓣和在头颈部区域切除肿瘤可以同时进行，从而加快手术过程。由于皮瓣切取比较容易，前臂桡侧皮瓣推荐用于游离皮瓣手术的初学者。

除了这些优点，不得不指出一些关于前臂皮瓣供区的缺点：因为切取皮瓣总是导致完整的桡动脉中断，手的灌注必须由尺动脉和剩余的骨间前后血管维持。对 750 具尸体的解剖调查显示，总是可以发现桡动脉和尺动脉的存在，常常发现手的优势灌注血管是终止于掌浅弓的尺动脉[354]。然而，如果两个解剖变异并存：①没有掌浅弓的分支到示指和拇指，②掌深弓和掌浅弓之间没有吻合支，则供应拇指和示指的血供完全取决于桡动脉的完整性[103, 383]。为了防止术后手缺血，需做 Allen 试验，如果怀疑存在，必须进行血管造影以证明通过尺动脉对手灌注的可靠性。Porter 报道了桡动脉缺失的情况，前臂的动脉供应是基于共同优势的正中动脉和尺动脉[418]。在 1.5% 的病例中，尺动脉存在畸形，发出一支浅支直接入皮[183]。一个相当大的缺点是供区的外观，供区位于审美上相对暴露的区域。发现许多关于皮瓣供区并发症的报道，发生的频率为 30%~50%，主要是由于在较差的移植床移植的中厚皮片引起的[32, 54, 133, 145, 184, 186, 187, 343, 359, 510, 512, 520, 545]。与其他供区相比，比如股前外侧皮瓣，前臂皮瓣的短期随访供区损伤程度明显更为严重[286]，整个上肢功能影响也更加明显[139]。为了降低供区损伤程度，已经开发了不同的技术来直接完成伤口缝合，比如 V-Y 成形术[133]、局部转移皮瓣[32]、使用组织扩张器[184, 343] 或预构前臂筋膜瓣[597]。只要能一期关闭伤口，在进行颈部清扫时可以从腹部、腹股沟部位、前臂或颈部切取全层皮肤用于移植[197]。根据 McGregor 报道，可以通过背伸手腕的位置 20 天以制备植皮所用的皮肤[359]。为了实现对桡侧腕屈肌的保护，已经提出了通过锁边缝合屈肌覆盖肌腱[145]或通过将屈指肌合并到拇长屈肌和拇长展肌为中厚皮片移植提供一个良好的血管床[287]。为了一期关闭供区，可将皮瓣设计成长而窄的椭圆形（"蛇形瓣"）[157]。除了关于供区愈合的这些问题，其他并发症比如水肿的形成、手的力量和伸展的程度下降[214]、由于桡神经浅支损伤引起的感觉缺失和不耐寒等情况都已经被报道[545]。制备前臂骨膜皮瓣后，手臂必须固定约 6 周时间，然而，骨折是常见的[545]，除非预先用钢板内固定稳定供区手臂[572]。而 Meland 和他的同事使用羊的胫骨发现即使只有少量的皮质骨被移植，骨头的稳定性都会明显缺失，骨头的强度明显减弱[365]。因此，因为有可提供更多骨组织的其他皮瓣可供选择制备，下颌骨缺损时游离前臂骨膜瓣不能作为一线的方法选择。最后，皮瓣内有水肿形成的趋势，可能是由于从正常的流通模式变成了终末血管的流通模式，改变了灌注模式。特别是在口腔，这种水肿有时可导致功能限制，但是在几周之内它可自动消肿[56]。尽管如此，使用这种皮瓣进行舌重建之后还是有发生呼吸睡眠暂停的报道[166]。虽然前臂桡侧皮瓣还是一个一线应用的皮瓣，特别是在头颈区域，但是这些缺点可能极大地降低它在外科医师和患者中的接受程度[333]。

## 1.4 皮瓣切取

### 1.4.1 术前管理

必须进行 Allen 试验评估确定牺牲掉桡动脉后通过单独的尺动脉对手（特别是拇指）保持充足的灌注。制备皮瓣通常用非优势手臂（通常在左边）。止血带的使用不是强制性的，因为细致有效的止血，即使在手臂灌注时手术区域仍然可以保持绝对的干净。

### 1.4.2 患者体位

手臂置于外展和仰卧位以便于整个前臂掌侧都可以用来制备皮瓣。必须从手指到腋窝环形消毒。

### 1.4.3 标准的皮瓣设计

末端皮瓣的边界是在近端手腕的 3 cm 处，皮瓣的尺侧边界大概在尺侧腕屈肌。如果头静脉的大小和走形变异甚至完全缺失，头静脉不能用于静脉引流，桡侧皮瓣的边界在肱桡肌。因为审美的原因，皮瓣不应该延伸到前臂的背侧。通过单独的深静脉引流通常是可靠和充分的。近端边界的位置取决于皮瓣大小的需要。为了暴露近端血管蒂，波浪形切口有助于减少术后瘢痕挛缩（图 1.1~ 图 1.5）。

**步骤 1**　　尺侧切口并做前臂筋膜下分离　在尺侧边界切开皮肤皮下脂肪组织直到前臂筋膜。在尺侧腕屈肌表面钝性分离致密和结构紧凑的深筋膜（图 1.6）。

**步骤 2**　　切开筋膜并显露尺侧腕屈肌腱　切开并掀起筋膜，直到暴露尺侧腕屈肌腱。避免损伤包绕肌腱的腱旁组织。筋膜的切缘保持清晰可见（图 1.7）。

**步骤 3**　　远端皮肤切口，筋膜下解剖分离　远端边缘的切口是以同样的方式通过皮肤和筋膜切开的。至此包含皮肤、皮下组织和筋膜的皮瓣可以掀起来。进一步的切开必须严格地在筋膜下进行，使屈指肌腱和掌长肌腱在视野范围内。非常小心地横断在前臂筋膜下和腱旁组织之间的纤维连接。腱旁组织本身不要切除。如果在掌长肌腱发育不良的情况下，可以横断并且保留与筋膜的附着（图 1.8）。

**步骤 4**　　显露桡侧腕屈肌腱　现在到达强壮的桡侧腕屈肌腱，随后从其远端分离前臂筋膜 ( 图 1.9)。

**步骤 5**　　在皮瓣远端确认桡血管和桡神经浅支　直接可以在桡侧腕屈肌腱的桡侧触及桡动脉，桡动脉走行于桡侧腕屈肌和肱桡肌之间的肌间隔中。在最远端打开这个隔膜并可显露出短节段的桡动脉。桡动脉通常有两根伴行静脉，在结扎桡动脉之前，要在肱桡肌腱表面确定桡神经浅支。在进一步解剖皮瓣时需要非常小心地保护神经 ( 图 1.10)。

**步骤 6**　　在皮瓣远端结扎离断桡血管　在皮瓣远端结扎离断桡动脉。由于手臂的灌注通过手掌血管弓形成完整的循环，桡侧动脉远端部分的搏动是可见的 ( 图 1.11)。

**步骤 7**　　桡侧皮肤切口　现在在前臂筋膜下桡动脉的桡侧 1 cm 处切开皮肤。头静脉和桡神经浅支保留完整。如果头静脉包括在皮瓣内并作为引流静脉，该皮瓣可以延伸到前臂背侧，在皮瓣远端结扎离断头静脉（图 1.12）。

**步骤 8**　　沿肱桡肌解剖血管蒂　与桡动脉保持一定的安全距离切开筋膜，暴露肱桡肌腱并向外侧牵开。确定桡神经浅支后，将包含桡动脉的肌间隔组织与肱桡肌分离。连同皮瓣一起小心地掀起动脉，动脉仍然牢固地与前臂筋膜相连。这个区域不得不切断大量进入深部肌肉和桡骨的小分支。在制备皮瓣这一步的过程中深部切开层面是在拇长屈肌表面完成的 ( 图 1.13 )。

**完成筋膜下的皮瓣切取**　可见皮瓣深面是前臂筋膜，通过肌间隔将血管蒂安全地附着在筋膜上。前臂远端 1/3 的桡动脉没有被肌腹覆盖，隔膜中包含了最大数量的皮肤穿支。因为这些穿支在到达皮肤之前首先到达筋膜并形成致密的血管网，前臂桡侧皮瓣是筋膜皮肤皮瓣。发育不良的掌长肌腱保留附着在皮瓣筋膜上并从前臂上剥离，以便于很好地进行植皮 ( 图 1.14 )。　　　　　　　　　　　　　　　　　　　　　　步骤 9

**在皮瓣近端做波浪形切口显露蒂部**　除了这个区域皮肤安全的血运灌注，在前臂远端 1/3 标记皮瓣的轮廓有利于获得较长的血管蒂。为了解剖血管蒂，在皮瓣近端做皮肤切口并可以观察到一支或多支皮静脉走行于筋膜浅层。如果确定一根静脉是来自皮瓣的中央，这可以作为额外的静脉引流血管而完整地保留下来。为了显露血管蒂近端部分，可以设计做一个波浪式皮肤切口 ( 图 1.15 )。　　　　　　　　　　步骤 10

**显露额外的浅静脉**　在切开前臂筋膜前，通过仔细地解剖皮下来追踪浅表皮静脉的最近端。为了检测皮瓣回流是否充分，在结扎桡动脉前，在制备皮瓣最后阶段切断其近端观察通过这根静脉的血流量。如果这根静脉的回流量很充分，其可以用来作为辅助深部桡侧血管额外的引流静脉。通过细心的准备可以清楚显露前臂皮神经，有机会制备带感觉的皮瓣 ( 图 1.16 )。　　　　　　　　　　　　　　　　步骤 11

**显露血管蒂**　现在在肱桡肌肌腹和指屈肌肌腹之间切开前臂筋膜，通过牵开肱桡肌显露血管蒂。可以清楚地看到在前臂远端 1/3 处肱桡肌和屈指肌之间的肌间隔被移除，在此区域制备皮岛 ( 图 1.17 )。　　　步骤 12

**完成血管蒂的分离解剖**　追踪血管蒂至最近端以便于获得足够长的血管蒂用于血管吻合。虽然可以一直解剖血管蒂到肱动脉，但是这基本不必要。多余长度的血管蒂可导致在受区发生血管蒂扭曲并造成血管闭塞。在制备血管蒂时必须仔细地止血以防止血运重建后皮瓣弥漫性出血 ( 图 1.18 )。　　步骤 13

**在皮瓣中心分离残留的组织连接部分**　在制备皮瓣的最后阶段，在皮瓣中心部切断皮瓣和桡侧腕屈肌腱之间剩余的连接，从供区完全游离出血管蒂。直到准备好受区血管准备吻合后才结扎血管蒂 ( 图 1.19 )。步骤 14

**连同额外的浅静脉神经一起完整切取皮瓣**　为了使皮瓣灌注可靠，吻合桡动脉和深部桡静脉通常是安全充分的。因为静脉是紧密地连接在动脉上并且静脉管径可能很小，静脉吻合需要显微外科操作经验。需要　　步骤 15

用显微镜把静脉从动脉上分离。如果包括了浅层静脉，可以用来作为额外的静脉引流。当皮瓣延伸到前臂的背侧，头静脉可以用来作为唯一的回流静脉，可以安全地将静脉置于皮瓣内。如果只需要一个小的皮瓣，因为众所周知的浅层静脉系统的解剖变异，通过单独皮静脉完成皮瓣静脉回流会有问题 ( 图 1.20 和图 1.21)。

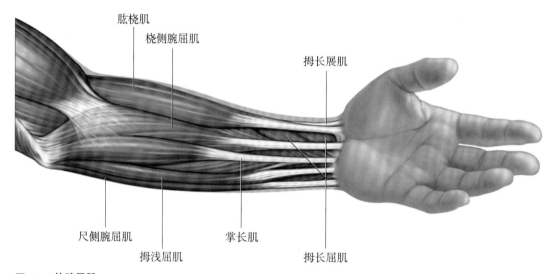

图 1.1　前臂屈肌

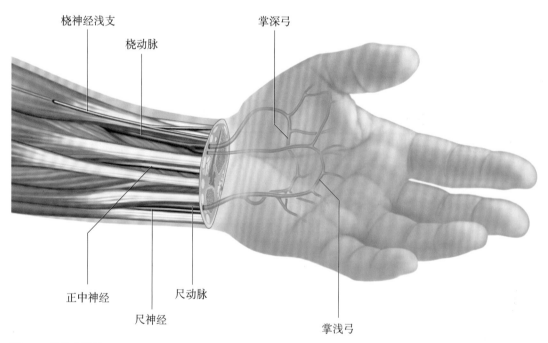

图 1.2　手的血管弓

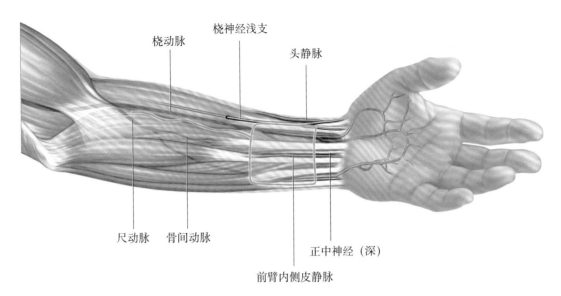

桡动脉　桡神经浅支　头静脉

尺动脉　骨间动脉　正中神经（深）

前臂内侧皮静脉

图 1.3　标准皮瓣设计

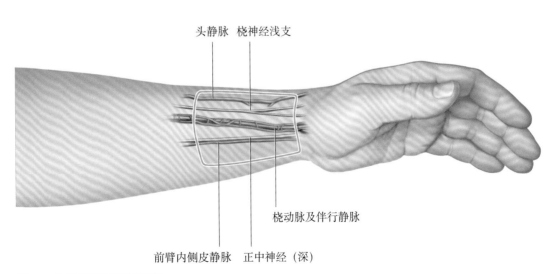

头静脉　桡神经浅支

桡动脉及伴行静脉

前臂内侧皮静脉　正中神经（深）

图 1.4　向背侧延伸切开头静脉

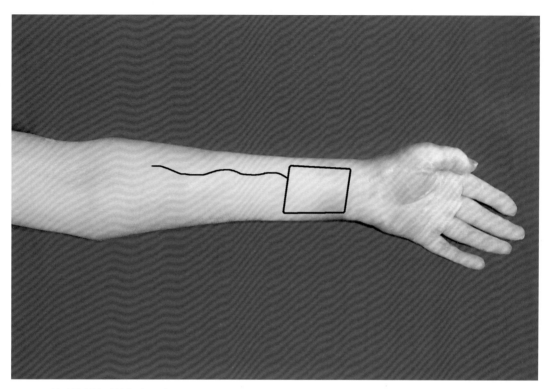

图 1.5　前臂桡侧皮瓣的标准设计

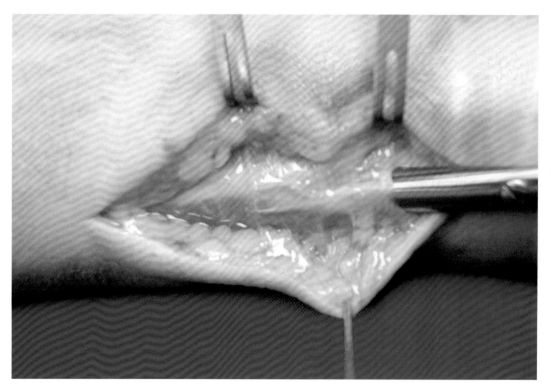

图 1.6　步骤 1：切开尺侧皮肤并切开前臂筋膜

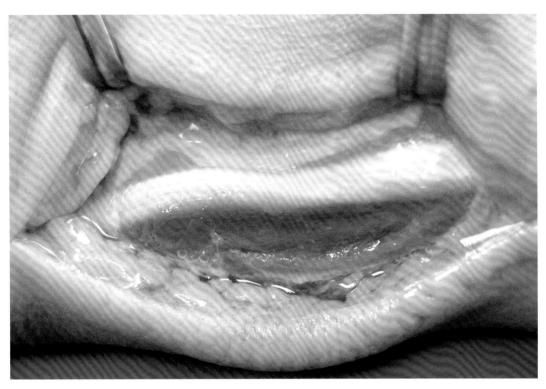

图 1.7　步骤 2：切开筋膜并显露尺侧腕屈肌

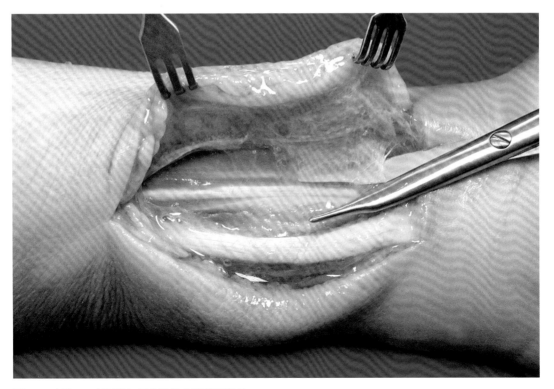

图 1.8　步骤 3：在远端切开皮肤并在筋膜下解剖

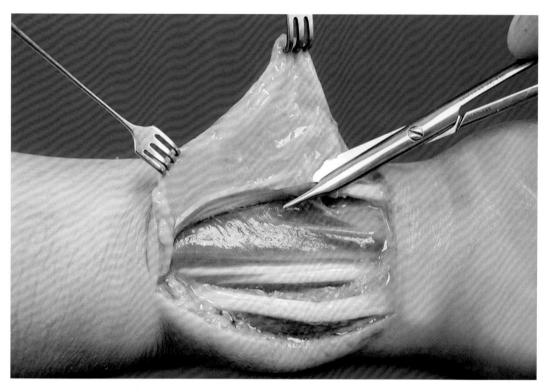

图 1.9　步骤 4：显露桡侧腕屈肌腱

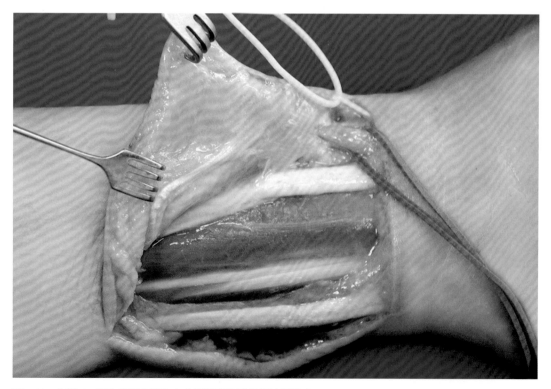

图 1.10　步骤 5：确定桡侧血管和在皮瓣远端边界的桡神经浅支

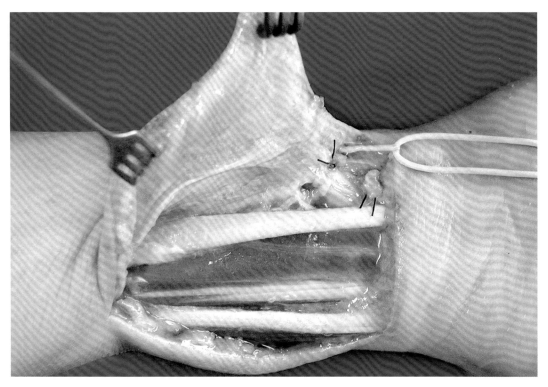

图 1.11    步骤 6：在皮瓣远端边缘处结扎桡侧血管

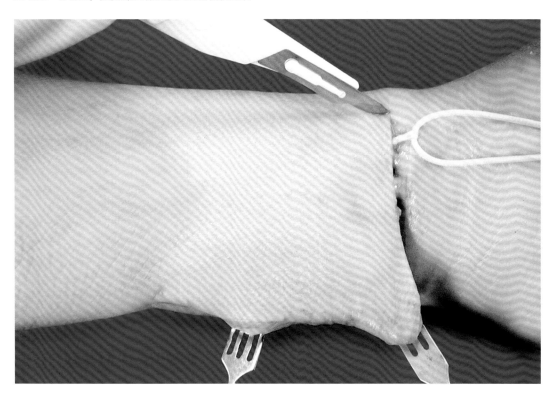

图 1.12    步骤 7：切开桡侧皮肤

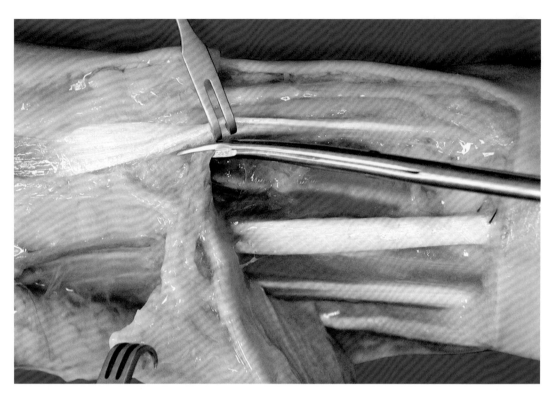

图 1.13　步骤 8：沿肱桡肌解剖血管蒂

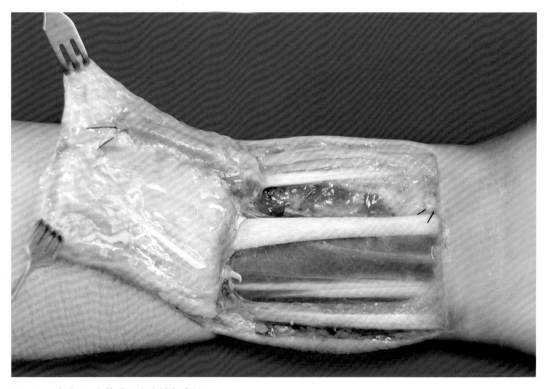

图 1.14　步骤 9：在筋膜下完全掀起皮瓣

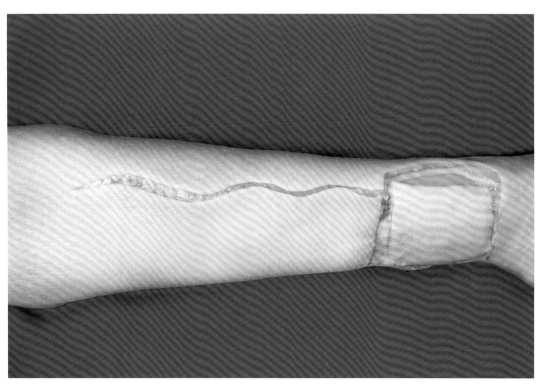

图 1.15　步骤 10：在皮瓣近侧缘波浪形切开皮肤并暴露血管蒂

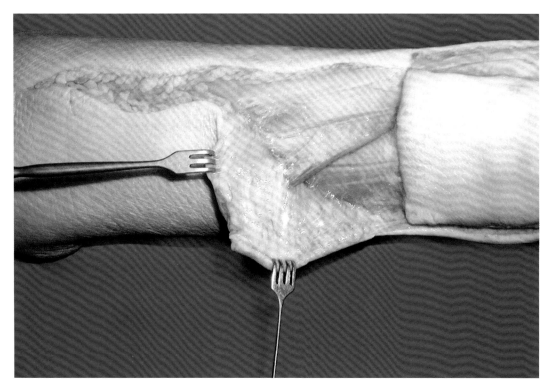

图 1.16　步骤 11：显露额外的浅层静脉（可供选择）

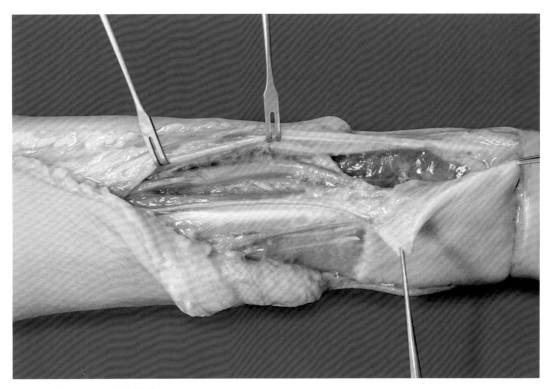

图 1.17  步骤 12：显露血管蒂

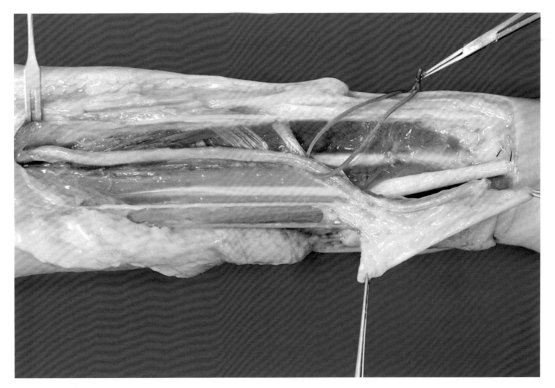

图 1.18  步骤 13：完全解剖血管蒂

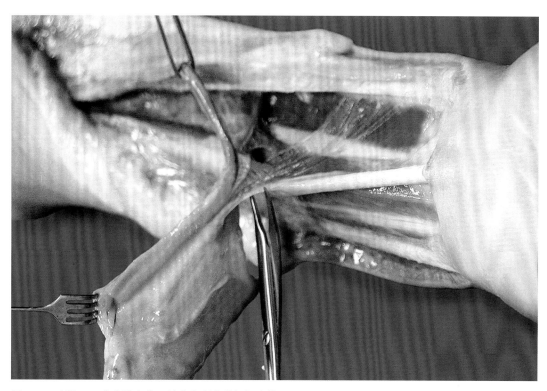

图 1.19 步骤 14：在皮瓣中央区域分离剩余的组织连接

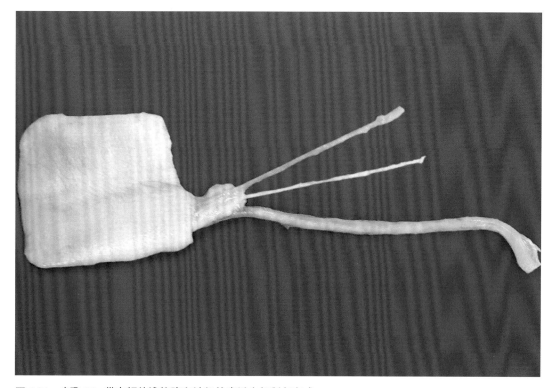

图 1.20 步骤 15：带有额外浅静脉和神经的皮瓣全部制备完成

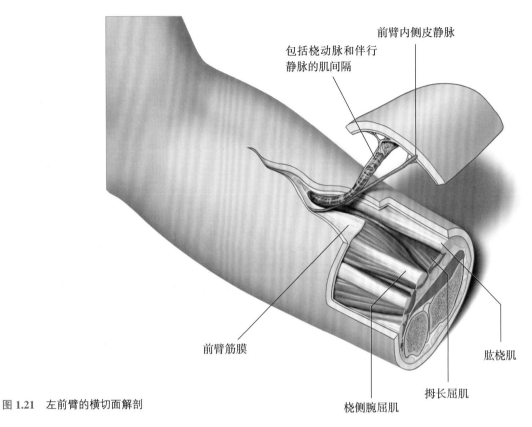

前臂内侧皮静脉

包括桡动脉和伴行
静脉的肌间隔

前臂筋膜

肱桡肌

拇长屈肌

桡侧腕屈肌

图 1.21　左前臂的横切面解剖

## 1.5　评论总结

步骤 2　为了防止在筋膜上层解剖可能发生不正确的解剖层次，切开筋膜，直到深层的肌肉变得非常清晰可见。为了预防尺动脉损伤，作者建议不切开尺侧腕屈肌的深面。在有变异的可能性下，尺动脉可走行于肌肉的浅层（可以触摸到搏动）。如果尺动脉被损伤，则改为切取尺侧皮瓣而不牺牲桡侧血管。

步骤 3　作者的建议是不要完全去掉肌间隔，因为这样会影响伤口愈合。筋膜和腱旁组织最好用锋利的手术刀锐性分离。

步骤 5、7　桡神经的浅支非常有可能损伤。在体形比较苗条的患者，神经的位置可以通过皮肤触诊扪及。

步骤 8　在这个步骤损伤血管蒂是很有可能的，牵开肱桡肌解剖血管蒂。

步骤 10、11　选择一个不能充分回流的浅静脉作为唯一皮瓣静脉回流会导致皮瓣静脉淤血。作者建议检查浅静脉的静脉回流。

桡侧腕屈肌腱应该同肌腹缝合以便于植皮成活。

# 2

# 前臂桡侧皮瓣：切取皮瓣携带头静脉

## Radial Forearm Flap:
## Flap Raising Including the Cephalic Vein

前臂桡侧皮瓣有深、浅两组静脉系统，临床上对血管吻合时回流静脉的选择仍无统一意见。头静脉是前臂桡侧皮瓣的主要浅静脉，其沿桡侧背外侧上行，收集手背静脉弓血液，在肘窝处经肘正中静脉与贵要静脉相交通，同时经交通静脉与前臂桡侧皮瓣之深层静脉引流系统沟通，继续沿肱二头肌外侧沟上行，经三角胸大肌间沟穿锁胸筋膜注入腋静脉。Reid 及 Taylor [430] 进行了 50 例解剖，其中有 2 例头静脉缺如。头静脉的平均直径约为 5 mm（1~12 mm）[275]。

Soutar 等人 [511] 在 1983 年首次报道了头静脉与深层静脉系统的交通支，此后文献对其解剖学细节及临床特点进行了大量报道。Tahara 等 [523] 在其 188 例患者中发现仅有 1 例该交通静脉缺如；因其可沟通两组静脉系统，Tahara 等建议，尽管制备筋膜血管蒂的手术过程复杂，术中仍应保留该交通支。Valentino 等 [566] 的研究也发现该穿通支存在的比例较高。然而 Thoma 等仅在 62% 的患者中发现该穿通支，其根据深、浅静脉的分支特点将其分为 5 型，其中 1 型肘正中静脉分支为头静脉及贵要正中静脉，2 型肘正中静脉不分支。18% 的患者 2 条深静脉合并成一条较粗的共同静脉干，不与浅静脉吻合。5% 的患者深静脉不相交，但与浅静脉有沟通。15% 的患者深静脉不相交，且有一条优势深静脉。

Medard de Chardon 等 [363] 的综述中指出，有些作者根据静脉回流的主要方式选择行深静脉吻合 [118, 242, 243, 510, 570] 或浅静脉吻合 [246, 339, 400]。有些作者认为两套系统在皮瓣的静脉回流中作用相当 [136, 268, 557]，但因为浅静脉直径较粗，吻合难度较小，因而偏好行浅静脉吻合。有些作者认为深静脉更适于引流皮岛远端的静脉血 [243, 370]，且更适用于老年患者 [118]。此外，有研究者认为浅静脉应作为备选，以防需行再次手术修复 [370]。

许多文献都对静脉吻合的选择问题进行了深入的探讨。Minoun 等归纳了支持单一静脉吻合的作者的意见，他们提出 [154, 268, 510]，无论是深静脉或浅静脉，单一静脉系统吻合就足以达到引流静脉血的目的。并且双静脉系统吻合手术时间长，将减少静脉血流、增加血栓形成的风险。Hansono 等的研究也发现行双静脉系统吻合术后，血流速度显著降低，因此反对进行双静脉系统吻合。他建议先暂时夹闭深静脉以评估头静脉的引流情况，若未出现静脉淤血表现，则行浅静脉吻合 [429]。另外，许多作者建议常规同时行双静脉系统的血管吻合术 [61, 198, 247, 306, 543, 566]，最好在深、浅静脉间吻合[244]。据报道，在一期手术中使用双重吻合技术可将失败率降低到0~1%[5, 443]。Riot等[439]对7 000例游离皮瓣手术案例进行了系统评价和meta分析，发现双重静脉吻合手术的失败率显著低于单一静脉系统吻合。许多关于前臂桡侧皮瓣的研究中亦有相同发现[244, 446, 490, 530]。

头静脉除了在游离组织瓣移植中作为前臂桡侧皮瓣的回流静脉，在扩大颈清扫术后颈部缺乏血管情况下或挽救性手术需较长的静脉蒂时，可将头静脉与供体区吻合[188, 275, 634]。此法需于直视下或内镜引导下暴露头静脉全程，并自锁骨至组织缺损处制作皮下隧道皮瓣，此法可于30分钟内完成头静脉的游离，且仅需行1次动脉吻合术[422]。头静脉直径较粗，位置表浅，易于操作，是静脉移植的优秀材料[188]（图2.1和图2.2）。

## 2.1 皮瓣切取

### 2.1.1 患者体位及皮瓣设计

在标准皮瓣制备操作中，先消毒手臂及手指，将前臂置于外旋位。结扎头静脉远心端并扩张近心端以检查头静脉血流通畅程度。若无血液回流或静脉在长期置管后纤维化，则不能用于皮瓣引流。为防一侧头静脉向前臂背侧走行不宜应用，应同时对双侧前臂、手行术前准备。设计皮瓣时，范围应包括桡侧前臂后缘及外侧肌间隔，以确保头静脉及桡动脉均包含于皮岛内。一般而言，皮瓣尺侧分离至尺侧腕屈肌腱，远端距屈肌皮褶2~3 cm。制备皮瓣无须使用止血带。皮瓣的两侧边界为肱桡肌和桡侧腕屈肌（图2.1和图2.2）。

显露尺侧腕屈肌 切开皮瓣尺侧的皮肤，打开深层筋膜并完整切除，显露尺侧腕屈肌及其肌腱。表浅的尺动脉常穿入此筋膜的深面，在分离时要认真结扎尺动脉分支（图2.3和图2.4）。　　　　　　　　步骤1

暴露皮瓣远端的头静脉、桡动脉及伴行静脉、皮神经 拉钩提起深筋膜，在深筋膜下方解剖，不要损伤桡侧屈肌腱的腱旁组织。接下来，当触及桡动脉搏动时，向背侧扩大皮肤切口，定位桡神经浅支第一分支后显露头静脉及桡神经的第二分支（图2.5）。　　　　　步骤2

结扎血管 由远心端向近心端掀起皮瓣。分别结扎离断头静脉、桡动脉及其伴行静脉，制作带血管蒂的皮瓣。仔细游离桡神经的分支至主　　步骤3

干（图 2.6）。

**步骤 4**　　　由远心端向近心端制备皮瓣　同时，将桡动脉及其伴行静脉连同外侧肌间隔和深筋膜一起分离。制作血管蒂过程中应注意止血。注意要结扎头静脉的小分支。头静脉经皮下脂肪组织，桡动脉及其伴行静脉经深筋膜与皮瓣紧密相连（图 2.7 和图 2.8）。

**步骤 5**　　　分离头静脉、桡动脉及其伴行静脉　近心端切口深达深筋膜，头静脉保存完好。在肱桡肌和桡侧腕屈肌间充分分离桡动脉及其伴行静脉。提起皮肤，充分暴露头静脉，游离至与桡动脉及其伴行静脉等长。此时可见头静脉直径较大，位置表浅，易于操作。结扎血管前应检查浅静脉回流，若血流通畅，则可仅行浅静脉血管吻合术（图 2.9）。

**步骤 6**　　　断蒂　当头静脉作为唯一回流静脉时，应保护脂肪层内的筋膜下血管丛。较之于在浅筋膜层制备皮瓣，于深筋膜下操作有利于保护细小的血管（图 2.10）。

**步骤 7**　　　检验静脉回流　尽管术中可以通过观察回流情况以评估浅静脉及深静脉系统的引流能力，但最佳的方案仍是行头静脉与深静脉间的双静脉吻合。若进一步游离血管至穿通支以制备血管蒂，则行程过长，可能导致血管蒂的迂曲及扭转（图 2.11 和图 2.12）。

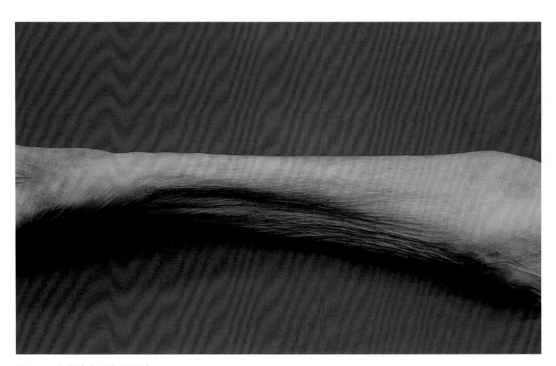

**图 2.1**　患者体位及皮瓣设计

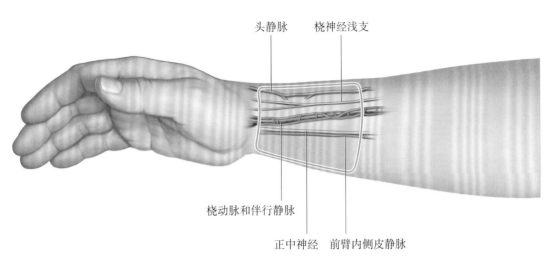

图 2.2　含头静脉的桡侧前臂皮瓣供体区域

头静脉　　桡神经浅支

桡动脉和伴行静脉

正中神经　　前臂内侧皮静脉

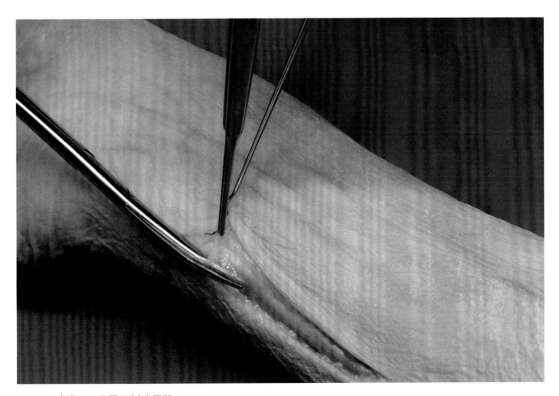

图 2.3　步骤 1：显露尺侧腕屈肌

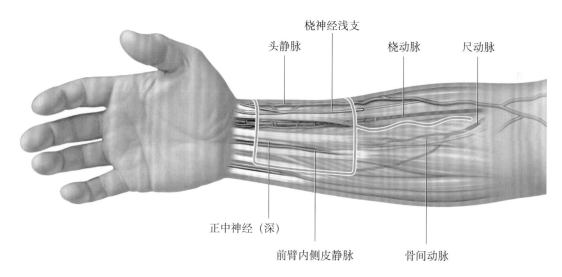

桡神经浅支

头静脉　　桡动脉　　尺动脉

正中神经（深）

前臂内侧皮静脉　　骨间动脉

图 2.4　头静脉位于皮瓣桡侧边缘的皮瓣设计

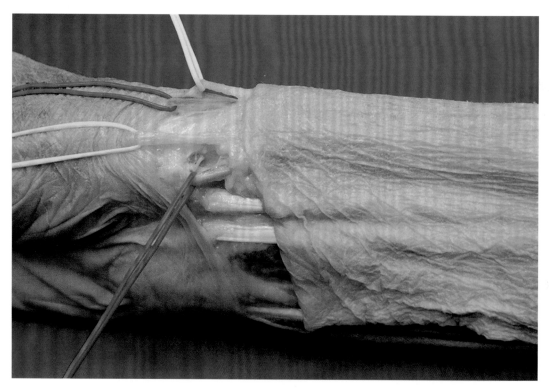

图 2.5　步骤 2：暴露皮瓣远端的头静脉、桡动脉及伴行静脉、皮神经

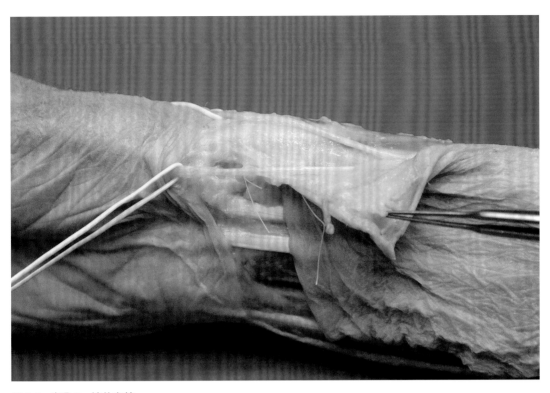

图 2.6 步骤 3：结扎血管

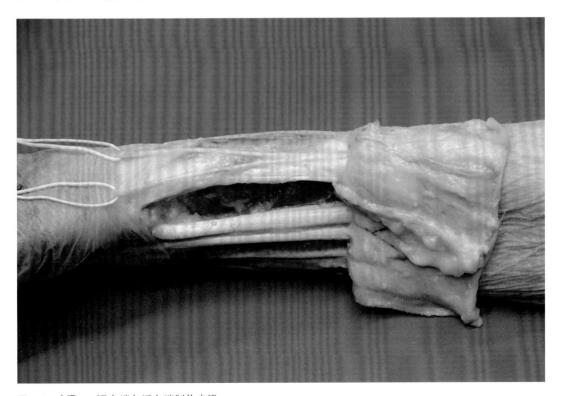

图 2.7 步骤 4：远心端向近心端制作皮瓣

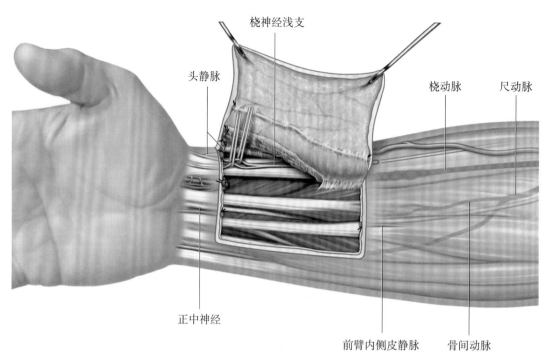

图 2.8　含头静脉以及桡神经浅支的皮肤游离皮瓣准备

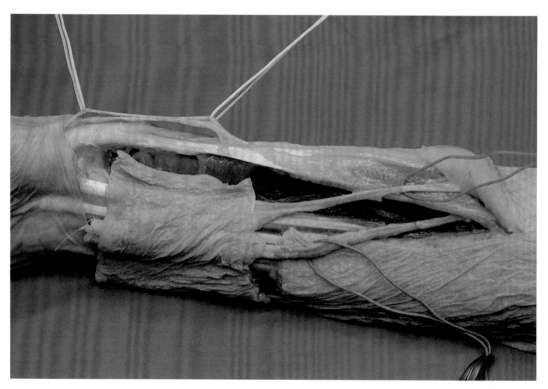

图 2.9　步骤 5：离断头静脉、桡动脉及其伴行静脉

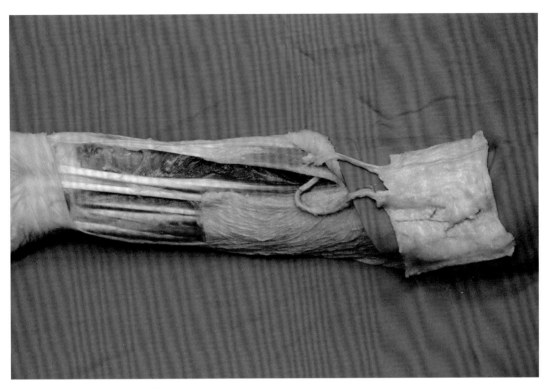

图 2.10 步骤 6：完成皮瓣制作

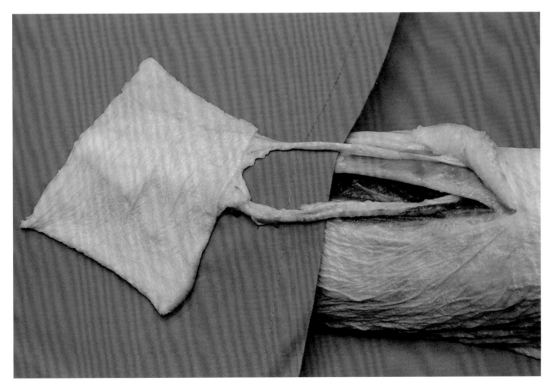

图 2.11 步骤 7：检查静脉回流

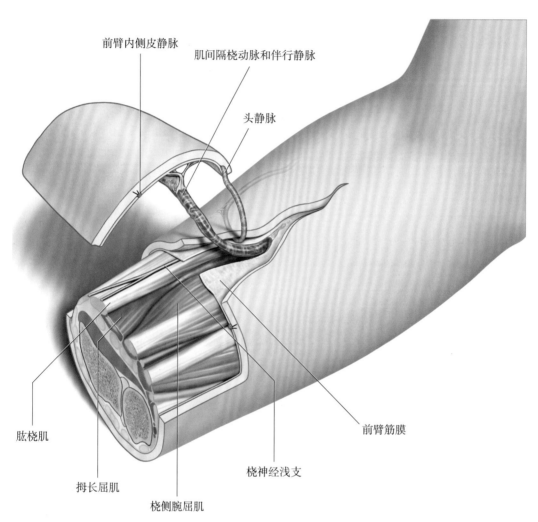

前臂内侧皮静脉

肌间隔桡动脉和伴行静脉

头静脉

肱桡肌

拇长屈肌

桡侧腕屈肌

桡神经浅支

前臂筋膜

图 2.12　制作富含深浅静脉回流系统的皮瓣

# 3

# 前臂桡侧浅筋膜皮瓣：筋膜上切取

## Radial Forearm Flap: Suprafascial Flap Raising

　　尽管修薄穿支技术和涵盖所有部位皮瓣的制作技术不断发展，但前臂桡侧皮瓣作为标准筋膜皮瓣仍是目前最常用的游离皮瓣[24, 504, 592]。通过对前臂桡侧皮瓣的组织设计，修整皮瓣的体积和形状，其具有广泛的适应证[24, 464]。然而，前臂桡侧皮瓣由于供体部位皮肤移植后缺损、延迟愈合、肌腱暴露等并发症而受到应用限制；可尝试通过肌腱和肌肉加固缝合[145]、局部一期缝合[358]、双叶皮瓣[233]、Z瓣成形术[238]、V-Y推进皮瓣[76, 317, 567]和各种缝合技术降低局部畸形的发生[374, 504, 589]。根据临床经验和回顾分析，前臂桡侧皮瓣供区以全厚皮片修复较刃厚皮瓣有更好的功能和美容效果[26, 76, 160, 250, 502]，并且通过负压吸引敷料可以进一步提高局部供区创面的愈合[12, 21–23]。

　　Webster和Robinson在1995年通过研究11年300多个病例首先报道了前臂桡侧浅筋膜皮瓣，此皮瓣为不含深筋膜的皮肤浅穿支皮瓣。作者在皮瓣边界切开皮肤，然后沿皮下桡侧腕屈肌腱和肱桡肌腱筋膜表面浅层分离。同时，纵向切开筋膜，保护肌腱下周围组织和辨认桡动脉血管束两端，保护桡神经的浅支并于血管远端结扎。最后，沿拇长屈肌表面桡动脉血管束分离至肘部，完整保留在肌间隔外侧表面的皮肤穿支。通过此技术，获得了98%的皮瓣成活率[581]。

　　Chang等根据术中观察进一步指出可应用不含深筋膜的肌间隔皮瓣制取前臂桡侧皮瓣，并对其进行了进一步的细化。他们研究了位于肱桡肌和桡侧腕屈肌腱深筋膜之间的间隙，并发现位于前臂筋膜浅层包裹桡动脉血管束的肌间隔，含穿支走向表面皮肤。同时为了在供区获得血管化移植床，他们将前臂筋膜深层保留在屈肌腱。通过约400多个病例观察[77]，改进的手术方法可以获得更好的皮肤移植着床。改进的切口仅到皮下水平，保留头静脉，并于深筋膜浅层解剖桡动脉血管束两侧直至肱桡肌和桡侧腕屈肌；然后分离深筋膜外侧肌间隔的浅层，结扎伴随走形的桡动脉血管束，自远端向近端制作包括营养血管和其支配的一条肌间隔束。皮瓣的血管蒂位于皮肤下和肱桡肌、桡侧腕屈肌腱深筋膜上层区域。供瓣区采用全厚断层皮片移植修复。

　　在最初18个月以上随访的49例患者中，Chang等皮瓣制备和肌腱保留均100%成功。因此其他团队通过前瞻性研究进一步探索验证桡侧浅筋膜皮瓣制取后更利于供区皮肤移植。研究指出，有血运的前臂深筋膜可以保护移植皮肤不受肌腱运动的影响，其全厚皮肤移植失败率为4%，刃厚皮肤为6%。而且，桡侧浅筋膜皮瓣技术[21, 25, 326]的肌腱暴露导致的延迟愈合率只有 3%，较传统皮瓣技术的 33% 延迟愈合率明显降低。Lutz 在前瞻性研究中进一步评价了供区局部的功能恢复情况，提示手的活动范围和强度并没有变化，98% 的患者局部外观评价为良好或中等[325]。

由于既往更多关注前臂深筋膜在皮瓣灌注中的作用，尽管桡侧浅筋膜皮瓣优势明显，但对其研究仍不够充分。因此，Schaverien 和 Saint-Cyr 通过应用硫酸钡等染料血管内灌注观察桡侧浅筋膜皮瓣和含深筋膜的桡侧前臂皮瓣中血管灌注范围的差异[471]。此外，他们还通过股动脉内红色乳胶注射研究前臂深筋膜内的血管分布。结果提示，与传统的筋膜皮瓣相比，桡侧浅筋膜皮瓣血管分布没有显著差异。根据显微解剖和 CT 扫描结果提示，深筋膜内血管丛分布局限，无局部皮瓣灌注作用；但桡侧浅筋膜内局部脂肪层的血管网络密集，桡侧浅筋膜皮瓣在浅筋膜皮瓣制作中可以完整地保留皮瓣灌注相关的血管网络（图 3.1）。

## 3.1 皮瓣切取

前臂尺部皮肤切口　不同于传统皮瓣的制作，在固定手臂和皮瓣设计后，沿皮瓣尺侧边缘切开皮肤层；要求皮瓣含少许脂肪层但不累及深筋膜，在不切开筋膜的前提下通过筋膜层可见尺侧腕屈肌腱（图 3.2）。 **步骤 1**

确定和分离筋膜浅层（上层）平面　钳夹前臂筋膜，提起脂肪层，分离出解剖层面（注意屈肌腱和肌肉的致密筋膜）（图 3.3）。 **步骤 2**

远端皮肤切开分离肌间隔　沿皮肤皮瓣远端切开，锐性分离至深筋膜上方，并可视及桡侧腕屈肌腱。远端皮肤切开时，因屈肌周围脂肪层缺乏，分离时注意不要累及深筋膜。皮瓣皮下的细血管网应完整保留（图 3.4）。 **步骤 3**

显露桡动脉血管束　远端皮肤切口穿过外侧肌间隔，显露桡动脉血管束和桡神经浅支。为了显露血管，垂直切开前臂肌间隔两侧的深筋膜（图 3.5）。 **步骤 4**

结扎桡动脉血管束并辨认外侧肌间隔　结扎桡动脉血管束远端，对应部位皮肤切开并保护深筋膜。深筋膜覆盖所有肌腱，因此需辨认出形成外侧肌间隔的尺缘的桡侧腕屈肌腱；同时向内侧解剖至肌腱的内侧缘（图 3.5 和图 3.6）。 **步骤 5**

**步骤 6**      **切开肌间隔内侧的深筋膜**    不暴露腱周组织，沿桡侧腕屈肌腱内侧缘切开前臂深筋膜；同时，保护外侧肌间隔形成的桡动脉血管束周边包绕。分离时，必须在皮瓣和筋膜保持张力情况下逐渐将肌间隔从桡侧腕屈肌腱分离，利于层次显露（图 3.7 和图 3.8）。

**步骤 7**      **解剖桡动脉血管束**    拉钩向内牵拉附着深筋膜的屈肌腱，将桡动脉血管束和其外侧肌间隔一并从其深层附着的拇长屈肌分离。桡动脉血管束沿长轴紧密附着在皮瓣，并包含整个皮下血管网组织；同时深筋膜仍部分附着在拇长屈肌（图 3.9）。

**步骤 8**      **明确皮瓣桡侧边缘**    在肱桡肌表面确定皮瓣桡侧边缘。皮肤向内折叠后，根据桡神经浅支的位置用于标记明确皮瓣外侧缘。桡神经浅支通常可在皮下触及，因此可在切开时避免损伤（图 3.10）。

**步骤 9**      **打开肌间隔外侧的深筋膜**    切开皮肤，显露和保护桡神经浅支。在皮下和深筋膜之间向外侧分离皮瓣直至肌间隔。因为皮肤切口和肌间隔边缘紧靠肱桡肌腱，可以通过向外牵拉肌腱来协助分离。另外，深筋膜完全附着肱桡肌腱，应在深筋膜外侧切开肌间隔（图 3.11）。

**步骤 10**      **完成血管游离**    将桡动脉血管束自肱桡肌与拇长屈肌之间分离，勿将血管蒂自肌间隔剥离下来。至此已基本完成皮瓣制备，深筋膜大部留置在供皮区，深筋膜两侧都已经打开，外侧肌间隔组织完全在皮瓣内，与桡血管一起掀起。桡侧筋膜皮瓣皮肤灌注由穿过肌间隔进入皮下的肌间隔穿支血管供应，因此不是传统意义上的前臂筋膜皮瓣，筋膜表面分离皮瓣符合肌间隔穿支皮瓣的标准（图 3.12）。

**步骤 11**      **断蒂**    最后，在肌间隔表面皮肤做波浪形切口，切开深筋膜，解剖位于肱桡肌和桡侧腕屈肌间的血管蒂至足够长度。保留深筋膜作为皮肤移植的移植床，避免肌腱和肌肉的移动对皮片的影响（图 3.13 和图 3.14）。

**步骤 12**      **皮瓣制备完成**    因为没有深筋膜保护会导致真皮下血管网比较脆弱，不应过分强调采用头静脉作为静脉引流。然而，即使没有深筋膜保护，此皮瓣仍可安全地通过皮下血管回流进入肌间隔静脉和深静脉。

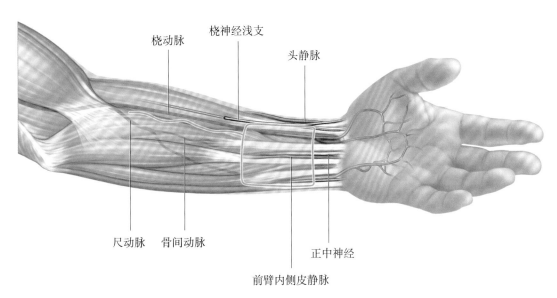

图 3.1　标准桡侧前臂浅筋膜皮瓣供区；不包含头静脉

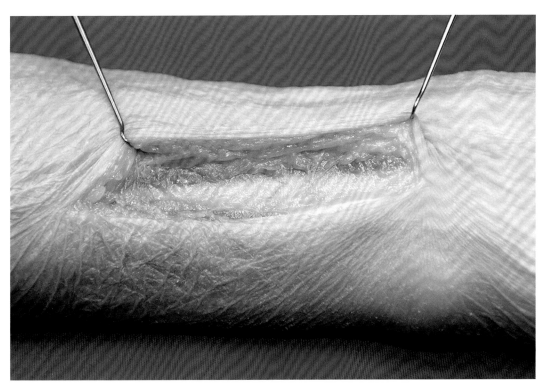

图 3.2　步骤 1：做皮瓣尺部皮肤切口

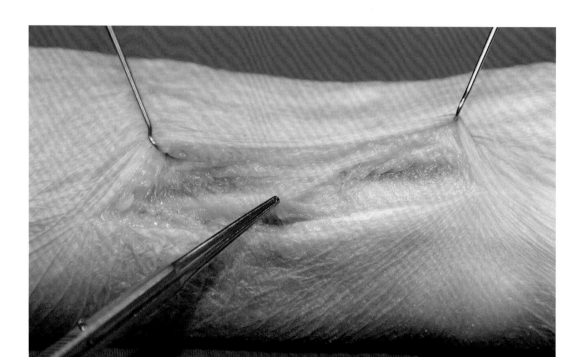

图 3.3　步骤 2：分离筋膜浅层（上层）平面

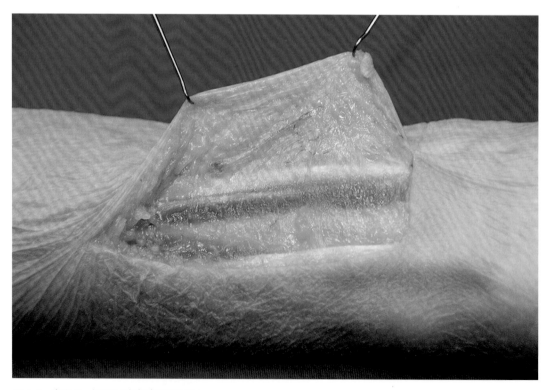

图 3.4　步骤 3：切开远端皮肤至肌间隔

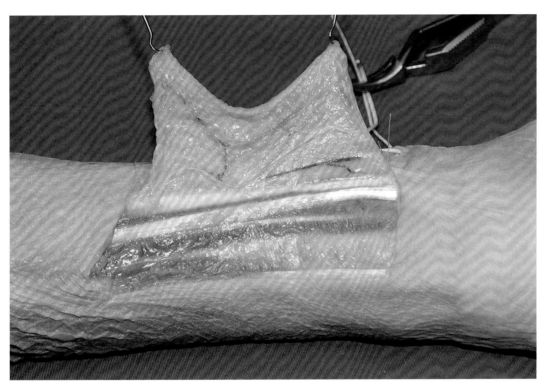

图 3.5 步骤 4、5：显露并结扎桡动脉血管束，辨认外侧肌间隔

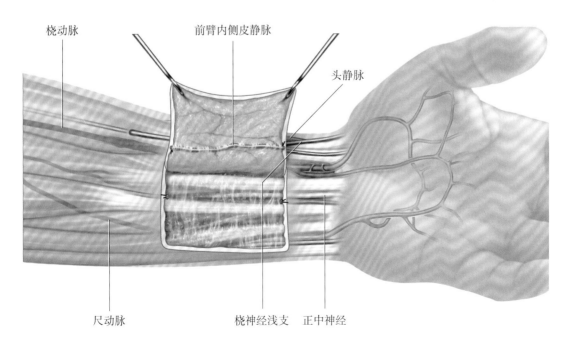

图 3.6 掀起皮瓣：注意保护肌腱表面的深筋膜

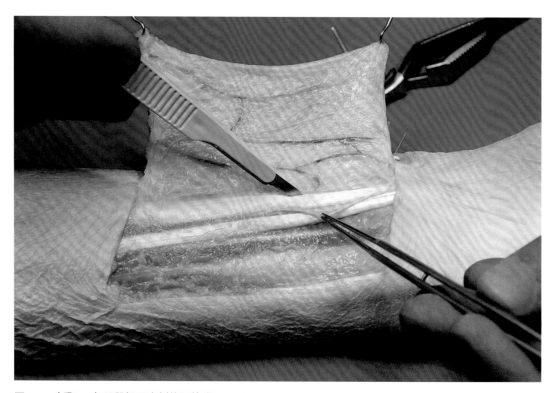

图 3.7　步骤 6：切开肌间隔内侧的深筋膜

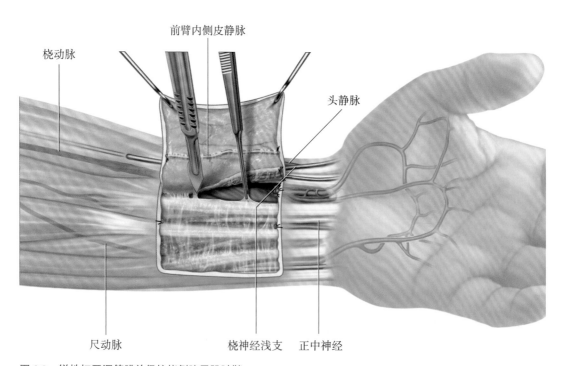

图 3.8　锐性切开深筋膜并保护桡侧腕屈肌腱鞘

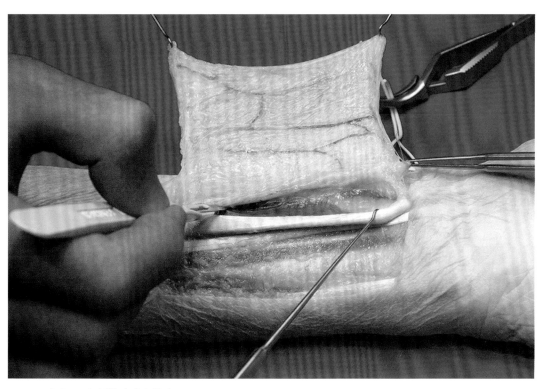

图 3.9 步骤 7：解剖桡动脉血管束

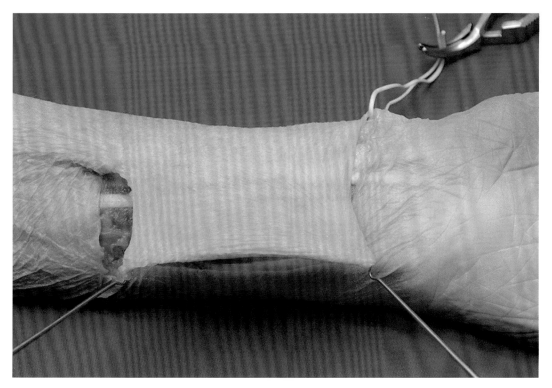

图 3.10 步骤 8：确定皮瓣桡侧边缘

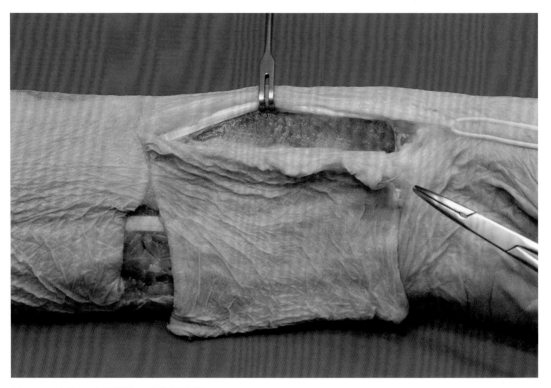

图 3.11　步骤 9：切开肌间隔外侧深筋膜

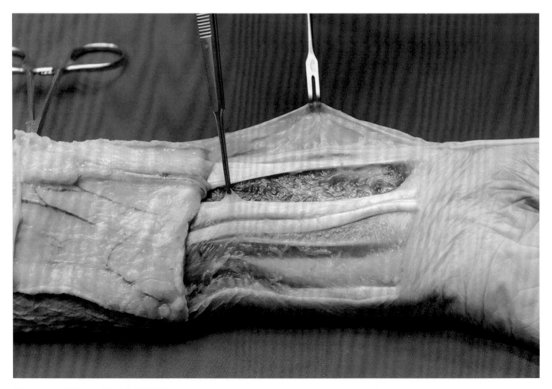

图 3.12　步骤 10：完成皮瓣切取

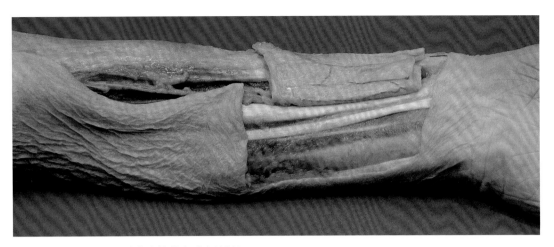

图 3.13　步骤 11、12：分离血管蒂完成皮瓣制备

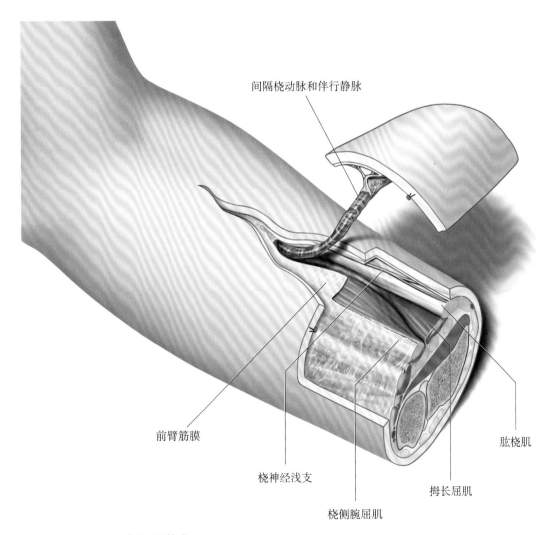

间隔桡动脉和伴行静脉

前臂筋膜

桡神经浅支

桡侧腕屈肌

拇长屈肌

肱桡肌

图 3.14　保留供区肌腱表面的筋膜

**4**

# 臂外侧皮瓣

Lateral Arm Flap

## 4.1 发展和适应证

臂外侧皮瓣是第一个被报道的肌间隔皮瓣，最初是在 1982 年由 Song 和他的同事[507]与 2 年后 Katsaros 等人详细描述的[262]。与前臂皮瓣类似，臂外侧皮瓣比较薄，但宽度有限，可以一并切取节段的骨、肌肉或感觉神经。自上臂的外侧面切取的皮瓣，由肱深动脉的末端分支供血。此动脉不是肢体的主要供血血管。早期的临床系列文献报道了大量应用的可行性，尤其是在头部和颈部区域[107, 109, 349, 483, 494, 577]。因为它的质地和良好的颜色匹配，此皮瓣非常适合于面部皮肤的修复[507]。在肢体修复方面，上臂皮瓣适用于作为游离皮瓣修复手足及前臂的缺损[310, 484, 406, 475, 577]，或以带蒂皮瓣方式修复肩部区域[109, 577]。对于修复颞区缺损，Inoue 和 Fujino 切取皮瓣时以头静脉为蒂，皮瓣动脉与颈动脉显微吻合[248]。除了这些适应证以外，臂外侧皮瓣还可用于口内重建。Matloub 和同事报告了 6 个病例，采用皮瓣重建部分或全部的舌切除或硬腭缺损术后[349]。通过将臂后皮神经和舌神经连接从而实现皮神经再支配。连同皮瓣一同切取节段肱骨骨皮质用于下颌重建[349, 577]。其他学者通过更大的临床病例数量证实在临床上用上臂外侧皮瓣重建口腔的效果[98, 200, 431]，尤其是神经缝合后高成功率的皮神经再支配[98]。当皮瓣切取范围达到前臂近端，可以将薄而柔软的前臂皮瓣和较厚的上臂皮瓣结合切取[98]。Moffett 和同事证明切取分叶皮瓣的可能性，可用于封闭口腔的缺陷[378]。

## 4.2 解剖

上臂外侧皮瓣是由桡侧副动脉后支（posterior radial collateral artery, PRCA）发出的肌间隔穿支供血，桡侧副动脉是肱深动脉的分支。皮瓣皮支在臂外侧肌间隔内走行，臂外侧肌间隔将肱桡肌和肱三头肌分隔开。据 Myong 报道，在 52% 情况下肱深动脉独立从肱动脉发出，在 30% 的情况下和尺侧副动脉一并发出[411]。在 8% 左右情况下，该穿支被发现从腋动脉中直接发出，不同的研究描述了一个双肱深动脉的出现，概率为 4%~12%[262, 378, 440]。在这些少见的情况下，每支动脉必须被暂时夹闭，以测试他们对皮瓣血流灌注的贡献[378]。动脉的近端直径在 0.9~2.5 mm 变化[107, 262, 411]，平均为 1.2 mm[349] 或 1.5 mm[107, 262]。在上臂近端，靠近桡神经处，血管蒂螺旋形围绕肱骨，在外侧肌间隔近端分为小的前支和较粗大的 PRCA。细小的桡侧副动脉前支与桡神经伴行，PRCA 是皮瓣主要的营养动脉，发出肌间隔穿支。在肌间隔基底部穿过肌间隔后，PRCA 与骨间返动脉交通吻合，以此解剖基础皮瓣可以逆行灌注的方式供血。由于肱深动脉近端走行在肱三头肌长头和外侧头深面，向近端方向解剖血管蒂比较困难。肱三头肌未覆盖的血管蒂平均长度为 7~8 cm[349, 378]。通过长段纵向切开肱三头肌两头，可以逆行分离肱深动脉和静脉至肱血管，获得额外 6~8 cm 的血管蒂长度[378]。必须提到的是，这个操作可能减少臂部力量，可能损伤桡神经肌支[378]。伴随 PRCA 的臂后皮神经（posterior cutaneous nerve of the arm，PCNA）在切取皮瓣过程中总是会被牺牲，可以用来创建皮瓣感觉[248, 286, 359, 412]。前臂后皮神经（posterior cutaneous of the arm，PCNF）不提供皮瓣感觉，在切取皮瓣过程中可以保留，但由于技术上的原因，神经通常牺牲。最可靠的皮瓣回流静脉是肱深动脉的伴行静脉，因为头静脉大多走行在上臂过于靠内侧区域[406]。在标记皮瓣时，皮瓣体表轴线定位为臂外侧肌间隔，体表投影为肱骨外侧髁和三角肌止点的连线。虽然皮瓣切取范围可以大到 18 cm×11 cm[349]，但皮瓣应始终位于安全区域内，向肱骨外侧髁近端延伸 12 cm，包括上臂 1/3 的周径[440, 577]。根据使用染料注射的解剖研究表明，皮瓣远端可延伸达外上髁以远 8 cm[307]。保留肌间隔两侧的肌袖以包含 PRCA 的骨膜支，切取部分肱骨骨皮质在技术上是可行的，但尺寸限于 10 cm×1 cm[107]。只有在皮瓣宽度不超过 6~7 cm 的情况下才可行直接关闭供区。出于审美的原因，在此区域应避免采用皮肤移植[406]。

## 4.3 优缺点

上臂外侧皮瓣解剖可靠而恒定，由于皮瓣良好的色彩匹配和类似的质地，适合于修复面部及颈部的缺损。与前臂桡动脉皮瓣相比，因为其血管蒂的位置更深，以及其与桡神经解剖关系更为密切，技术要求更高。术前采用彩色多普勒可以了解穿支血管的来源、走行、变化和位置以评估血管解剖[519]，但是基本上不必要。虽然在正常体重的患者中皮瓣只有一层薄薄的皮下脂肪，皮下脂肪层的平均厚度为 1.3 cm[164]，但在肥胖患者中可以切取携带相当可观量的皮下脂肪组织[406]。可以切取带感觉的皮瓣被认为是一个优势，尤其是在舌再造重建病例中[349]。合并皮瓣和节段肱骨瓣为此皮瓣的应用扩大了适应证[107, 262]。筋膜血运充分允许切取单纯的筋膜瓣，可在其表面行中厚皮肤移植[507]。这些筋膜瓣已被证明可用于耳再造和鼻再造[98]。组织瓣的主要缺点是血管蒂长度有限，管径较小，使血管吻合变得困难，尤其是在接受根治性颈淋巴清扫术的患者[378, 406, 577]。皮瓣切取会导致前臂近端和后方感觉缺失，但在大多数患者中这种情况并不突出。尽管供区手臂没有功能限制，但三头肌切断对肌力和伸臂动作都有影响。另一个缺点是皮瓣宽度有限，所以如果需要更宽的皮瓣就需要考虑选择其他供区。针对这个问题的解决方案，Katsaros 建议将一个长瓣切开，将两块皮岛并排放置，使瓣宽度增加一倍，供区仍然可以直接缝合[262]。克服这个问题的另一种可能性是皮肤扩张[494]，但这种方法不能用于恶性肿瘤患者需要一期皮瓣重建的情况。

## 4.4 患者体位

上肢消毒从肩和腋下到前臂远端，患者仰卧位，上肢外展位。肘部适度弯曲。在这个位置上，可以在头部和颈部区域的肿瘤切除同时进行皮瓣切取。术前没有特别的准备措施，也没有必要使用止血带。

## 4.5 标准的皮瓣设计

对于大多数情况的适应证为皮瓣的尺寸长度在 7~12 cm 变化，宽度在 5~6 cm。皮岛的中心轴线位于肱肌和肱三头肌之间（外侧肌间隔），即外上髁和三角肌止点的连接。皮瓣前方覆盖肱二头肌和肱肌，后方覆盖肱三头肌的外侧头，最大宽度为 7 cm。皮瓣远端在外上髁近端 1~2 cm，三角肌止点以远 4~6 cm。做切口显露近端血管蒂（图 4.1~ 图 4.3）。

步骤 1　切口切开皮肤皮下组织　在皮瓣后方，皮肤切口垂直通过皮下脂肪组织，直到达到肱筋膜。在整个皮瓣切取过程中，不应该将皮瓣从深筋膜上剥离，深筋膜形成肌间隔并且包含肌间隔皮穿支血管（图 4.4）。

步骤 2　切开筋膜显露肱三头肌外侧头和肌间隔　确认筋膜之后，在皮瓣后侧周边切开并显露肱三头肌外侧头。小心地掀起筋膜，向前钝性分离皮瓣至外侧肌间隔附近。此间隔隔开肱肌和肱三头肌。在筋膜表面显露桡侧副动脉后支发出的穿支（图 4.5）。

步骤 3　从前侧入路显露外侧肌间隔　转而继续分离皮瓣前缘，识别和切开肱筋膜。在筋膜下平面，进一步分离皮瓣至外侧肌间隔前方。显露肱肌和部分起于肌间隔远端的肱桡肌。除了可以显露肌间隔穿支，还可以显露包含前臂后侧皮神经的筋膜。前臂后侧皮神经是桡神经的分支，为后侧髁区域提供感觉，在皮瓣分离过程中被牺牲（图 4.6）。

**确定肌间隔穿支**　在特写视图中，可以看见自肌间隔基底发出三支穿支血管进入皮肤。发出穿支的桡侧副动脉沿肌间隔走行于远端与骨间返动脉吻合。臂后侧皮神经与之伴行，随后在动脉进入皮瓣近端处切断。肌间隔基底始终与肱骨紧密连接（图 4.7）。　　　　　**步骤 4**

**显露桡神经**　在远端切开隔之前，在肌间隔前方肱肌和肱桡肌之间可触及粗大的桡神经。通过小心钝性分离肌纤维从而在上臂远 1/3 显露神经。神经与桡侧副动脉前支伴行，后者并不为皮瓣供血。辨认神经使其在随后的将外侧肌间隔自肱骨剥离的操作中不受损伤（图 4.8）。　　　　　**步骤 5**

**切断血管蒂远端和肌间隔**　在皮瓣远极骨膜平面垂直地切开肌间隔。掀起皮瓣，显露肌间隔基底。在肌间隔远端肱骨骨膜表面切断桡侧副动脉后支和前臂后侧皮神经（图 4.9）。　　　　　**步骤 6**

**从肱骨剥离肌间隔**　自此包含桡侧副动脉后支的肌间隔基底自肱骨完全分离。特别小心保护与肱骨紧密伴行的血管蒂。因此推荐在骨膜下分离皮瓣。在直接显露桡神经的情况下，此操作可行，避免损伤桡神经和血管蒂的风险。组织剪始终接触骨膜可以确保操作平面的准确（图 4.10 和图 4.11）。　　　　　**步骤 7**

**确定上臂后侧皮神经，沿桡神经显露穿支血管蒂**　继续向近端分离皮瓣，在此平面血管蒂依然被肱肌和肱三头肌覆盖。在进一步分离血管蒂之前显露上臂后侧皮神经，其自桡神经发出并进入肌间隔，在皮瓣皮下组织部分进一步分支。此皮神经与桡侧副动脉后支一起构成皮瓣的血管神经蒂（图 4.12）。　　　　　**步骤 8**

**从桡神经和桡侧副动脉上分离上臂后侧皮神经**　在神经血管门特写视图中可以看出，桡神经、上臂后侧皮神经和血管蒂走行过程中相当紧密地联系在一起，使解剖近端血管神经蒂必须非常谨慎，以防止任何对桡神经的损伤（图 4.13）。　　　　　**步骤 9**

**进一步显露血管蒂**　如需进一步暴露蒂，在皮瓣上极横断肌间隔，注意小心保护血管神经蒂。此时皮瓣完全掀起，始终有两根静脉伴行的桡侧副动脉后支向近端沿肱骨螺旋沟追溯（图 4.14）。　　　　　**步骤 10**

**切断上臂后侧皮神经完成皮瓣切取**　如要延长血管蒂至肱动脉，可以向近端在肱三头肌外侧头和长头之间扩展分离。至此这些肌肉必须切　　　　　**步骤 11**

开至肱深动脉自肱动脉发出平面。采用此技术时，保留桡神经至三头肌的肌支是非常重要的。如果标准的 6~8 cm 血管蒂长度足够，血管蒂分离至三头肌外侧头处即可，不必进一步沿螺旋沟显露肱深动脉。在血管蒂近端将伴行静脉自动脉钝性剥离。上臂后侧皮神经在皮瓣上极切断并用于感觉神经重建。如果瓣的宽度不超过 6~7 cm 可以完成直接伤口闭合（图 4.15）。

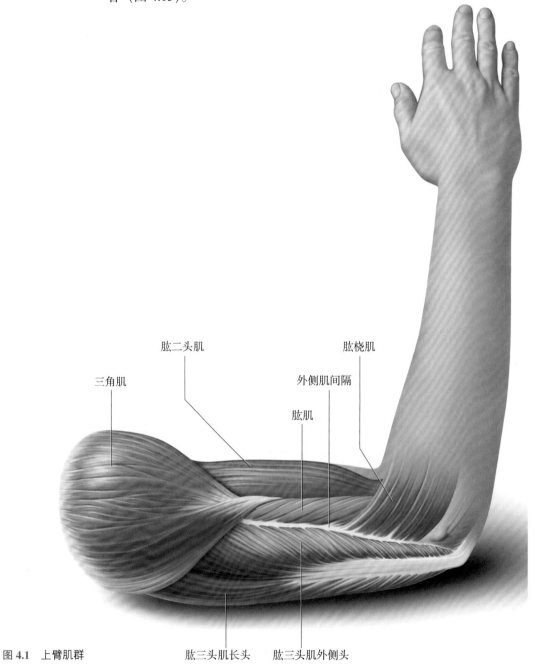

图 4.1　上臂肌群

三角肌

肱二头肌

肱桡肌

外侧肌间隔

肱肌

肱三头肌长头　肱三头肌外侧头

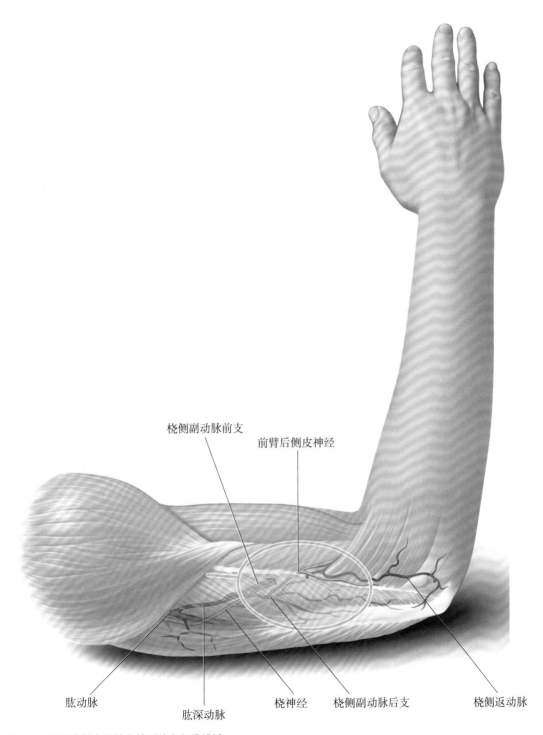

桡侧副动脉前支　　前臂后侧皮神经

肱动脉　　　　肱深动脉　　　　桡神经　　桡侧副动脉后支　　　　桡侧返动脉

图 4.2　上臂外侧皮瓣的血管系统和标准设计

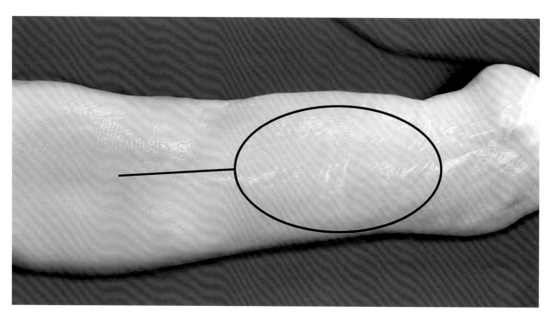

图 4.3　皮瓣标准定位

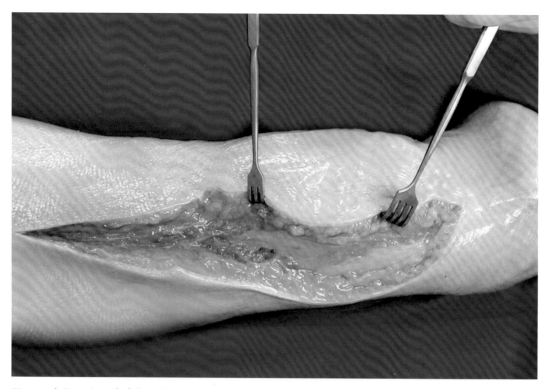

图 4.4　步骤 1：切开皮肤皮下组织

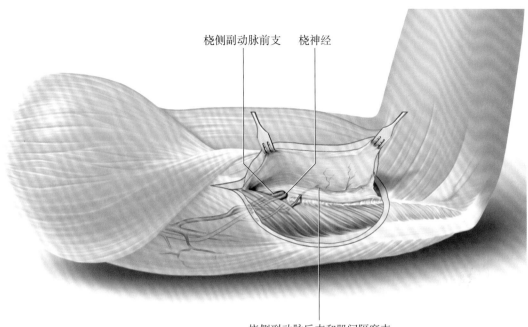

桡侧副动脉前支　桡神经

桡侧副动脉后支和肌间隔穿支

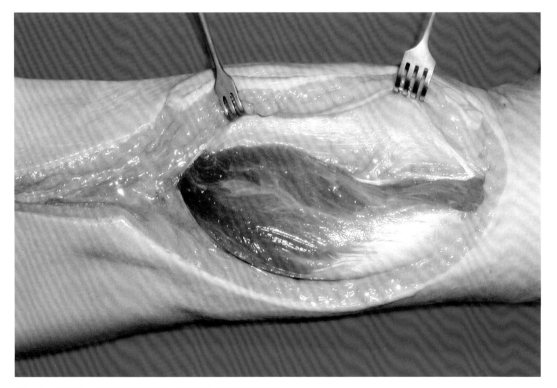

图 4.5　步骤 2：切开筋膜显露肱三头肌外侧头和肌间隔

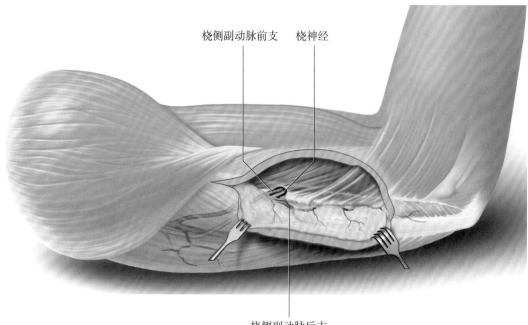

桡侧副动脉前支　桡神经

桡侧副动脉后支

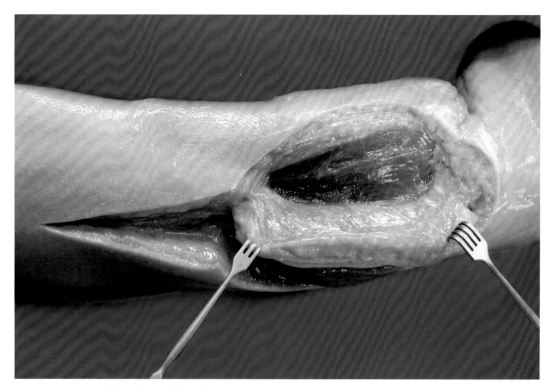

图 4.6　步骤 3：在前方入路确定外侧肌间隔

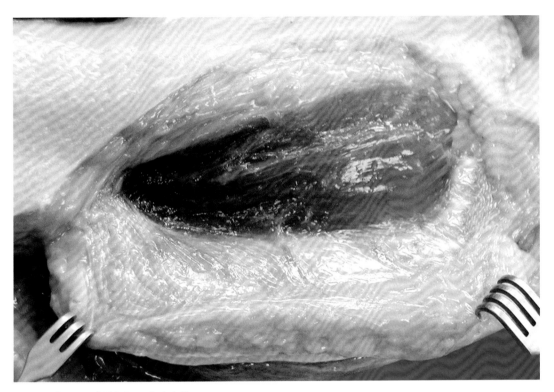

图 4.7 步骤 4：确认肌间隔穿支血管

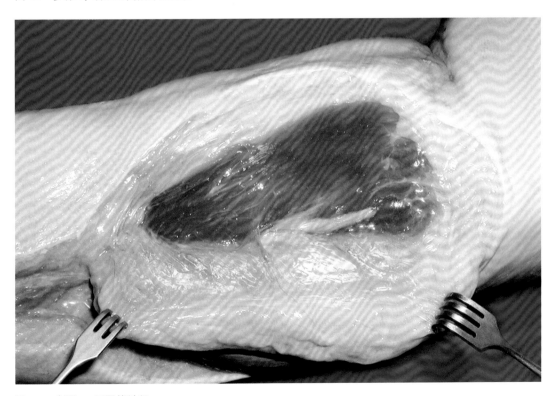

图 4.8 步骤 5：显露桡神经

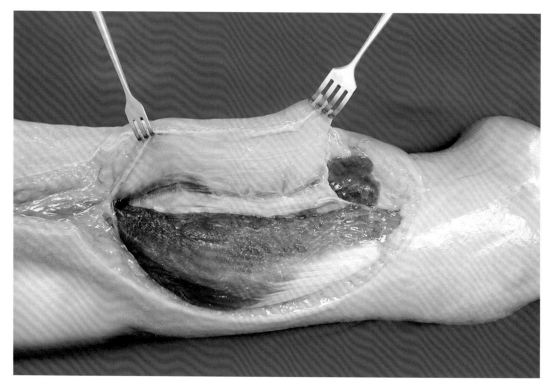

图 4.9 步骤 6：切断血管蒂远端和肌间隔

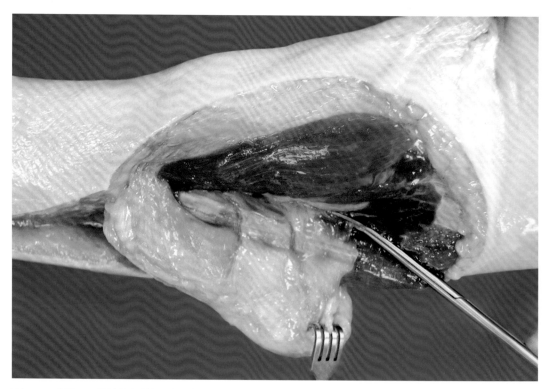

图 4.10 步骤 7：从肱骨上剥离肌间隔组织

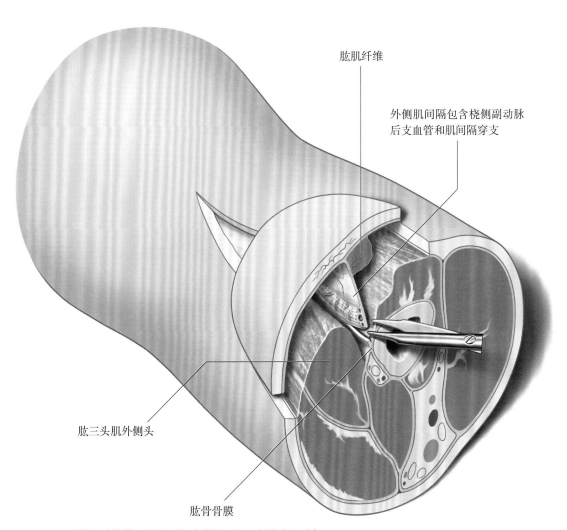

肱肌纤维

外侧肌间隔包含桡侧副动脉
后支血管和肌间隔穿支

肱三头肌外侧头

肱骨骨膜

图 4.11　右侧上臂横截面解剖，将臂外侧肌间隔自骨膜上剥离

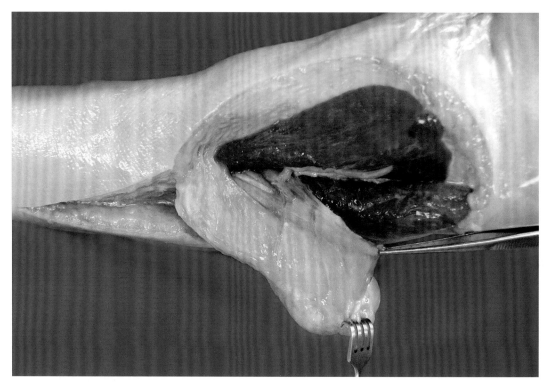

图 4.12　步骤 8：循桡神经确认臂后侧皮神经和皮瓣中央区域

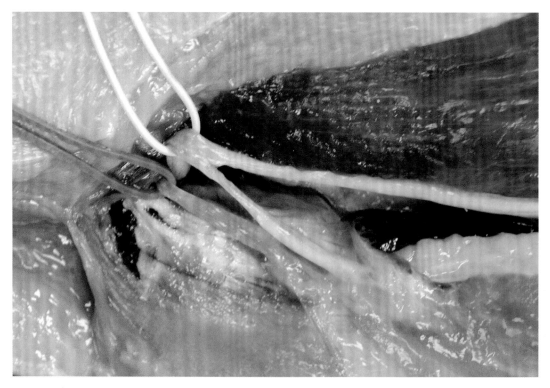

图 4.13　步骤 9：将臂后侧皮神经自桡神经和桡侧副动脉表面剥离

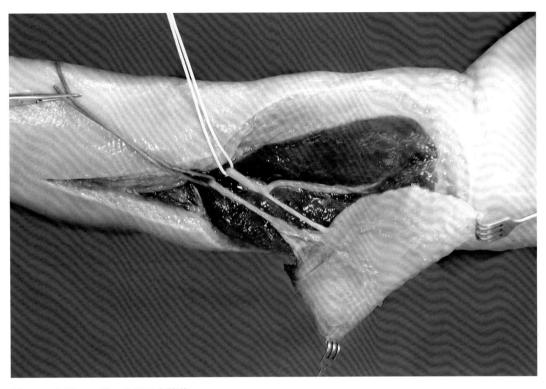

图 4.14　步骤 10：进一步显露血管蒂

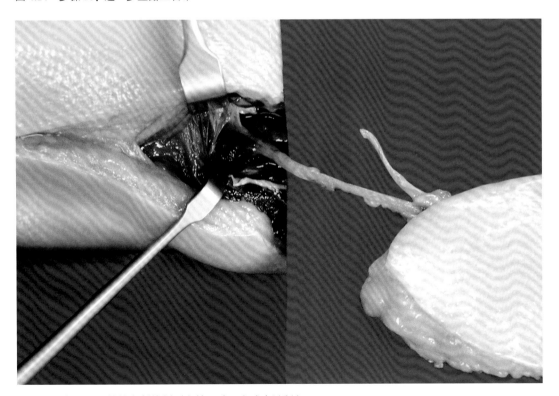

图 4.15　步骤 11：结扎离断桡侧副血管近端，完成皮瓣制备

## 4.6 评论总结

### 4.6.1 计划

肱肌和肱二头肌之间的肌沟容易被误认为外侧肌间隔。通过触摸确定肱桡肌位置。皮岛不宜太狭窄，因为肌间隔容易被错过。

步骤1、3　分离皮瓣不应损伤肌间隔。筋膜下切口应当垂直穿过脂肪组织。一直切开筋膜至清楚显示肌纤维。

步骤2　锐性分离极易损伤肌间隔。

步骤6　从肱骨上剥离肌间隔必须在骨膜平面进行。直接触及肱骨以控制正确分离平面。

步骤7　如果未在肱骨上直接切开肌间隔就容易破坏血管蒂。在切断肌间隔时保持组织剪始终直接接触骨膜。

步骤9、10　在血管蒂进入皮瓣近端处容易损伤。自桡神经小心分离血管蒂并在完全掀起皮瓣前于底部环绕一个套环。

# 5

# 股前外侧皮瓣

Anterolateral Thigh/Vastus Lateralis Flap

## 5.1 发展和适应证

1984 年，Song 和同事描述了大腿作为三个新皮瓣的供区，分别从后侧、前内侧、前外侧切取[509]。这三个皮瓣中，股前外侧皮瓣最受欢迎，特别是在头部和颈部重建时。虽然最初被描述为一个由旋股外侧动脉降支肌间隔穿支供血的筋膜皮瓣，但皮瓣的设计极大地取决于血管蒂的走行和皮穿支的位置，解剖差异很大。由于在大部分情况下穿支通常穿过股外侧肌而不是严格地沿着肌间隔走行，部分股外侧肌必须包含在皮瓣。除了可以切取面积较大的皮瓣，因为股外侧肌接受降支的良好灌注，股外侧肌也可以仅作为肌瓣切取转移。因此，股前外侧区域可切取大量组织瓣，可以提供许多类的组织瓣。在大宗病例报道中，Zhou 等人描述在 32 名患者中成功移植此类皮瓣，其中大部分缺损区域在面部和头皮[635]。报道称基于单个穿支，皮瓣的设计长度可以扩展到阔筋膜张肌远端至髌骨以上 7 cm，宽度从股直肌内侧缘到外侧肌间隔。据 Koshima 和同事报道，连续 22 例头部和颈部缺损患者接受皮瓣移植，皮瓣可长达 25 cm，宽 18 cm[288]。两年后，Koshima 结合由旋股外侧动脉系统供血的股前外侧皮瓣及周边皮瓣、肌皮瓣和骨瓣治疗巨大的头颈部的复合缺损，在降支远端完成额外的串联吻合[299]。1995 年，Pribaz 和同事报道采用股前外侧皮瓣修复下肢缺损，特别是在硬膜外麻醉也可以切取和转移皮瓣[420]。Kimura 等人在 1996 年介绍了股前外侧皮瓣设计的一个重要的变化，他进行了一期皮瓣修薄，只留下穿支周围的少部分脂肪袖[281]。通过这个过程，可以制备超薄皮瓣，这对覆盖表浅的皮肤缺损是非常有用的[73, 281, 584, 620]。为了改进口腔内缺损修复，Wolff 等人也通过将修薄的皮瓣去上皮化来创建一个黏膜样表面的组织瓣[606]。在接下来的几年里，非常广泛的适应证和皮瓣切取的高可靠性被报道，尤其以来自亚洲国家的作者居多。2002 年，Wei 等人发表了一系列 672 例股前外侧皮瓣病例，只发生了 12 例皮瓣失败[584]。同年 Gedebou 报道接受皮瓣移植更大数量的 1 284 名患者，他也认为股前外侧皮瓣是最有用的软组织皮瓣之一，特别是在头部和颈部修复重建中[162]。

股外侧肌最早是用作带蒂的邻近皮瓣治疗转子压疮[59, 124, 208, 371] 和修复臀部[1] 与膝盖区域的缺损[522]。1987 年，Drimmer 和 Krasna 描述在 4 例压疮患者治疗中采用股外侧肌皮瓣治疗臀部区域的大转子压疮缺损[127]；后来，Rojviroy 等人用这个有蒂的肌皮瓣修复截瘫患者的转子压疮[444]。Wolff 在 1992 年报道第一例转移到口腔行显微移植的股外侧肌瓣[598]，他采用肌筋膜瓣和肌皮瓣修复口内缺损。在进一步的临床系列研究中，Wolff 报道采用肌瓣组合一或多块皮瓣修复头颈部缺损包括颅底缺损和面颊部洞穿性缺损[591, 602, 605, 606]。因为肌瓣可以独立于皮肤穿支血管切取，可以在股外侧肌远端部分制备肌瓣，从而能够获得长达 15 cm 的血管蒂。

## 5.2 解剖

股外侧肌是股四头肌中最大的部分，位于股中间肌、股直肌和股二头肌之间。它的起点位于股骨粗隆间线、大粗隆、臀结节和外侧肌间隔。与其他股四头肌肌肉的肌腱一同构成髌韧带，因此是大腿强有力的伸肌[445, 588]。股外侧肌与臀大肌一同形成股臀筋膜，产生大腿外展、外旋、内收动作[573]。股外侧肌长约 10 cm × 25 cm，是由股神经的运动神经分支支配。此神经的入肌点在肌肉内侧缘近端和中间段的交界处，与肌肉的主要优势血管蒂伴行。股外侧肌的血管供应来自旋股外侧动脉降支和它的两支伴行静脉，降支血管的直径为 1.5~2.5 mm（动脉）和 1.8~3.3 mm（静脉）[598]。据 Mathes 和 Nahai 报道，股外侧肌具有 I 型血运模式，这种优势血管蒂为整个肌肉提供血液灌注[346, 347]。其他小的血管蒂如旋股外侧动脉横支仅达到近端肌肉部分，膝上外侧动脉仅达到远端肌肉部分，对于微血管转移起不到作用。降支自旋股外侧动脉主干发出后到达股外侧肌近侧内缘，向远继续走行并与膝上外侧动脉吻合。因为整个肌肉是由降支发出的分支供血，肌瓣可以从股外侧肌的任何一个部位切取。在大腿的近端 1/3 节段，由阔筋膜张肌、股外侧肌、股直肌所围成的三角形区域内可以很容易地显露血管蒂。在这一区域，血管蒂在进入股外侧肌之前有 6~8 cm 的长度。当作为旋转瓣转移时，以近侧为蒂的肌瓣可以转移至股骨大粗隆部、臀部、会阴和下腹部的区域。以远端为蒂切取肌瓣时，以股外侧肌远端 1/3 部分切取的肌瓣由远端小的血管蒂供血，可以用于修复膝部周围的缺损[522]。

除了为股外侧肌供血，降支还发出肌间隔皮穿支和肌皮穿支，为切取股外侧肌肌皮穿支皮瓣或股前外侧肌间隔穿支皮瓣提供解剖学基础。这些皮瓣可以被视为一个整体，唯一不同之处是在皮瓣切取过程中携带的肌肉组织量不同。根据肌皮穿支在肌内的走向，股外侧肌内侧缘的相应部分被一并切取，形成一保护性肌袖包绕肌皮穿支。根据解剖研究的结果，在 80%~90% 的人群中大腿前外侧占主导地位的穿支为肌皮穿支。然而，由于肌皮穿支穿过肌肉的区域靠近肌肉内侧缘，所需切取的肌袖不多，股外侧肌的功能完全可以不受影响。对于修复较大和深部的缺陷，切取与皮瓣大小相近的股外侧肌瓣制备成可以填塞腔隙的股前外侧肌皮瓣。只在 10%~20% 的患者中发现占主导地位的穿支沿股直肌和股外侧肌之间的肌间隔走行，不穿过股外侧肌而直接进入皮瓣。这些股前外侧皮瓣的切取没有携带任何肌肉组织，外形较薄，质地柔软，非常适合头部和颈部区域重建，包括口腔内修复。

根据大量的解剖调查和临床病例研究，大腿前外侧血管解剖有变化，因此，在精确确定皮瓣位置之前必须先显露穿支。在几乎所有的情况下，占主导地位的穿支都可以在以髂前上棘与髌骨外侧缘连线中点为圆心、4 cm 为半径的圆内找到 [346, 598]。建议术前常规使用手持式多普勒超声以便于术中穿支的定位显露 [316, 318]。虽然优势穿支的确切位置只能在皮瓣切取的过程中才能确定，但如果检测到的多普勒信号不是直接在股直肌和股外侧肌间沟位置上，而是在肌间隔以外 2~4 cm 处的位置出现，基本可以预先确定为肌皮穿支模式。一旦穿支的确切位置被确定了，皮瓣可以在大腿外侧中间 1/3 区域股直肌内侧缘和股外侧肌外侧缘之间设计，最大可达 12 cm×30 cm [346]。根据主要穿支的确切位置，血管蒂的长度平均为 12 cm [497]。除了优势穿支以外，降支还发出 1~3 支额外的皮肤穿支，于优势穿支以远到达皮肤。鉴于这些在皮瓣远端分布的额外穿支不能为皮肤提供可靠的血液灌注，在约 90% 的情况下第二穿支可以在优势穿支远端 4~9 cm 范围内显露，使它能够建立第二个血供可靠的独立的皮瓣。和主要穿支一样，这额外的穿支在 80%~90% 的患者中为肌皮穿支，从股外侧肌内侧缘以外 2~5 cm 穿出。Sieh 对于穿支的走行变化做了详细的介绍，在 36 个临床病例统计中，他发现在 57% 的患者中为垂直肌皮穿支，在 27% 的患者中为水平肌皮穿支，垂直肌间隔穿支仅见于 11% 的患者中，水平肌间隔穿支仅见于 5% 的患者 [497]。皮肤穿支的长度介于 3.6~7.7 cm。在超过 100 例临床病例中，Lee 发现单穿支类型为 18%，双穿支类型为 54%，三穿支类型为 28%，绝大多数来源于降支（70%），9% 来源于横支，22% 来自双套血管来源 [314]。

穿支皮瓣的感觉可以通过吻合股外侧皮神经建立 [598]。Ribuffo 等通过解剖和临床研究发现股外侧皮神经的上方分支为穿支血管供应范围的 25% 提供神经支配，而内侧支支配血管区域的 60%，因此，切取神经的选择可以根据皮瓣的位置和大小相应决定，而不需要牺牲整个外侧股皮神经[433]。

Kimura 和 Satoh 在 1996 年首先报道大腿外侧穿支的血运特点适合做皮瓣修薄[281]。在他们首先报道的 5 个病例里，他们从皮瓣上均匀去除除了穿支周围区域的皮下脂肪组织，获得的皮瓣厚度只有 3~4 mm。进一步的一期皮瓣修薄的经验表明，如果保留真皮下血管丛，并且注意相应的皮瓣血管的供血范围，彻底去除的脂肪组织不会损害皮瓣血液灌注[290]。尽管 Ross 和同事发现他们的临床病例并发症率较高[447]，Alkureishi 等人实验发现变薄皮瓣的染料灌注减少[6]，但文献报道普遍并发症率都较低[6, 172, 290, 584, 606]。然而，所有作者都认同皮瓣修薄必须基于高超的技术操作能力和血管解剖学的知识。成功修薄的先决条件是保留皮下的血管丛，这意味着皮瓣厚度不应小于 3~4 mm。在这些情况下，薄皮瓣的血管区域的大小与传统皮瓣对应一致[290, 393, 584]。而 Kimura 等人（1996）强调穿支直接穿行至皮肤上则尤其适合皮瓣修薄[281]，其他作者则通过解剖股外侧肌内的远端长段分离肌皮穿支及血管蒂以制备薄皮瓣[65, 162, 584, 606]。采用这种技术，在同一区域既可以切取面积较大组织较厚的皮瓣，也可以切取较小较薄的皮瓣。

## 5.3 优缺点

自 1984 年 Song 首次报道以来[509]，大腿前外侧已经发展为组织重建最优先的供区之一，特别是在头部和颈部区域。Wei 和同事进行 660 例重建手术，只有不到 2% 的失败率，其中大部分用于头颈部区域缺损修复。无论是肌皮穿支还是肌间隔穿支，他们都能够根据需要切取多样化厚度面积不同的组织瓣以完全修复缺损[584]。Xu 等回顾性分析约 900 例临床病例，也报道了相似的结果[616]。根据他们的经验，大腿前外侧可以取代绝大部分其他游离皮瓣供区。除了 Wei 的团队的前瞻性独到经验，类似的结果已经被其他许多作者报道，适应证较广，成功率约 95%，从超薄穿支皮瓣到股外侧肌皮瓣和包括部分周围的肌肉甚至部分髂骨的嵌合皮瓣都是如此[299]。如果供区的宽度不超过 8 cm，供区通常可以一期直接闭合，即使切取了股外侧肌的很大一部分，大腿供区也没有明显的功能或美观障碍。

在对 42 篇描述股前外侧皮瓣供区损伤的论著回顾性分析的文章中，Collins 发现最常见的并发症是大腿外侧麻木（24%），功能损伤和增生性瘢痕占 5%，疼痛、血肿和感染发生率为 2%~3%。骨筋膜室综合征和部分肌肉坏死情况少见，但是也有报道[105]。然而，当从大腿前外侧切取皮瓣时，外科医师必须意识到可能的血管解剖变化。除了血管走行和主要皮肤穿支位置的变化，在极少数情况下没有任何皮肤穿支存在[288, 308, 584, 591]，据报道发生在多达 5.4% 的患者中[277]。虽然皮肤血管的分支模式在一系列的 74 例临床病例中分为八类，但并没有发现有任何变化使皮瓣切取不能完成。在本系列中，平均每例患者发现 2.3 支穿支，其中 82% 为肌皮穿支，从降支主干、旋股外侧动脉主干、横支主干或股深动脉主干等不同平面发出[17, 277]。因为伴行静脉回流强度不同，吻合血管之前要检查静脉回流情况。Chen 等报道了股前外侧皮瓣吻合第二套静脉的必要性，作者发现仅吻合一根静脉的术后血管探查率较高，但是因为探查及时，所以皮瓣成活并没有区别[87]。在 115 例股前外侧皮瓣切取过程的临床研究中，发现在 22.6% 情况下降支缺失，取而代之的是内侧降支或其他粗大的肌肉分支[17]。虽然在本研究中降支的解剖走行被分为六个不同的类别，但在所有的情况下都可以切取皮瓣，因为至少有一个穿支存在。对于口内缺损修复，皮瓣过厚可能反而不好，特别是当切取携带相当大部分肌肉组织的肌皮瓣时。在这些情况下，肌肉或脂肪组织必须一期移除，要小心勿损伤穿支，这一操作过程只应由拥有丰富经验和精确血管解剖学知识的外科医师完成。由于神经源性肌肉萎缩和二次收缩，单纯的肌瓣对于口内软组织替代修复适应证很窄[595]。皮瓣的宽度仅限于 8~10 cm，男性患者大腿外侧毛发可能生长较密集。除了部分感觉缺失，供区损伤总体较小，但当切取较大较宽皮瓣供区需要植皮修复时，以及需要切取较大部分股外侧肌瓣时，供区损伤就明显增加了[278]。

## 5.4 皮瓣切取

### 5.4.1 术前管理

尽管描述的股前外侧皮瓣 / 股外侧皮瓣存在解剖变异，血管造影并不有助于定位降支血管肌皮穿支或肌间隔穿支的位置变化。术前评估应该使用多普勒超声仔细听诊股外侧肌内侧区域和肌间隔区域。

### 5.4.2 患者体位

患者置于仰卧位，整个腿都作为手术区域准备，这样方便自由摆放肢体并在必要的时候调整皮瓣设计。从臀部到小腿环形消毒。

### 5.4.3 皮瓣设计

标准皮瓣设计可从股直肌扩展到阔筋膜张肌或股二头肌，覆盖大腿的中 1/3 区域。皮瓣中点位置取决于穿支的实际位置，穿支位置往往存在于髂前上棘和髌骨外侧缘连线中点近端几厘米区域。因为穿支位置的变化，在从皮瓣内侧区域显露确定穿支位置之前不能确定皮瓣位置。显露血管蒂的辅助切口位于大腿近端阔筋膜张肌和股直肌之间（图 5.1~图 5.3）。

**皮肤切口** 于股直肌表面做切口，与肌间隔保持安全距离，可以在股直肌和股外侧肌之间扪及肌间隔。肌间隔的位置体表投影为髂前上棘和髌骨外侧缘连线。为了方便显露血管蒂，近端切口于股直肌和阔筋膜张肌之间的可触及凹沟内延伸。保留阔筋膜完整。需要再提及的是必须在皮下显露穿支位置再确定皮瓣位置（图 5.4）。 <br> 步骤 1

**切开筋膜** 沿着股直肌切开筋膜以便完全把肌间隔包含在皮瓣内。为了获得显露血管蒂的最佳入路视野，近侧切口选择位于阔筋膜张肌和股直肌之间（图 5.5）。 <br> 步骤 2

**显露血管蒂** 钝性分离股直肌和阔筋膜张肌，向内侧牵开股直肌从而显露血管蒂。在大腿中间 1/3 预计有穿支存在，保留此区域肌间隔完整性（图 5.6）。 <br> 步骤 3

**从股直肌剥离肌间隔组织** 以血管圈环绕血管蒂，直接用组织剪打开肌间隔至股直肌的外侧缘。必须非常小心不要切断自降支发出进入肌间隔的穿支。推荐使用放大镜可以更容易识别穿支（图 5.7 和图 5.8）。 <br> 步骤 4

**将降支动脉从伴行静脉和神经上剥离** 可以清楚地看见蒂部由降支的一根动脉、两根伴行静脉和供养股外侧肌的股神经运动分支构成。血管蒂远端走行在股外侧肌前缘深面，与膝盖周围的血管网广泛吻合（图 5.9）。 <br> 步骤 5

**确认穿支血管，在远端结扎离断血管蒂** 如果没有发现肌间隔穿支，可见穿过股外侧肌前缘的肌皮穿支，这种情况发生在大多数患者 <br> 步骤 6

中。使用放大镜可清楚观察肌皮穿支在股外侧肌前缘沿底面进入肌肉。因为穿支在接近肌肉深表面走行，常可观察到其搏动，可沿小血管追溯至皮瓣。在尸体标本中可见三支肌皮穿支穿过股外侧肌前缘进入皮瓣，至此可确定皮瓣设计。在远端可以在股中间肌筋膜表面显露血管蒂并结扎离断（图 5.10）。

**步骤 7** **确认皮瓣范围大小，携带筋膜** 确认穿支位置后可以完全确定皮瓣大小位置，皮瓣包含阔筋膜，筋膜固定于肌肉外侧缘以防止穿支剪切撕脱损伤。最后又必须强调，皮瓣边缘范围的最终决定只有在完全显露穿支之后才能确定（图 5.11 和图 5.12）。

**步骤 8** **将皮瓣和肌肉固定，进一步显露血管蒂** 向内侧牵开股直肌，向远端在股中间肌表面显露血管蒂。小心牵开股外侧肌前缘，可见许多血管分支到达肌肉和皮瓣（图 5.13）。

**步骤 9** **切取肌瓣** 虽然肌皮穿支仅贯穿几厘米的肌肉，但很大一部分股外侧肌被一并切取以确保所有的穿支都包含在皮瓣内。从远端开始在股中间肌筋膜表面分离肌肉，直到达到股外侧肌的前缘。尽管血管蒂已经在远端结扎，在分离肌肉时多余的肌支仍需结扎离断（图 5.14）。

**步骤 10** **分离血管蒂** 至此已在皮瓣近端自肌肉内完全游离神经血管蒂，小心保留形成肌间隔的筋膜以确保穿支血管完好无损。血管蒂至股中间肌的肌支多见于血管蒂近端，必须结扎离断（图 5.15）。

**步骤 11** **完成肌皮瓣切取** 通过进一步向近端解剖血管蒂至旋股外侧动脉主干平面，完成皮瓣切取。在皮瓣近端切断股外侧肌残留肌纤维，保护并完全游离血管蒂（图 5.16）。

**步骤 12** **皮瓣准备移植** 神经血管蒂内小心钝性分开，至此皮瓣可以准备转移行微血管移植。可以看到皮瓣血管蒂自旋股外侧动脉发出。如果皮瓣宽度不超过 8~9 cm 供区可以直接闭合。皮瓣头尾侧的 Burow 三角必须切除以防止直线闭合供区时遗留猫耳畸形（图 5.17~ 图 5.19）。

## 5.5 肌筋膜皮瓣

切取肌瓣时，沿肌间隔切开皮肤皮下组织和筋膜，肌间隔在股直肌和股外侧肌之间可扪及（图 5.20）。

**步骤 1** **切开筋膜和肌间隔，显露血管蒂近端** 在筋膜下显露股外侧肌后，向近端分离血管蒂，提起并牵开股直肌。留置血管环在降支动脉和伴行静脉周围（图 5.21）。

　　**确定肌瓣区域节段**　至此可较容易地分离血管蒂至肌肉远端部分，在此可以完成肌筋膜皮瓣的设计。因为不需要特定的某支穿支，皮瓣设计可变化灵活但不应超过股外侧肌的边界。然而，切取皮瓣之前，必须明确到肌肉的血管分支（图 5.22）。

步骤 2

　　**分离血管蒂，切取肌瓣**　有许多从血管蒂发出的到达股外侧肌肉的分支存在，证明几乎整个肌肉都可以基于降支为蒂进行转移（图 5.23）。

步骤 3

　　**切取长血管蒂的股外侧肌皮瓣**　在中远 1/3 平面切取股外侧肌瓣可以获得较长的血管蒂，这使得皮瓣可以用于颅底缺损修复。和肌皮瓣一样，在股直肌深面留置引流管，分层缝合供区。患者不需固定体位（图 5.24）。

步骤 4

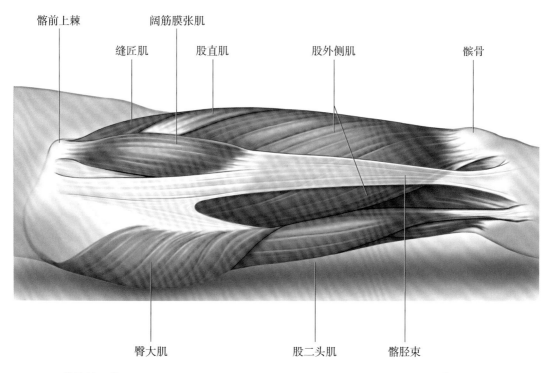

髂前上棘　　缝匠肌　　阔筋膜张肌　　股直肌　　股外侧肌　　髌骨

臀大肌　　股二头肌　　髂胫束

图 5.1　股前外侧肌群

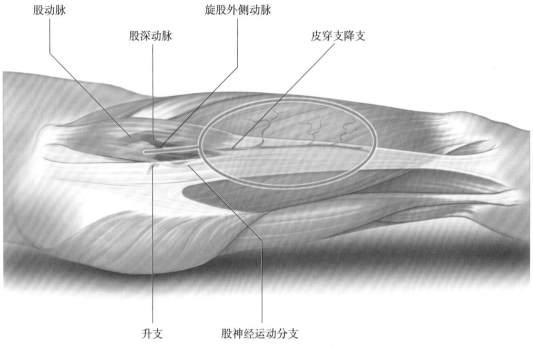

图 5.2 股前外侧血管系统和标准皮岛设计

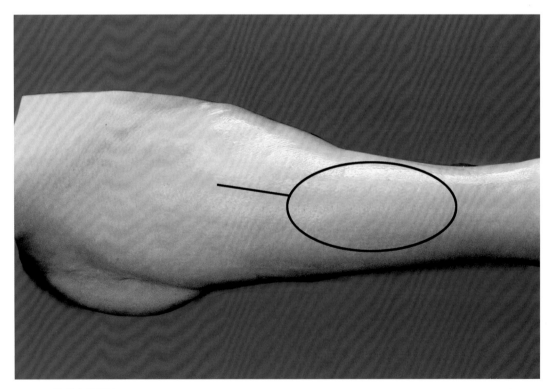

图 5.3 标准皮瓣设计

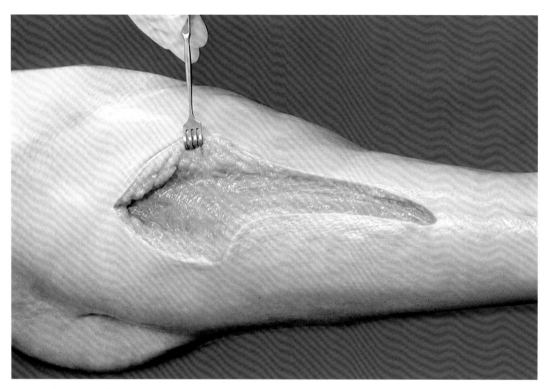

图 5.4　步骤 1：皮肤切口

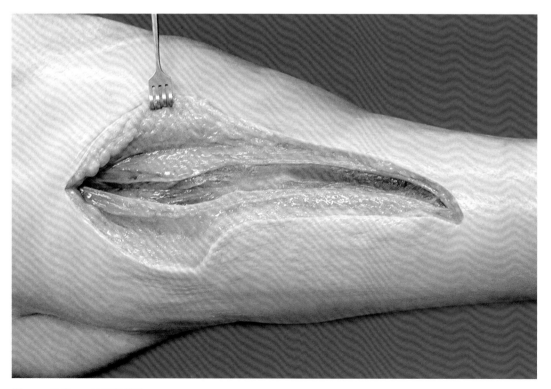

图 5.5　步骤 2：切开阔筋膜

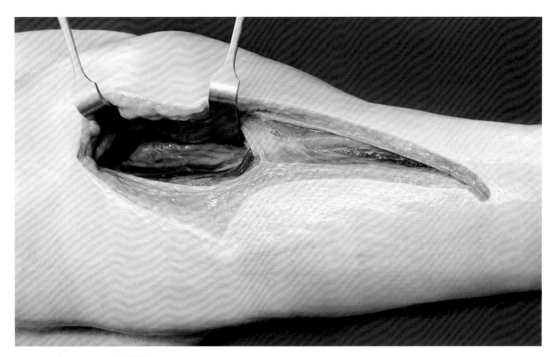

图 5.6　步骤 3：显露血管蒂

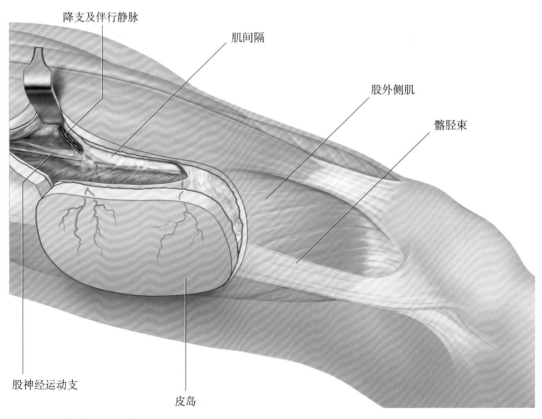

图 5.7　肌间隔的解剖和穿支走行情况

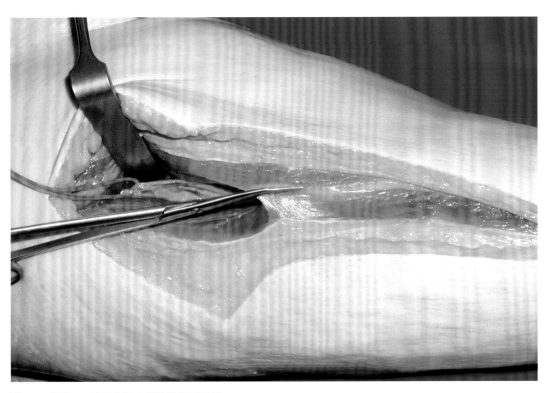

图 5.8　步骤 4：从股直肌上剥离肌间隔组织

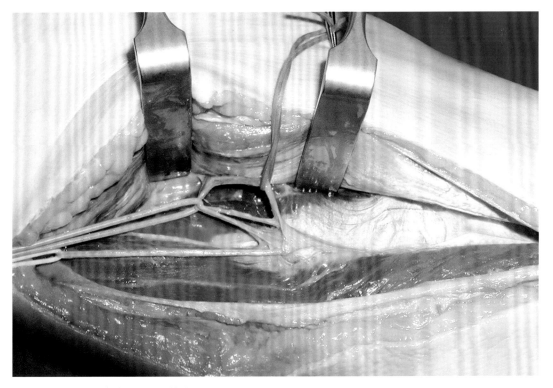

图 5.9　步骤 5：分离旋股外侧血管降支

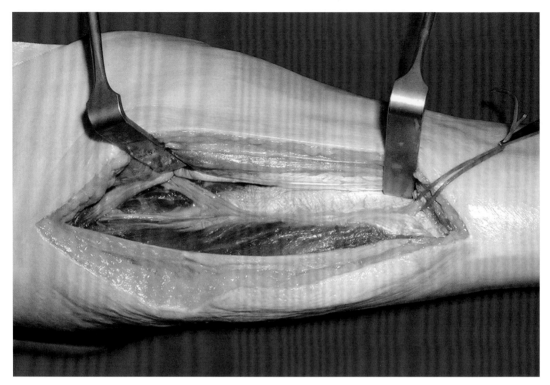

图 5.10　步骤 6：确认穿支血管和血管蒂远端

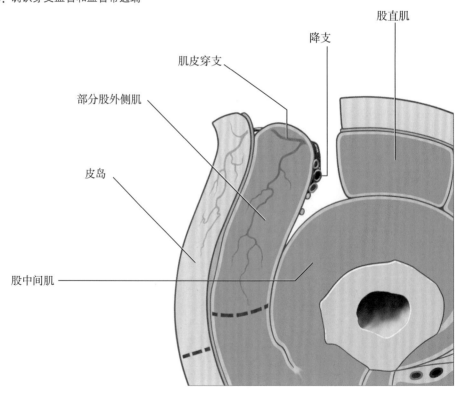

图 5.11　肌皮穿支血管走行情况

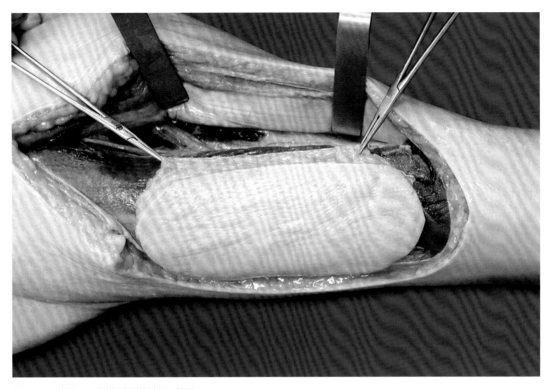

图 5.12　步骤 7：筋膜皮瓣的切取范围

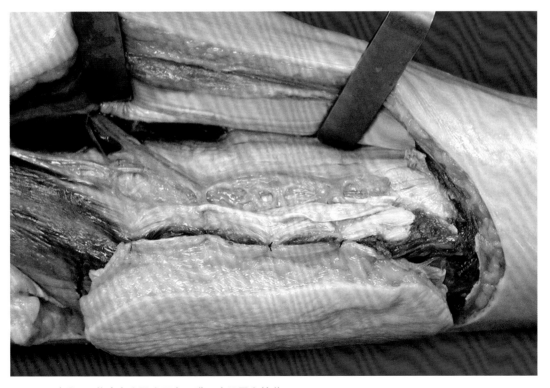

图 5.13　步骤 8：将皮岛和肌肉固定，进一步显露血管蒂

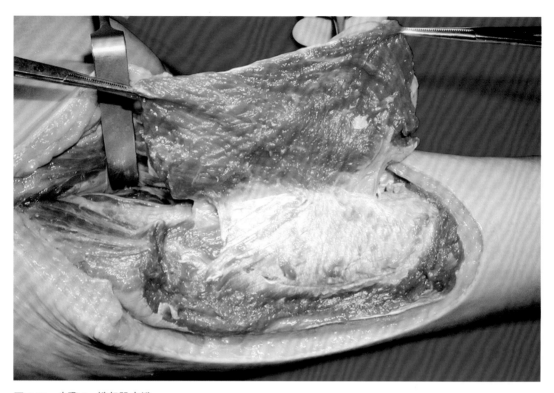

图 5.14 步骤 9：掀起肌皮瓣

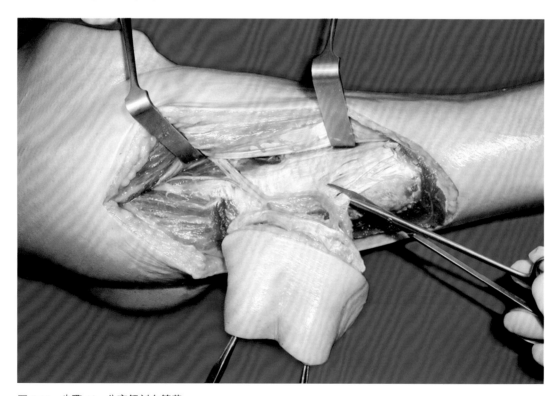

图 5.15 步骤 10：分离解剖血管蒂

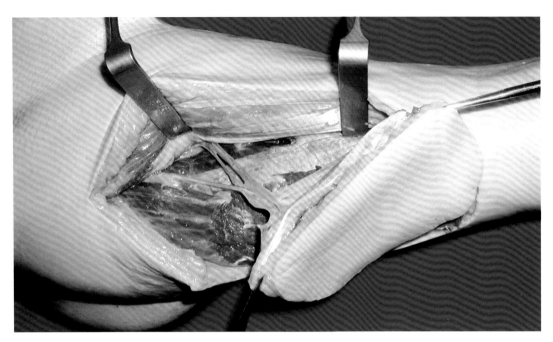

图 5.16　步骤 11：完成肌皮瓣切取

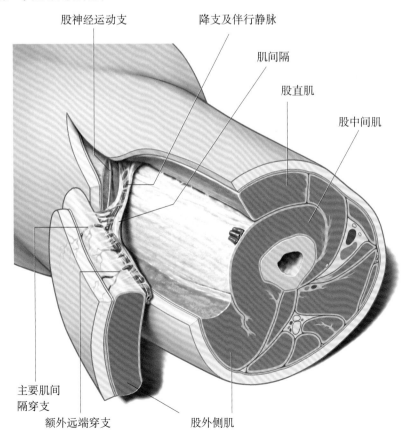

股神经运动支　　　　　降支及伴行静脉

肌间隔

股直肌

股中间肌

主要肌间
隔穿支

额外远端穿支　　　　股外侧肌

图 5.17　皮瓣供区横截面解剖

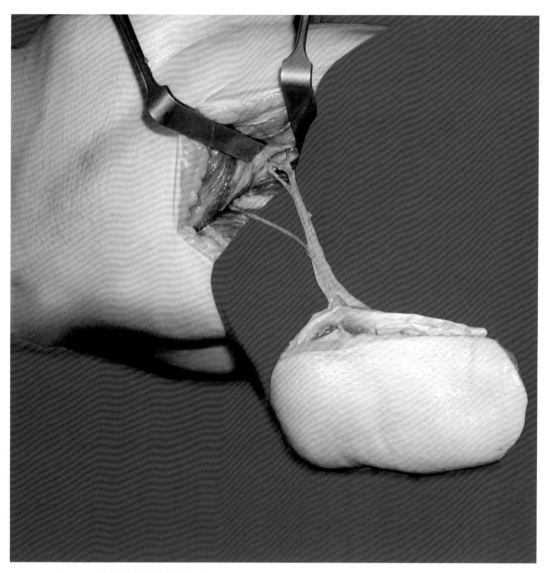

图 5.18 步骤 12：皮瓣准备行微血管吻合

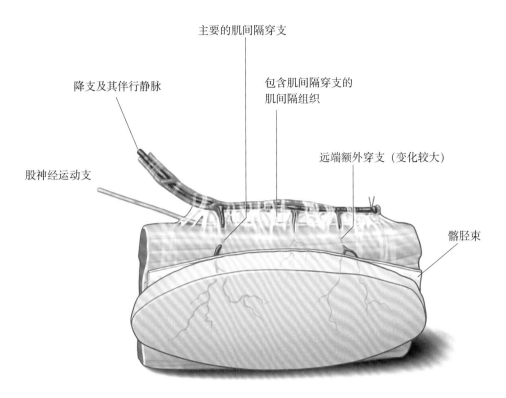

主要的肌间隔穿支

降支及其伴行静脉

包含肌间隔穿支的
肌间隔组织

远端额外穿支（变化较大）

股神经运动支

髂胫束

图 5.19　肌皮瓣包含两支穿支和股神经运动支

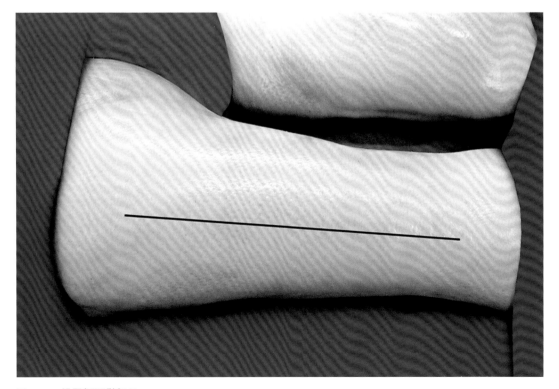

图 5.20　沿肌间隔做切口

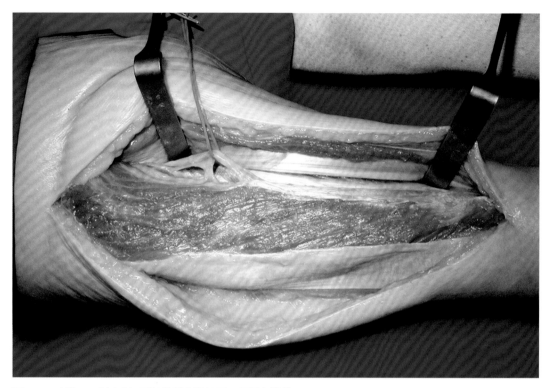

图 5.21　步骤 1：在近端切开阔筋膜和肌间隔，显露血管蒂

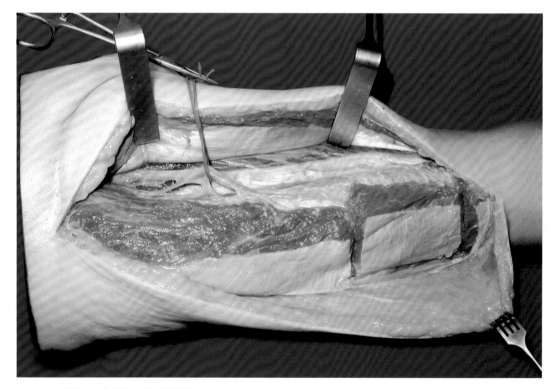

图 5.22　步骤 2：确定切取的肌瓣范围

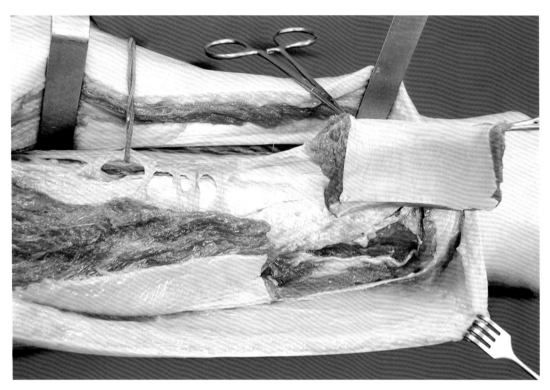

图 5.23 步骤 3：切取肌瓣，分离血管蒂

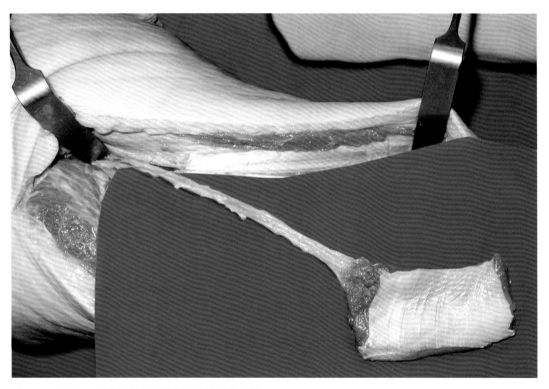

图 5.24 步骤 4：长血管蒂的股外侧肌皮瓣制备完毕

## 5.6 评论总结

### 5.6.1 计划

显露穿支之前不能确定皮瓣切取位置和范围。显露穿支的切口位置不应该在股直肌外侧，因为这将损伤肌间隔。术前使用手持多普勒确定主要穿支的位置有助于皮瓣设计。

步骤 1　如果皮肤切口太靠外侧，将错过或损伤皮穿支。如果皮肤切口太靠远端内侧，显露降支可能会很困难。作者建议可以在术前伸展患者腿部并标注肌间隔。

步骤 3　如果在股直肌内侧切开筋膜则不能显露降支。在切开筋膜之前先扪及股直肌。

步骤 4　打开筋膜时很容易损伤走行于肌间隔的皮支。放大镜的使用有助于识别和保护沿肌间隔走行的穿支。不在筋膜上方水平显露皮穿支，以防止剪切或拉伸小血管。

步骤 6　穿支的位置、起源和走行变化较大。在标注皮瓣范围之前，明确穿支由降支发出并穿过筋膜进入皮肤。如果有必要，横支、旋股外侧动脉主干或穿支本身都可以作为血管蒂使用。

步骤 9　如果穿支周围的肌袖太窄，皮穿支可能会损伤。围绕这些穿支保留三维解剖位置安全距离的部分肌肉。

步骤 12　降支两支伴行静脉血流方式可能不同。为了确定合适的静脉进行吻合，血管蒂离断之前需确认静脉回流情况。

## 5.7 肌筋膜皮瓣

步骤 3、5　尽管降支供应整个股外侧肌，远端部分的肌肉仍可能灌注不足；因此，肌肉部分宽度不应超过 7~8 cm，不应位于肌肉远端。

# 6

# 背阔肌皮瓣

## Latissimus Dorsi Flap

## 6.1 发展和适应证

和第一个肌皮瓣一样，背阔肌皮瓣早在 1896 年即被 Tansini[532] 介绍，并随后在 1912 年由 D'Este 应用于根治性乳房切除术后缺损修复手术中 [111]。尽管非常适合用于胸壁重建，但背阔肌皮瓣直到 20 世纪 70 年代才推广应用，当时许多文献报道肯定了背阔肌皮瓣之前所介绍的优点，并且提出了扩大肌皮瓣适应证用于修复肩膀和上肢缺损 [57, 58, 348, 357, 366, 387, 408, 500]。Quillen 在 1978 年首次报道应用带蒂背阔肌皮瓣修复头颈部缺损 [424]，而第一次进行背阔肌皮瓣游离移植则在 1979 年由 Watson 报道 [578]。在进一步的出版文献报道中，皮瓣的可靠性和安全性，尤其是它对于头颈部区域重建的用途得到了证实 [201, 351, 352, 435, 438, 496, 578]。在所有的这些报告中，报道了多种应用的可行性。背阔肌皮瓣可以提供较多的组织量，有多种改变皮瓣设计的可能性，血管蒂较长且管腔较大，使微血管吻合操作容易完成，因此扩大了皮瓣的适应证 [389, 435, 438, 442]。背阔肌皮瓣有一个特别的适应证是以胸背动脉横支和垂直支设计两个皮瓣用于修复口腔大面积贯通缺损 [30, 209, 341, 389]。有报道推荐在肌皮瓣内包含一节段肋骨制成肌骨皮瓣用于重建下颌骨或其他颅面骨缺损 [221, 333, 342]。这块宽而平的肌肉另一个适应证是修复头皮，特别是可以应用单纯肌瓣结合表面植皮 [125, 269, 312, 368]，或以肌筋膜瓣形式修复颅底缺损 [437]。肌皮瓣的运动神经功能重建已被 Harii 报道，作者将胸背神经与面神经吻合以恢复面瘫 [199]。在舌重建病例中则将胸背神经与舌下神经吻合 [160, 309]。将肌皮瓣去上皮化后制备成皮下组织肌瓣，可用于重建头颈部外形轮廓 [131, 389, 438]。除了应用于头颈部，这一广泛应用的肌皮瓣还有许多其他的适应证，比如重建女性乳房 [57, 100, 283]、修复胸壁和腋窝 [18, 348, 357]、修复肩部和上肢 [311, 328]、关闭隔膜疝 [39]，以及用于修复其他胸内缺损 [91, 95, 495]。此外，已经采用此肌皮瓣用于修复下肢缺损 [57, 112] 和骶骨缺损 [462]，并用于治疗慢性骨髓炎 [14, 219]。

## 6.2 解剖

背阔肌皮瓣是一块扁平扇形的肌肉，通过胸腰筋膜直接起自下 6 个胸椎及所有腰椎和骶椎棘突以及髂嵴背侧。肌肉在大小圆肌和胸大肌之间止于肱骨，并与大圆肌一起形成后侧腋褶皱。肌肉的主要营养血管是胸背动脉，胸背动脉与旋肩胛动脉一起发自肩胛下动脉。血管蒂在背阔肌深面走行于胸壁外侧，向前锯肌发出一粗大分支。如果在腋窝淋巴结清扫中必须牺牲胸背血管，前锯肌分支也可作为血管蒂 [33, 149, 546]。血管的肌外走行长度在 6~16 cm，平均长度约 9 cm [33]。除了发出前锯肌肌支以外，胸背动脉在肌外节段恒定发出另一支动脉分支到达肩胛下角，发出平面多在前锯肌支近端 [101]。这一肩胛分支走行于前锯肌、肩胛下肌和大圆肌之间的筋膜滑动层内并抵达肩胛骨。因此可以根据胸背动脉血管系统的营养血管分支从肩胛骨尖端切取肩胛骨下角骨瓣，骨瓣的血管蒂平均长度约 15 cm [486]。血管蒂进一步分支到大小圆肌和肩胛下肌。血管神经蒂进入肌门的位置是距离背阔肌前缘后方 1.5~3 cm 的肌肉深面。在从肩胛下血管发出平面处，胸背血管管径为动脉 1.5~4 mm，两根伴行静脉合并后管径为 3~5 mm [21]。而胸背动脉主要供应背阔肌近端和外侧 2/3 区域，背阔肌的远端部分是由肋间动脉穿支供血 [33]。因此，当从肌肉远端内侧切取肌皮瓣时血液供应可能不足。与胸背神经伴行的胸背动脉肌内走行的细节研究由 Tobin 等人 [546] 和 Bartlett 等人 [33] 报道。根据他们的发现，血管蒂主干进入肌肉后立即分支成垂直支和横支，前者走行与肌肉的前侧缘平行，后者走行与肌肉近端缘平行。两名作者分别报道此情况发生率为 94.5% [546] 和 86% [33]，此血管分支模式证实在绝大多数病例中存在。这个恒定的血管解剖情况为将皮瓣划分为两个独立的皮瓣和两个独立神经肌肉皮瓣提供研究基础。将丙烯酸注入动脉系统另外显示出在肌肉表面从横支和垂直支又发出多个二级分支，形成一个密集的网络吻合 [448, 449]。这个血管网络系统允许通过移除表浅层面肌肉来修薄肌瓣而不危及肌瓣血液供应 [71, 450]。尽管可以在肌肉的任一区域设计皮瓣，皮瓣头尾端血运还是可能不稳定，因为在此区域发现的皮穿支数量较少。肌肉近端外侧为穿支最密集分布区域，因此皮瓣设计的最佳位置就是与肌肉近端前缘平行区域 [33, 546]。但是，仍然可以沿背阔肌远端扩展皮瓣长度至 10 cm 以上，皮瓣近端的肌皮穿支可以为远端区域提供安全的血流灌注 [209]。因为背阔肌前缘有高密度分布的肌皮穿支血管，可以在此区域设计大面积皮瓣，而只切取窄长条背阔肌以包含血管蒂 [333]。虽然从解剖学的角度来看，皮瓣面积可以扩展到 30 cm × 40 cm [453]，但是为了实现能够直接关闭供区，皮瓣的大小必须限制，因此，根据患者的体型，皮瓣宽度不应超过 10 cm [437]。胸背动脉除了为背阔肌和表面皮肤提供广泛安全的血液供应，还为肩胛骨供血，这一研究结果是由 Coleman 和 Sultan[101] 报道的。根据他们的发现，一支滋养肩胛骨顶端的角支从胸背动脉发出，发出平面 58% 在前锯肌支近端，42% 直接发自前锯肌支，因而可以切取背阔肌肩胛骨皮瓣。这个扩展的肌骨皮瓣可以利用水平方向骨瓣替代下颌骨部分用于重建下颌骨[261]。

文献报道中血管解剖变异不多见，而所有的解剖变异都不影响皮瓣切取。尽管在绝大多数患者中肩胛下血管动静脉自腋血管发出位置较为接近，但在少数病例中肩胛下动脉与静脉相隔距离可长达 4 cm。此外还发现胸背动脉可能从腋动脉发出[33]。Satoh 等人介绍了临床病例中一种罕见背阔肌血供变异情况，胸背动脉发育不完全，因此血管吻合不得不采用旋肩胛血管，发现其替代胸背血管为肌肉供血[469]。

## 6.3 优缺点

背阔肌瓣的优点明显多于缺点：因为它的恒定血管解剖、皮下高密度分布的肌皮穿支血管、相对长且管径大的穿支，以及皮瓣切取相对容易，从而使背阔肌成为应用广泛且安全的组织瓣，可以为缺损修复提供多种技术手段。通常来说供区的损伤程度较低，但如果同时行扩大性颈部解剖分离并损伤牺牲了副神经，则供区损伤明显增加。在这些情况下，肩关节稳定性可能受影响[559]。虽然大多数患者不会出现肩部功能和力量的影响，但从事一些体育活动却可能受到明显影响[283, 302, 437]。而 Laitung 和 Peck 发现对于体育运动爱好者背阔肌的功能甚至都可以被其他肌群所代偿[309]，Russel 和他的同事发现接受手术的肩部所有肌肉都发生肌力薄弱的情况[457]。背阔肌瓣最显著的缺点是难以在切除头颈部区域肿瘤的同时进行皮瓣切取[19, 406]。在切取皮瓣前更改患者体位于侧卧位时需特别小心固定对侧肩膀以避免损伤臂丛神经[351, 636]；否则可能发生上肢桡神经功能减退或麻痹[423]，或者部分感觉功能丧失[34] 或永久性感觉运动功能丧失[322]。如果供区需要植皮则会明显影响外形外观，因此皮瓣设计宽度不应超过 10 cm[333, 406]。需要肌瓣时，采用内镜入路可以以小切口完成[74]。尽管背阔肌形状为扁平状，但由于在许多患者中发现肌肉和皮肤之间脂肪层较厚，故对于修复口腔中小型缺损而言背阔肌皮瓣往往显得过于厚重。当用于填充面部轮廓，随后萎缩的肌肉部分可能导致不利的容量二次丢失[437]。

## 6.4 患者体位

患者置于侧卧位，为了避免对侧锁骨对臂丛神经的撞击，在对侧肢体肩关节和颈部放置护垫。同侧上肢包含在术区内以便自由移动，连同侧胸部、肩部、腋窝和背部一并做术前准备和消毒铺巾。如果患者处于俯卧位，也可以行皮瓣切取，但在患者转而改为仰卧位继续手术之前需要重新消毒铺巾准备。

## 6.5 皮瓣设计

尽管皮瓣可以设计在背阔肌整个近端 2/3 区域的任何位置，但在标准情况下强烈推荐在背阔肌前半部分设计皮瓣，皮瓣轴线在背阔肌前缘背侧 4~5 cm 处并与前缘平行。皮瓣的前缘不应越过背阔肌前缘，皮瓣宽度应限制在 10 cm 以内以允许供区直接关闭。为了显露血管蒂，在皮瓣近端与腋窝之间标记一条直线。背阔肌前缘形成腋后线的体表标志，为了准确定位皮瓣必须通过触摸背阔肌前缘以仔细确认。因为血管蒂解剖恒定，穿支数量较多，只要腋窝之前并未进行淋巴切除术之类的手术，就不必在切取皮瓣之前采取任何术前检测血管情况（图 6.1~图 6.3）。

做皮肤切口并显露背阔肌前缘　最初的皮肤切口在皮瓣前缘开始，进一步从皮瓣上极到达腋窝。皮下脂肪组织数量可观，将其垂直切断直到显露肌纤维。通过将脂肪组织从前锯肌上分离并向前牵开前锯肌以显露背阔肌前缘。不要将皮瓣下的脂肪组织从背阔肌分离（图 6.4 和图 6.5）。

步骤 1

确认背阔肌前缘和前锯肌支　通过进一步向前方牵开皮肤和皮下组织，确定背阔肌前缘，并显露供养前锯肌的前锯肌支。这支粗大穿支是胸背动脉的第一支分支，至此可以直视下显露。然后向近端逆行分离前锯肌支，可直接到达血管蒂平面。此外，很容易通过在近端肌肉的边缘触及搏动确定胸背动脉位置（图 6.6）。

步骤 2

分离神经血管蒂和分支　掀起背阔肌前缘并牵开，以便可以解剖血管蒂。保留前锯肌支直到完成皮瓣切取。至此向近端分离血管蒂。在前锯肌支对侧显露第二支侧支向肩胛下角走行。根据血管蒂所需长度，逆行分离胸背血管至腋窝内，直到显露旋肩胛血管。转而向远端分离神经

步骤 3

血管蒂，可在前锯肌支以远 2~4 cm 发现肌门，在此胸背血管在背阔肌深面进入肌肉。静脉位于动脉外侧，运动神经走行于动静脉血管之间（图 6.7 和图 6.8）。

**步骤 4**　　分离背阔肌　在前锯肌支和肩胛支平面以远绕血管蒂放置血管环，进一步钝性分离背阔肌。仔细止血是必要的，特别是在肌瓣远端和内侧部分，在此区域腰动脉的节段性分支也供应背阔肌血运（图 6.9）。

**步骤 5**　　在皮瓣下极切断肌肉，完成皮肤切缘切开　至此从肌筋膜表面将皮瓣环形切开。掀起肌肉，然后在肌皮瓣下极横断肌纤维。因为皮瓣的前缘对应肌肉的前缘，不能沿着皮瓣前缘切断肌肉（图 6.10）。

**步骤 6**　　进一步切取背阔肌　至此背阔肌后缘可以较容易掀起，分离背阔肌和前锯肌之间的纤维脂肪组织（图 6.11）。

**步骤 7**　　在皮瓣后缘切断背阔肌　根据皮瓣的范围大小，沿后缘切开肌肉。稍微将神经血管蒂从肌肉牵开以便在皮瓣近端区域小心显露血管神经门（图 6.12）。

**步骤 8**　　在皮瓣肌门以近切断背阔肌　至此背阔肌已经向近端完全分离至神经血管门处，在皮瓣近极和血管门之间制成一束肌瓣，肌瓣内包含了胸背血管的垂直支。水平支沿背阔肌上缘走行，自胸背血管分出后随即在肌皮瓣近端横行切断。为了确保在背阔肌前缘后方 1.5~3 cm 走行的垂直支的安全，应该设计切取此肌瓣的宽度保持在 4~5 cm（图 6.13）。

**步骤 9**　　掀起皮瓣，仅以神经血管蒂与供区相连　最后分离胸背血管发出的前锯肌支和肩胛下角分支。皮瓣现在可以准备转移并行微血管移植了。因为管径较大，动脉、静脉、神经可以很容易地分开。胸背神经可以用来重建肌皮瓣感觉。直到供区血管已经准备好可以吻合才切断肌皮瓣血管蒂，在此之前保持肌皮瓣的血液灌注。留置引流管，游离皮缘并彻底止血后完成供区的直接闭合（图 6.14 和图 6.15）。

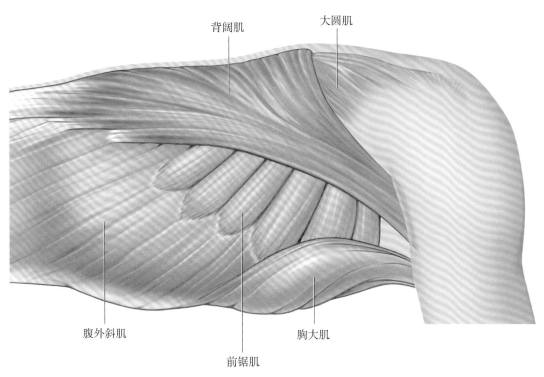

背阔肌　　　大圆肌

腹外斜肌　　　胸大肌

前锯肌

图 6.1　外侧胸壁的肌肉解剖

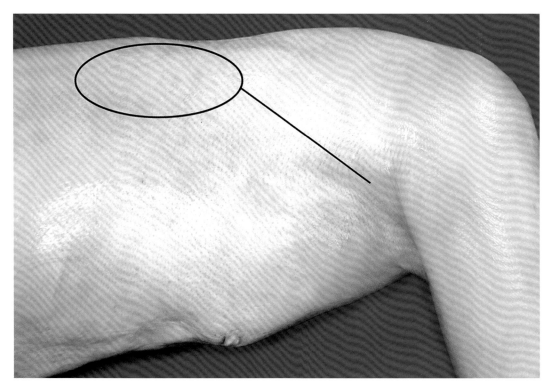

图 6.2　沿肌肉前缘做标准皮瓣设计

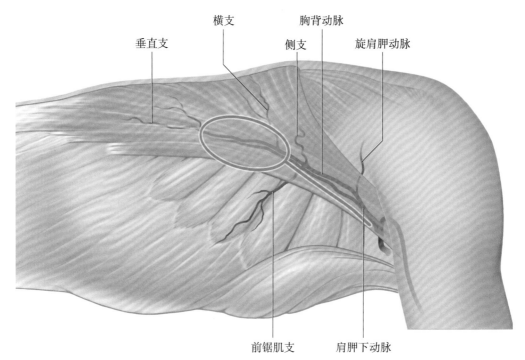

图 6.3　沿背阔肌前缘做标准皮瓣设计、血管系统解剖

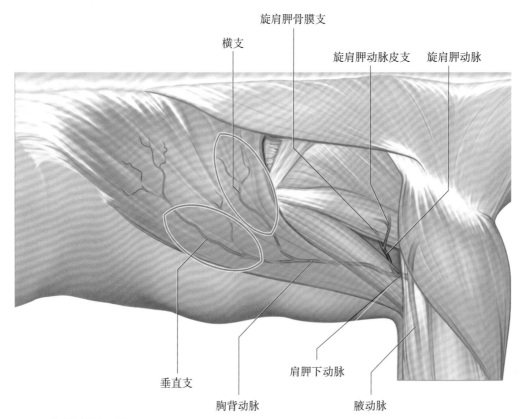

图 6.4　沿横支设计第二皮岛

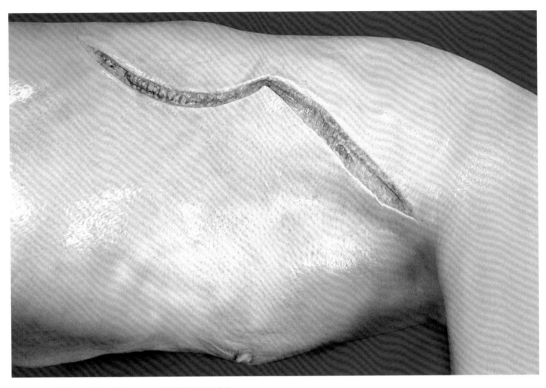

图 6.5 步骤 1：做皮肤切口，显露背阔肌前缘

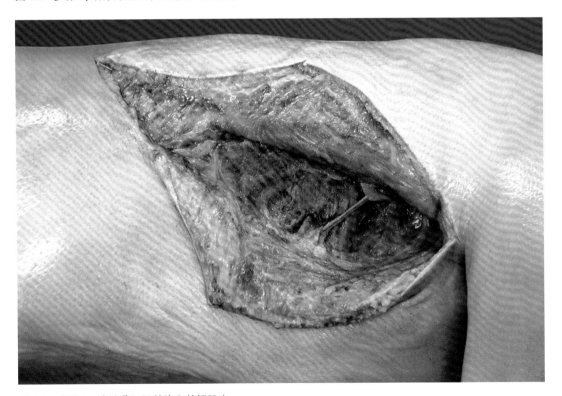

图 6.6 步骤 2：确认背阔肌前缘和前锯肌支

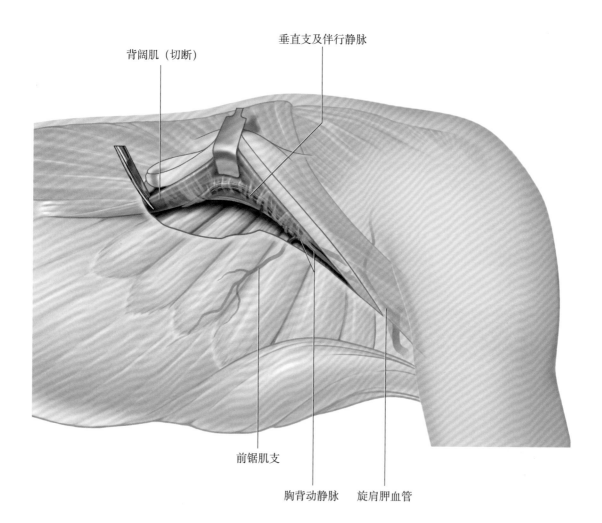

图 6.7　前锯肌支、背阔肌前缘和胸背血管的解剖关系

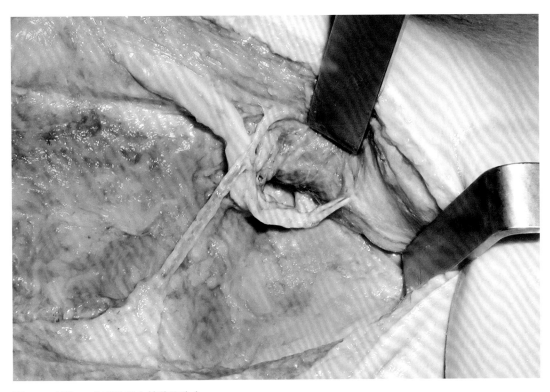

图 6.8 步骤 3：分离神经血管蒂和分支

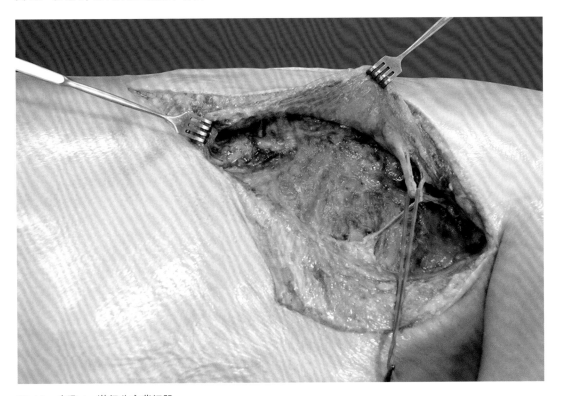

图 6.9 步骤 4：潜行分离背阔肌

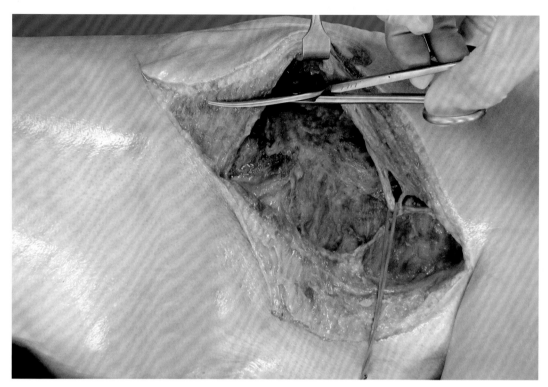

图 6.10 步骤 5：在皮瓣下极切断肌肉，完全切开皮瓣皮缘

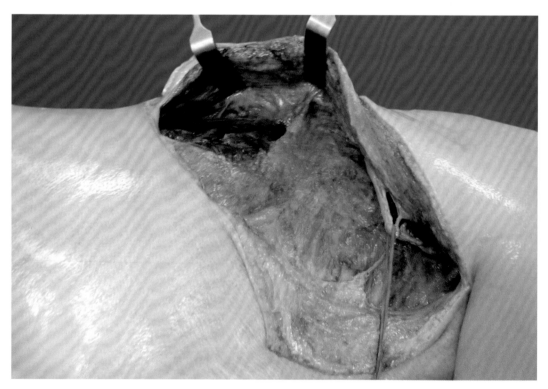

图 6.11 步骤 6：进一步掀起背阔肌

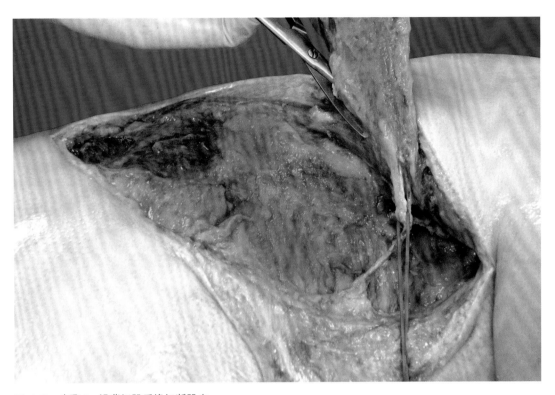

图 6.12　步骤 7：沿背阔肌后缘切断肌肉

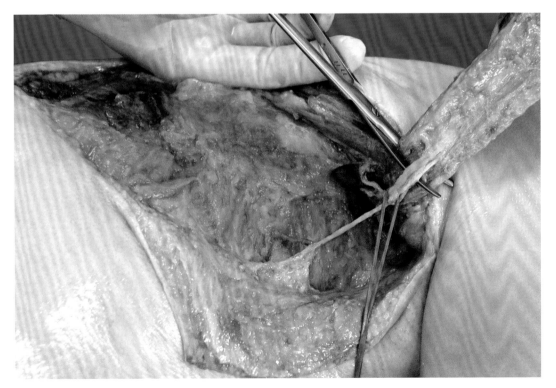

图 6.13　步骤 8：完成皮瓣上方肌肉的横断

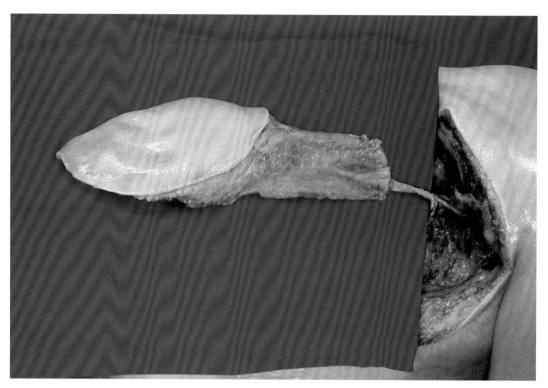

图 6.14　步骤 9：掀起的肌皮瓣以神经血管蒂与供区相连

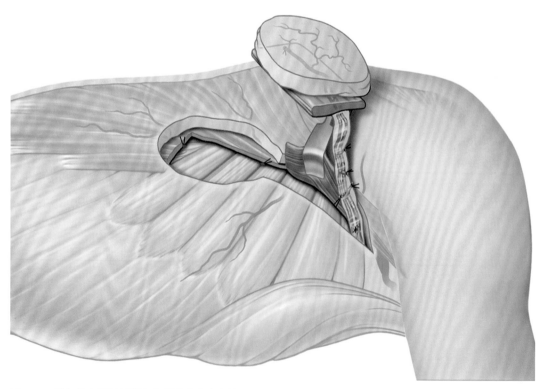

图 6.15　掀起的皮瓣下保留丰富的肌皮穿支血管网

## 6.6 评论总结

步骤 1　背阔肌前缘难以辨认，特别是在肥胖患者中更容易被错过。为了确定其位置，在腋皱襞背侧和髂嵴的中线之间画一条连线。在较瘦的患者中，术前可以通过患者主动内收上肢而很容易地触及肌肉边缘并标记。少数术者建议首先在皮瓣近端显露肌肉前缘以精确决定皮瓣前缘，因为皮瓣不应超出肌肉范围。

为了估计可以切取的皮瓣范围并能直接闭合供区，应该在皮瓣区捏住皮肤提起以观察可切取多宽皮瓣。

步骤 2　不要把前锯肌支误认为胸背动脉。不要在没有清楚确定胸背动脉之前切断结扎前锯肌支。

步骤 3　如果将皮肤切口延伸到腋后襞起始处，则有助于向近端分离血管蒂。在旋肩胛血管平面，胸背动脉到神经血管门的长度至少有 7 cm。

步骤 5　为了避免对穿支血管的剪切力，皮瓣应该与肌肉间断缝合固定。

步骤 7　如果肌瓣太窄，胸背动脉垂直支可能不被包含在内。术者应该意识到如果肌瓣范围和皮瓣范围相同则有利于肌皮瓣的切取并且更加可靠。

步骤 8　在向近端完全切断肌瓣之前清楚地显露血管神经门。

步骤 9　在将肌皮瓣固定在受区之前不要拆除皮瓣和肌瓣之间的固定缝线。如果血管蒂没有解剖到肩胛下动脉平面，应该选用两支伴行静脉中较大的进行血管吻合。

# 7

# 腹直肌皮瓣

## Rectus Abdominis Flap

## 7.1 发展和适应证

1974 年，Tai 及其同事首次对基于深层的腹壁上动脉及其在腹直肌内穿支血管的肌皮瓣进行了描述。他们利用腹部横行腹直肌皮瓣进行了乳腺癌根治术后的乳房重建[524]。另外 Brown 等人也报告了从腹前壁切取含有部分腹直肌的肌皮瓣的病例，他们利用同侧带蒂腹直肌肌皮瓣修复了患者因枪伤而大面积皮肤缺损的上肢[62]。两年后，Drever 用一个带有纵行皮岛的上腹部腹直肌肌皮瓣作为一个带蒂皮瓣来治疗胸部手术后的瘢痕挛缩，并对此进行了描述。在其发表的文章中，他同时提出这种皮瓣可以作为一个游离皮瓣用于身体多个地方尤其是头颈部区域的重建。像 Brown 和 Tai 一样，Drever 认识到该皮瓣皮肤的血供依赖来自腹直肌内的穿支血管。他们指出，腹部皮肤横行的长条形皮岛也同样依赖这些穿支。在接下来的数年时间内，由胸廓内动脉滋养的腹部横行皮瓣被广泛用于乳房的重建[368, 381]。此后，Pennington 和 Pelly 施行了首例吻合腹壁下深动脉的游离腹直肌肌皮瓣手术[415]。在其报告中，他们展现了两组基于腹壁下深动脉的游离皮瓣，其血管蒂有足够的长度和管径，皮瓣切取的过程也相对轻松。然而，他们两人也提到了该术式的两大缺点：术后必须进行腹直肌前鞘的重建；术后皮瓣臃肿的可能性。在这之前，已有人应用下腹部游离皮瓣，但利用的是腹壁浅血管系统。Antia 和 Buch[15] 曾从下腹部切取游离皮瓣用于面部组织填充，利用包含一小段股动脉的腹壁下浅血管进行吻合，他们也因此成为施行显微手术游离皮瓣移植的第一人[15]。数年后，Taylor 和 Daniel[538] 对这个腹壁浅血管系统进行了解剖学上的描述。腹壁浅血管较腹壁深血管有更多的变异且管径更小。两组血管均有部分重叠，并通过网状吻合相互连接。在这些网状吻合中，起源于腹壁下深血管的脐旁穿支动脉管径最大，它也因此成为腹前壁皮肤血供的最大来源[51, 60, 161]。上述报告之后，大量关于皮瓣的不同设计的论文陆续发表。所有报告都肯定了以腹壁下血管为蒂的肌皮瓣有其独特的优点。Harris 及其同事在术中研究腹壁深血管及浅血管的血流情况，结果显示绝大部分患者这两套血管系统的交通支都位于腹直肌中部，然而他们强调必须保留整块腹直肌以保证皮肤的血供[202]。这种含有部分腹直肌的肌皮瓣主要用于乳房重建，但也适用于身体其他部位，包括颅底、面部、头颈部、躯干及四肢[64, 126, 130, 204, 372, 537, 558, 560, 618]。人们借助大量的尸体解剖和血管造影对腹壁下深动脉和腹壁浅动脉之间密集的吻合支进行了广泛的研究[368, 381]。该血管网使腹直肌皮瓣能通过胸廓内动脉滋养，这也使带蒂皮瓣转移修复乳房或胸壁的缺损成为可能。毋庸置疑，腹直肌肌皮瓣最常见的设计是横行腹直肌（transverse rectus abdominis muscle，TRAM）皮瓣。该皮瓣利用腹壁下深动脉做血管蒂，且利用了下腹部的皮肤。皮瓣上皮肤的设计有多种变化，已报道的包括标准的覆盖腹直肌全长的纵行肌皮瓣、斜行肌皮瓣及无皮肤的肌瓣。据估计，腹壁下深动脉所滋养的皮肤是人体中最大的皮肤供血区域[60]。如果皮瓣中距离血供最远的区域能够利用"增压"技术额外地吻合到腹壁浅血管系统，那么原先仅由腹壁下深动脉供血的皮瓣将会有更丰富的血液供应[526]。

## 7.2 解剖

腹直肌起于第 6~8 肋软骨及胸骨剑突，并被腱划分成四个肌腹。有研究表明，通过解剖 54 具尸体发现几乎所有的腹直肌都有 3 条腱划，仅有 2% 的个体发现有 4 条甚至 5 条腱划[13]。腹直肌和腹外斜肌共同构成了腹前壁，腹直肌止于耻骨联合，约 80% 的个体腹直肌末端前方有锥状肌覆盖。腹直肌鞘包裹着腹直肌，并在腹壁前正中形成腹白线。腹直肌鞘前层由腹外斜肌腱膜和腹内斜肌腱膜的前层组成。腹直肌鞘后层由腹内斜肌腱膜的后层和腹横肌腱膜组成，并终止于弓状线。弓状线从腹前正中线延伸到双侧髂前上棘，凹面向下，且弓状线以下没有腹直肌鞘后层。因此，在切取皮瓣时保留弓状线水平以下的腹直肌鞘前层就显得尤为重要。如果损失了这部分筋膜，则无法做到腹壁的直接对合及无张力缝合。腹直肌外侧缘为半月线，它从第 9 肋软骨延伸至耻骨。来自第 7~12 肋间神经终末分支的节段性神经从半月线内侧 3 cm 处穿入腹直肌鞘后层。这些神经支配腹直肌的运动功能及腹部皮肤的感觉功能。这些混合神经穿行于腹横肌和腹内斜肌之间，随后行至腹直肌后方[128]。正是因为这些神经呈节段性分布，刺激后会引起腹直肌局部的收缩，这也是腹直肌用作面部肌肉重建的解剖基础[206, 561]。

腹壁皮肤和腹直肌的血供来自腹壁下深动脉（deep inferior epigastric artery，DIEA）及 2 条伴行静脉，它们在腹直肌后面和腹直肌鞘后层中间穿行。根据 Mathes 和 Nahai 的分类，这个血供系统属于Ⅲ型灌注。这些血管和腹壁上血管相互吻合，而前者原先就作为皮瓣的血管蒂，所以腹壁上动脉（deep superior epigastric artery，DSEA）也可以作为供血来源[192, 401]。尸体解剖和血管造影的结果表明，腹壁上动脉和腹壁下动脉的吻合模式不一，有一处吻合的占标本的29%，有两处吻合的占57%，仅有14%有三处甚至更多的吻合，且所有这些吻合均位于脐水平以上[387]。腹壁上深动脉发自胸廓内动脉，而腹壁下深动脉发自髂外动脉，其对面则是旋髂深动脉（deep circumflex iliac artery，DCIA）。腹壁下深动脉在腹膜外向内上方向穿行，到达腹直肌外侧缘后在弓状线下3~4 cm处穿入腹横肌筋膜[559]。这些动脉从腹直肌后面穿入，78%的穿入点在腹直肌中间1/3，17%在腹直肌下1/3，仅有5%在腹直肌上1/3穿入[369]。相关文献已经对血管蒂进行过描述，它可在腹直肌外侧肌纤维的后面向上穿行一大段距离再分支。这种情况下，在半月线内侧做腹直肌鞘前层切口有可能损伤血管蒂[561]；因此，研究者提出在暴露腹壁下深动脉时可在耻骨上方做横行切口[185, 537]。腹壁上、下动脉在腹直肌后面穿行，其分支模式可分三种类型。第Ⅰ型不分支，第Ⅱ型分两支，第Ⅲ型分三支。这种分型是腹直肌分叶移植的解剖学基础[455, 561]。皮瓣血管蒂的血管管径为2~4.5 mm，留在肌肉外的平均长度为10 cm[49]。大部分情况下，皮瓣的静脉先汇合后注入髂外静脉。Boyd及其同事提出，腹前壁的血供绝大部分来源于腹壁下深动脉，它除了和腹壁上动脉相交通之外，还向头部延伸与肋间动脉的分支相吻合，并且向外下方通过数条交通支与腹壁浅动脉及旋髂深动脉相吻合。文献中记载到，皮瓣的静脉回流由腹壁下静脉及腹壁浅静脉负责，它们伴行于腹壁动脉的肌皮穿支并相互吻合[68]。脐旁穿支的分支在腹壁皮肤上向各个方向发散，因此皮瓣的切取几乎可以在腹壁任何方向上进行[559]。但是Taylor所做的解剖观察到皮下血管的主要方向是从水平到45°[538, 559]，这使得斜行皮瓣成为最可靠的设计。

Hartrampf根据其最早的16例单蒂TRAM皮瓣的临床经验，给出了下腹部四个供血区域的定义。该定义也被套用在游离TRAM皮瓣及游离腹壁下深动脉穿支（deep inferior epigastric artery perforator，DIEP）皮瓣。如果横行腹直肌肌皮瓣取自腹部两侧，该皮瓣可分为四个区域。Ⅰ区对应覆盖同侧腹直肌的皮瓣，Ⅲ区对应同侧半月线以外的皮瓣，Ⅱ区和Ⅳ区在对侧腹部，分别与Ⅰ区和Ⅲ区对称。临床经验认为Ⅳ区的血供最为缺乏，这也被造影剂检查所证实[263]。Holm等人利用吲哚菁绿激光诱导荧光技术发现，Ⅳ区血供缺乏甚至无血供，而Ⅰ区和Ⅲ区的血供最为丰富[223]。选择性染料注射表明，Ⅰ～Ⅲ区通常由一条穿支血管供血，而Ⅳ区只有部分染色甚至不染色[212]。为了改善 TRAM 皮瓣Ⅳ区的血供情况，同侧腹壁下深动脉的远端被吻合到对侧脐旁穿支上[414]。

极少数文献提到该处血管的解剖变异，这些变异也几乎没有影响到皮瓣是否能够被顺利的切取。Boyd 等人报告了腹壁下深动脉可能存在的变异。在其研究中，约 1/3 的腹壁下深动脉以双动脉干的形式发自髂外动脉[60]。在一项早期的研究中，115 具标本中有 3 例出现了腹壁上动脉的缺失，但这 3 例均不影响腹壁下深动脉[369]。一个临床案例中发现双侧腹壁下动脉的完全缺如，导致原整形计划需要改变[434]。另一个解剖变异是穿支的起源和走行。少数情况下，如果腹壁下深动脉在腹直肌浅层穿行，它可以直接穿过腹直肌鞘前层[170]。

## 7.3 优缺点

腹直肌肌皮瓣是一个非常可靠且经过大量验证的皮瓣，它可以有多种不同的设计，因此在全身各处的重建或整形中有着极其广泛的应用。在临床上，该皮瓣早期就被广泛应用，尤其是用于女性的乳房重建，且皮瓣的失败率极低[134, 144, 205, 373, 480, 481, 501]。带蒂腹壁上动脉皮瓣可转移修复女性乳房或躯干上部皮肤缺损，这些重建都不需要微血管吻合技术。很多作者还强调这个皮瓣能用于头颈部的组织修复，尤其是面部正中和颅底区域[256, 372, 558, 618]。然而，腹直肌肌皮瓣也有其缺点，所有的缺点都与腹部的供区有关。该区域经常存在大量皮下脂肪，如果没有经过脂肪缩减处理，这些脂肪会影响该皮瓣的使用。由于血供有限和皮瓣过大，皮下脂肪还可能发生坏死[390, 579]；尤其是在皮瓣重量超过 1 000 g 且仅有一条穿支供血的情况下[390]，脂肪坏死的发生率可达到 45%。Baumann 等人也做了类似的观察，其结果表明有 3~5 条穿支的皮瓣发生脂肪坏死的概率最低，而仅有 1~2 条来自腹壁下深动脉穿支的皮瓣发生脂肪坏死的概率则达到 25%[38]。受区血管的选择同样也会影响到皮瓣脂肪坏死的概率——选择胸廓内动脉发生坏死的概率远低于选择胸背动脉坏死的概率[305]。总的来说，如果选择横行腹直肌皮瓣，则不应将血供较差的Ⅳ区包含在内。

除了腹直肌肌皮瓣血供的缺点之外，切取腹直肌还会导致腹前壁术后疝气。无论缺失腹直肌肌肉的多少，如果腹直肌鞘没有很好地缝合，术后很容易发生疝气。在腹直肌肌皮瓣使用的前几年，如何处理供区的缺损已经成为一个重要的议题，因为即使切口谨慎地缝合，还是有超过40%的患者会发生腹前壁肌肉力量减弱、腹前壁膨出或疝气[126, 304]；另外，其他学者的报告中腹壁疝发生的概率却低于10%，甚至不发生腹壁疝气[561, 579]。临床上已经将修复补片用于腹直肌鞘前层的重建来克服这种并发症[110, 125, 315, 514]，这种技术使得腹壁疝的发生概率大幅度降低甚至可以完全避免。Bucky 和 May[63] 经过4年大量的随访发现使用修复补片后仅有1.5%的患者发生腹壁疝，1.5%的患者发生补片相关的感染。因此，作者们相信有腹壁修复补片技术的支持，可以利用整块腹直肌，当然也包括了供应皮肤的所有穿支。Kroll 和 Marchi 保留腹直肌外侧1/5的肌纤维用于腹直肌鞘的双层缝合，他们报告的疝气发生率仅为8%[304]。Hartrampf 及其同事将残余的腹直肌鞘前层的边缘直接对合，在其300名患者中能达到小于1%的腹壁松弛率；这些结果被 Urken 等人所证实[561]。除了防止腹壁膨出及腹壁疝、减少皮瓣所用的肌肉，还能部分维持腹壁肌肉的运动功能及肌肉强度。Seidenstücker等人通过肌肉超声证明使用 DIEP 皮瓣后肌肉功能明显强于 TRAM 皮瓣组的肌肉功能[485]，一项术后一年对肌肉强度进行评估的前瞻性研究也证实了这个结果。Selber 及其同事发现切取双侧 TRAM 皮瓣后的肌肉功能明显弱于切取 DIEP 皮瓣后的肌肉功能。由此他们得出一个结论——腹壁肌肉强度减弱的程度取决于术中腹直肌损失的程度[489]。然而，Atisha 和 Alderman 对20项关于带蒂/游离的 TRAM 皮瓣或 DIEP皮瓣重建后腹壁功能情况的研究进行了系统综述，发现在 TRAM 皮瓣组中弯腰功能受损达到53%，但这并不说明对日常活动会有所影响[20]。

## 7.4 皮瓣切取

### 7.4.1 患者体位

有过重大腹部手术史或手术区域有瘢痕的患者不应进行腹部皮瓣切取。切取皮瓣时患者应取平卧位，全腹消毒应超过腋中线，包括双侧肋弓、双侧大腿上部及阴阜。由于相关结构在解剖关系上的稳定性，术前无须对腹壁下深动脉进行相关的诊断性检查。纵行皮瓣囊括了多条穿支，因此术前无须对血管进行定位。

### 7.4.2 皮瓣设计

本文拟介绍一例纵行皮瓣，该皮瓣的皮肤覆盖了单侧腹直肌，其内侧缘位于腹白线上，外侧缘则位于半月线上，内外边界相距 7~10 cm。皮瓣近端附于肋骨前面，远端可达阴阜，皮瓣的中心需确保在脐水平线上。皮瓣上下两极均能做到与肌肉分离且不损伤血管，但中间部分不可与腹直肌前鞘剥离，因为腹壁下深动脉的肌皮穿支从此区域穿行至皮肤。皮瓣最大宽径应根据个人体型及皮肤松弛程度进行估计，正常可达 12 cm（图 7.1 和图 7.2）。

**皮瓣上极的定义**　皮瓣上极呈一三角形。切开皮肤及皮下脂肪直至暴露腹直肌鞘前层，皮瓣内侧缘中间应绕脐切开，接着将上极的皮肤和脂肪向上提起并与深筋膜即腹直肌鞘前层剥离。在脐水平线上 5~7 cm 处将腹直肌鞘前层横行切开，暴露腹直肌但不切入肌肉，该切口长度应与该处皮瓣宽度一致（图 7.3）。

步骤 1

**暴露腹壁下深动脉**　用手术刀小心地将上极纵行的肌纤维横向切开，并用剪刀做钝性分离，可找出腹壁下深动脉，该动脉通常于腹直肌后方穿行。本例中仅展示一外侧分支，继续探查可发现内侧分支甚至第三分支（图 7.4）。

步骤 2

**皮瓣下极的定位**　做一水平线连接两侧髂前上棘，该线作为腹直肌鞘前层尾端切口的标记。这条线以下没有腹直肌鞘后层，因此弓状线以下的腹直肌鞘前层不应带入皮瓣，保留该部分肌鞘才能保证腹壁紧密的线性对合。在这条线以下做三角形切口，依次切开皮肤及皮下脂肪直至暴露深筋膜，接着将皮瓣下极的皮肤及脂肪与深筋膜分离至弓状线。弓状线的位置为双侧髂棘的连线（图 7.5）。

步骤 3

**切开腹直肌鞘前层**　沿双侧髂棘连线切开深筋膜，接着用剪刀先将切口以下的腹直肌鞘前层钝性分离，再将该部分深筋膜从中间纵向剪开（图 7.6 和图 7.7）。

步骤 4

**暴露皮瓣尾端肌肉**　将切开的深筋膜向两侧翻折，暴露腹直肌尾部。由于腹壁下深动脉可在不同水平穿入腹直肌，此时暂不切开肌肉，防止损伤血管蒂（图 7.8）。

步骤 5

**分离皮片**　用手术刀切开皮瓣中部两边的皮肤及皮下脂肪，但不切开深筋膜。进行操作的同时必须保证皮瓣包含肌皮穿支的中间部分与深筋膜紧密地贴合，不可将其剥离（图 7.9）。

步骤 6

**暴露半月线**　将皮肤脂肪层拉向外侧可发现半月线，为做腹直肌鞘

步骤 7

外侧切口做好准备。该切口线为腹直肌外侧缘，触诊则为腹直肌和腹外斜肌间一浅沟。接着将血管蒂上端结扎（图 7.10）。

**步骤 8**

　　环形切开腹直肌鞘前层　切口应沿着腹白线及半月线方向，在皮瓣的纵向边缘切开深筋膜。双侧腹直肌鞘前层均留下少许切缘，以便后续供区鞘膜的缝合。做外侧切口前，需先在切线下方做钝性分离以确保该处无浅表穿行的血管蒂，尽管这种情况非常少见（图 7.11）。

**步骤 9**

　　提起腹直肌　用手指伸入腹直肌和腹直肌鞘后层的间隙中，将腹直肌内侧缘从腹白线剥离。将腹直肌提起，暴露腹壁下血管，可见其在皮瓣浅部和深部间的分支。若此处未见分支，则将腹壁下血管束结扎（图 7.12）。

**步骤 10**

　　腹直肌与腹直肌鞘后层分离　继续钝性分离，在半月线处腹直肌很容易剥离。此时，腹壁下血管的走向已清晰可见，当切开外侧及腹直肌尾部时需注意此血管。腹直肌鞘后层也已暴露，它结构紧密，止于弓状线水平（图 7.13）。

**步骤 11**

　　血管门的定义　腹壁下深动脉在腹直肌后方清晰可见，沿腹直肌深面的血管追踪该血管的走行。将皮瓣摆正后，可见血管蒂从肌肉外侧的血管门穿入肌肉。腹直肌外侧缘通常有一较大的穿支进入，切取 DIEP 皮瓣时可利用该穿支作为供血来源（图 7.14）。

**步骤 12**

　　裸化血管蒂　在尾部将腹壁下深动脉与周围组织剥离但不切开皮肤，同时在血管门下方将腹直肌钝性分离，为腹直肌尾端的切开做好准备（图 7.15 和图 7.16）。

**步骤 13**

　　切断腹直肌尾端　根据血管蒂从皮瓣外侧穿入的位置，在血管门以下切断腹直肌（图 7.17）。

**步骤 14**

　　完成皮瓣切取　将肌皮瓣从腹前壁完全分离，切记其皮肤及皮下脂肪不可与深筋膜剥离。若有必要，可将下腹部皮肤拉开，进一步打开腹直肌鞘前层，然后将残端血管蒂向外下方一直分离到髂外动脉。弓状线以下的腹直肌鞘前层已被剪开，此处可看到弓状线以下并无腹直肌鞘后层。为保留血管蒂的肌皮穿支，将腹直肌鞘前层保留于皮瓣内，其范围为从脐上 7 cm 至脐下 5 cm（图 7.18 和图 7.19）。

**步骤 15**

　　腹直肌鞘前层缝合　弓状线以下的腹直肌鞘前层可用不可吸收缝合线做无张力缝合，且腹壁稳定性良好。弓状线以上可利用遗留的腹直肌鞘前层边缘进行直接缝合（图 7.20）。

**步骤 16**

　　腹壁逐层缝合　将保留的腹直肌鞘前层边缘拉紧缝合，将深筋膜层

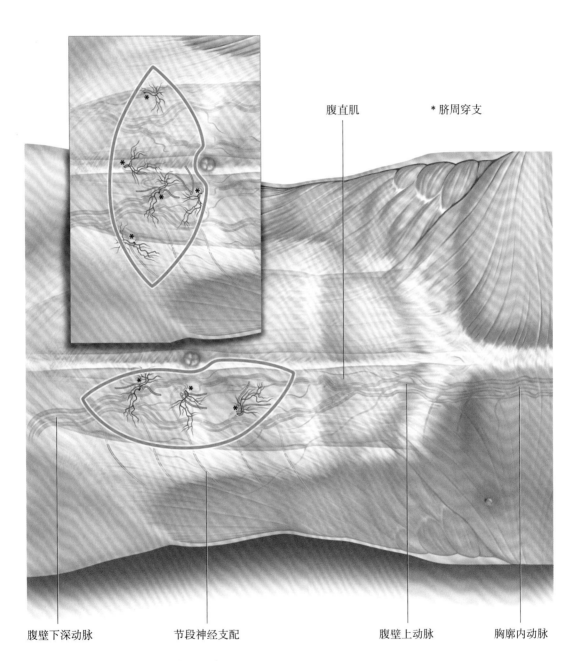

腹直肌          * 脐周穿支

腹壁下深动脉          节段神经支配          腹壁上动脉          胸廓内动脉

图 7.1    垂直设计皮瓣。腹直肌皮瓣设计

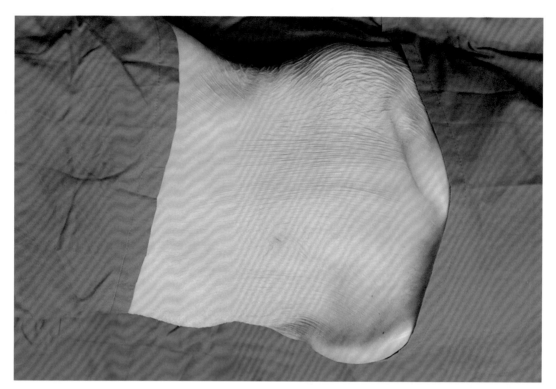

图 7.2 患者体位

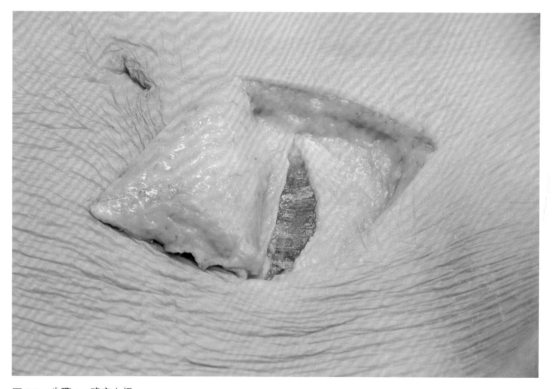

图 7.3 步骤 1：确定上极

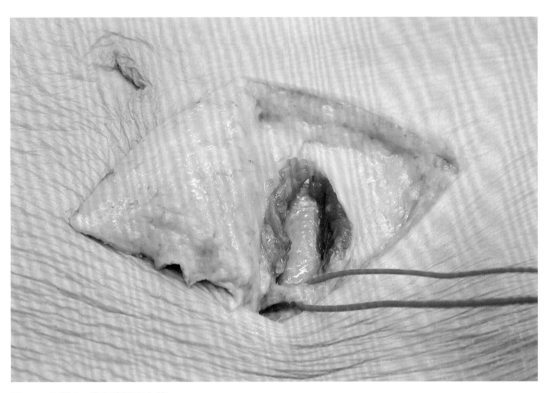

图 7.4 步骤 2：确定腹壁下血管

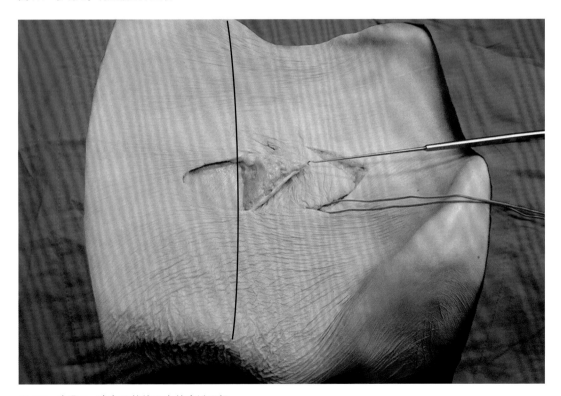

图 7.5 步骤 3：确定弓状线下方的皮瓣下极

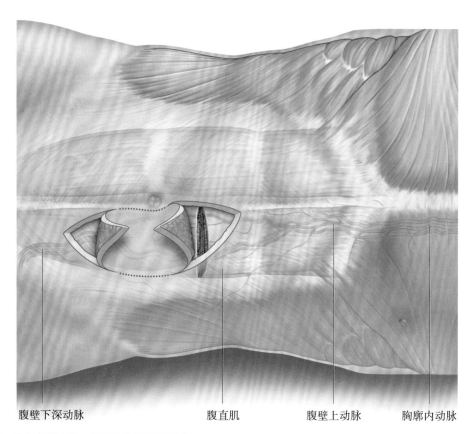

腹壁下深动脉　　　　　　　腹直肌　　　腹壁上动脉　　胸廓内动脉

图 7.6　确定皮瓣边缘，在下极保留腹直肌鞘

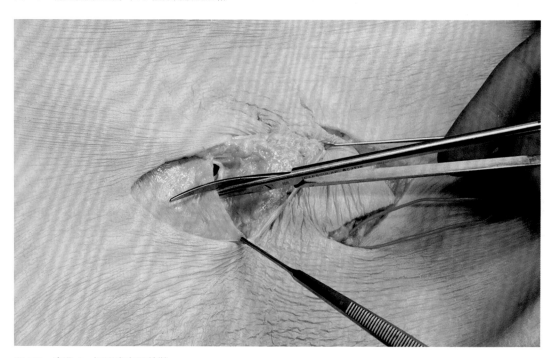

图 7.7　步骤 4：切开腹直肌前鞘

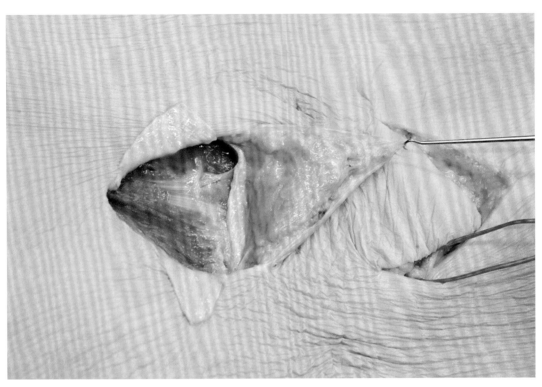

图 7.8　步骤 5：确定下方肌肉节段。在弓状线下方切开腹直肌前鞘

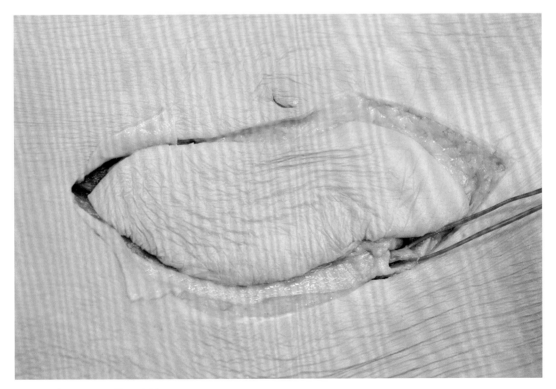

图 7.9　步骤 6：环形切开皮瓣

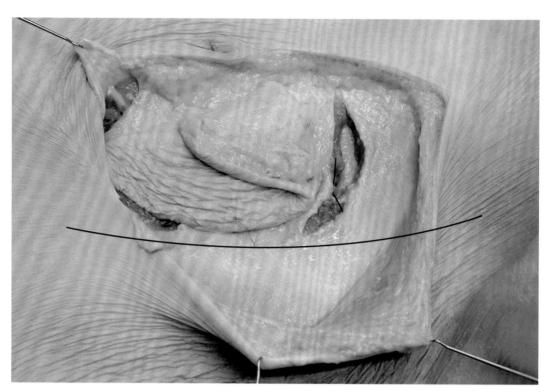

图 7.10    步骤 7：确定半月线范围

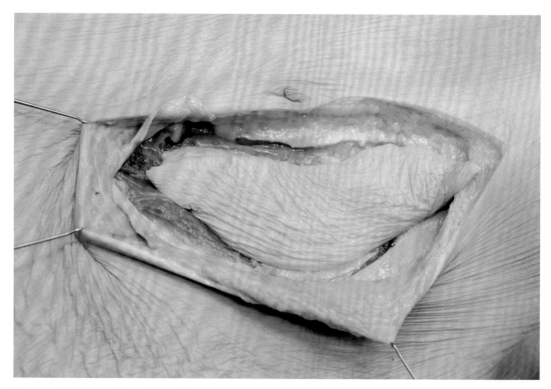

图 7.11    步骤 8：环形切开腹直肌前鞘

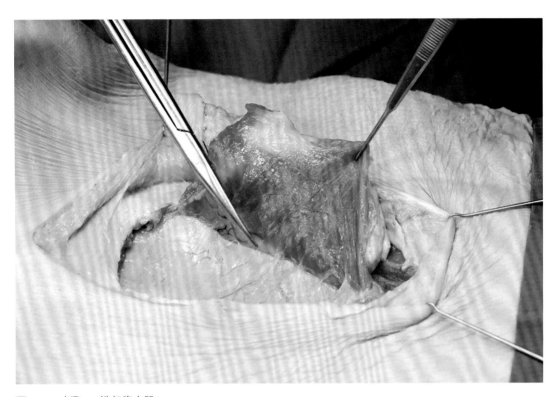

图 7.12 步骤 9：掀起腹直肌

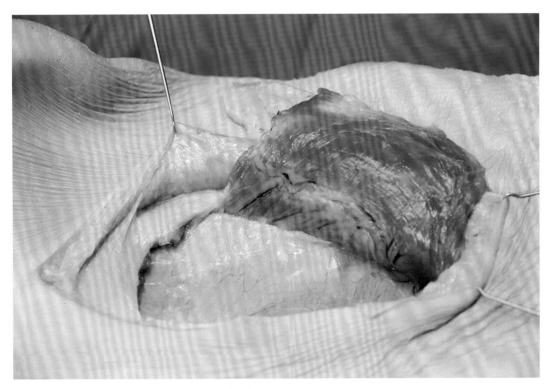

图 7.13 步骤 10：从后鞘剥离肌肉（左边是头侧）

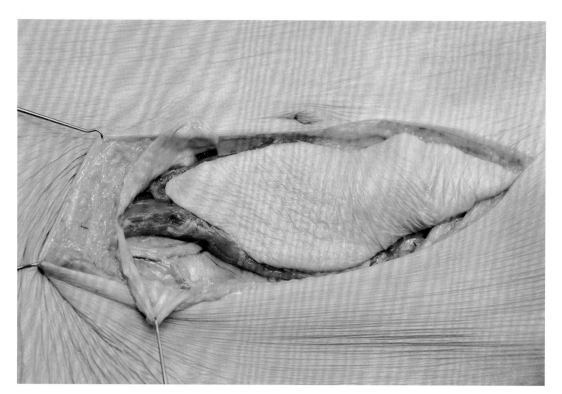

图 7.14　步骤 11：确定血管肌门

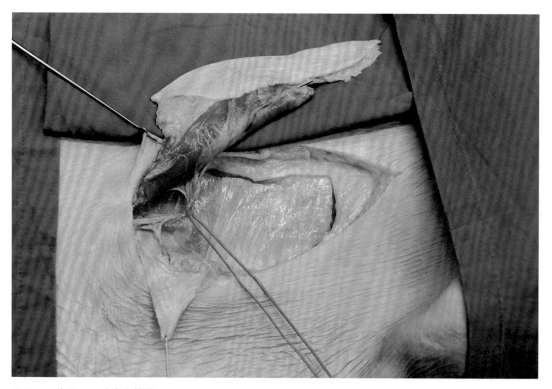

图 7.15　步骤 12：分离血管蒂

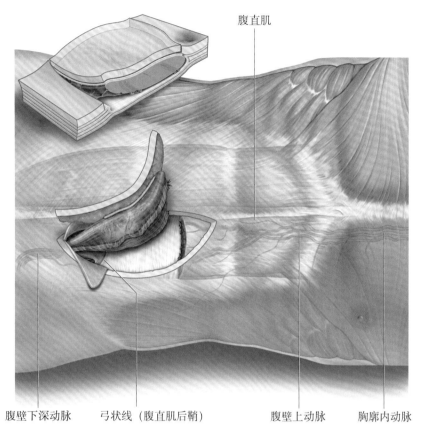

腹直肌

腹壁下深动脉　　弓状线（腹直肌后鞘）　　腹壁上动脉　　胸廓内动脉

图 7.16　腹直肌深面血管蒂入肌点。在弓状线以下切断腹直肌

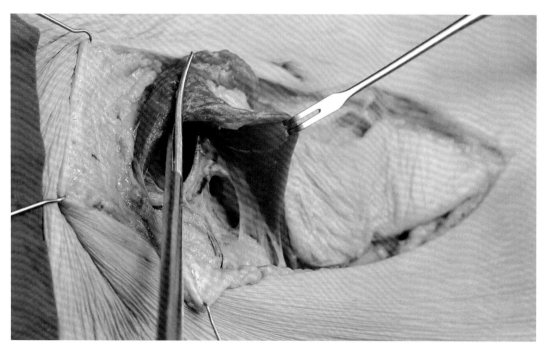

图 7.17　步骤 13：向近端分离肌肉

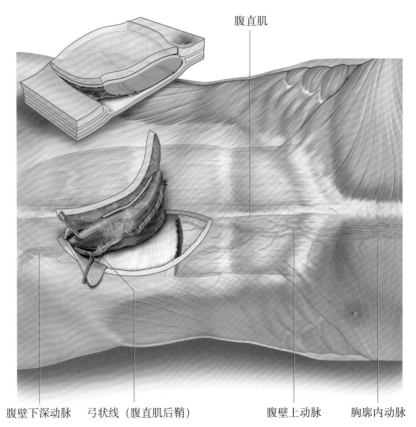

腹直肌

腹壁下深动脉　　弓状线（腹直肌后鞘）　　　腹壁上动脉　　胸廓内动脉

图 7.18　在近端切断腹直肌，保留血管蒂

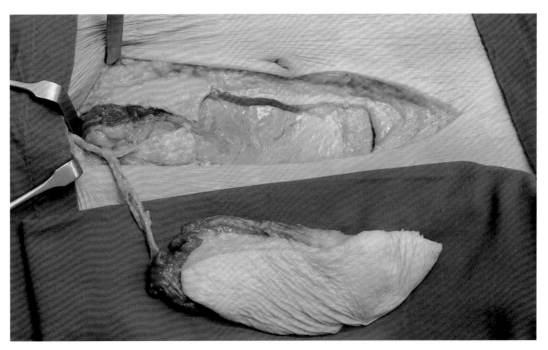

图 7.19　步骤 14：完成皮瓣切取

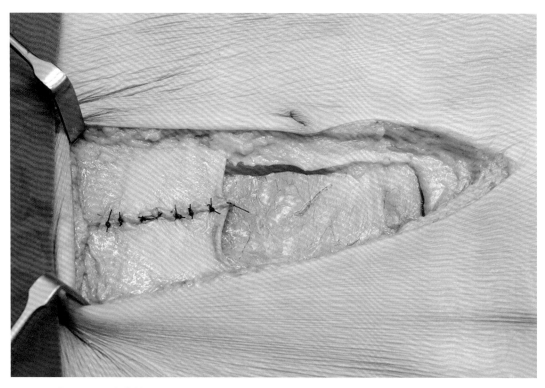

图 7.20　步骤 15：闭合前鞘

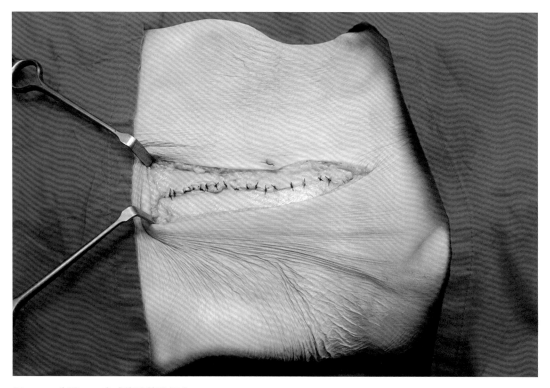

图 7.21　步骤 16：完成腹壁筋膜闭合

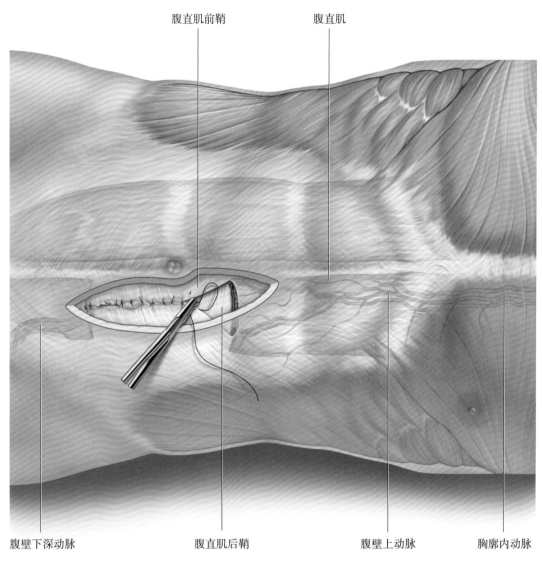

腹直肌前鞘　　　　　腹直肌

腹壁下深动脉　　　　　腹直肌后鞘　　　　　腹壁上动脉　　　　胸廓内动脉

图 7.22　完成鞘膜闭合

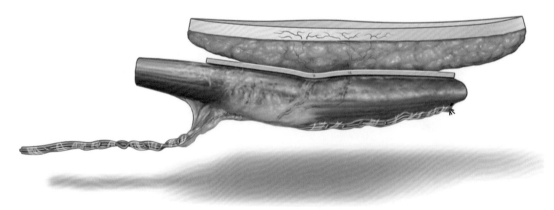

图 7.23　掀起腹直肌肌皮瓣

完全关闭，这层缝合可预防腹部膨出或腹壁疝的发生。最后再通过两层缝合将腹壁完全关闭（图 7.21~图 7.23）。

## 7.5 评论总结

步骤 2　不需要绝对保留腹壁下深动脉，但保留该血管对后续找出血管蒂会有所帮助。若不小心将该血管切断，则必须将其结扎。

步骤 4　弓状线的位置无法直接观察到，只能通过连接双侧髂前上棘间接确定。尤其是体重超重的患者，确定髂前上棘及弓状线必须准确无误。

步骤 7~14　皮肤切开后，皮岛很容易与深筋膜分离，尤其需要注意防止中心带有血管蒂的肌皮穿支皮瓣皮肤的剥离。如果操作谨慎，无须做将皮岛固定在深筋膜上的额外缝合。

步骤 8　血管蒂穿入皮瓣的位置尚未明确，在皮瓣外侧缘进行任何操作均有可能损伤血管蒂。因此，在半月线切开深筋膜时需小心进行。

步骤 12　虽然在腹直肌外侧缘细心解剖也可发现血管蒂穿入的位置，但沿着腹直肌后方清晰可见的血管向外侧可以轻松地找到该位置。通过这种方法来找血管蒂万无一失。

# 8

## 肩胛皮瓣
Scapular Flap

## 8.1 发展和适应证

　　肩胛下血管系统解剖和其适于皮瓣切取的特点是在 1978 年由 Saijo 最先介绍的 [459]。两年后，Dos Santos 应用了这些解剖发现 [122]。他将肩胛皮瓣描述为皮下脂肪皮瓣，由旋肩胛动脉的横行肌间隔分支供血。这个皮瓣的轴线与肩胛骨脊柱缘平行并位于其下方，于 1979 年由 Gilbert 成功完成 [167]。之后出现了进一步更详细的解剖研究报道 [168, 353, 541]，以及大量采用此皮瓣的临床系列报道，很快成为软组织缺损修复的又一有价值的皮瓣技术 [35, 171, 196, 547, 555]。Nassif 和同事在 1982 年介绍了该皮瓣的一种设计变化，作者建议将旋肩胛动脉的降支作为皮肤营养血管 [398]。因此他们沿肩胛骨外侧缘设计这种旋肩胛皮瓣。在 1981 年，Teot 和同事已经发表文章称从解剖学的角度来看所有先决条件都满足从肩胛骨切取单纯的骨瓣 [541]。然而，直到 1986 年切取包括肩胛骨外侧缘在内的骨皮瓣技术才得以普及推广 [499, 521]。从那时起，以肩胛骨区域为供区切取组织瓣的适应证才显著扩大 [31, 132, 499, 521]。既然肩胛皮瓣的血管蒂和背阔肌皮瓣血供同源，可以仅吻合肩胛下血管而同时移植两块皮瓣 [397]。肩胛区域切取皮瓣的适应证范围包括修复重建头颈部区域组织结构，从采用去上皮化的皮下组织脂肪瓣扩充外形到采用肩胛骨皮瓣和背阔肌皮瓣修复颌面部复合洞穿性缺损并同时重建下颌骨 [31, 101, 102, 261, 432, 437, 554]。此外，有许多报道将皮瓣应用于上肢 [66, 150, 224] 和下肢 [79, 106, 168, 295, 488, 555] 的缺损修复。

## 8.2 解剖

　　旋肩胛动脉是肩胛下动脉的两个主要分支之一，其自腋动脉远端 1/3 节段发出平面的管径为 3~4 mm [333]。旋肩胛动脉有两支伴行静脉，走行于肩胛骨区域并穿过三边孔。三边孔由大小圆肌和肱三头肌长头组成。旋肩胛动脉向周围肌肉发出许多小分支后主干分成深支和浅支，其中深支走行在大圆肌深面并分成终末支到达肩胛骨外侧骨膜。Coleman 和 Sultan 对肩胛骨骨膜的供血情况做了研究 [101]。根据他们的发现，58% 的病例中在前锯肌支近端胸背动脉还发出一支滋养肩胛骨顶端的角支，因此也可以以胸背血管为血管蒂切取肩胛骨尖端的骨瓣。Deraemacher 等人首先报道介绍角支，作者报道了以胸背动脉为血管蒂切取肩胛骨尖端骨瓣且一并携带前锯肌的可行性[119]。在解剖的细节研究中，角分支被发现是在前锯肌、肩胛下肌和大圆肌之间走行并到达肩胛骨下角。旋肩胛动脉的第二个主要分支即其浅支分成横支和降支而分别为肩胛皮瓣和旋肩胛皮瓣供血。

在超过 100 例尸体解剖中发现横支恒定存在，管径在 1.5~2.5 mm[123, 168, 555]，而 Godina 在 28 例临床病例中的 3 例中无法确定此血管的存在[171]。当以肩胛皮瓣形式切取时，皮瓣轴线平行并低于肩胛骨的脊柱缘。根据 Urbaniak 等人的报道，皮瓣的涉及范围应该不超过肩胛骨的脊柱缘以下 2 cm、肩胛下角上方 2 cm、正中线外侧 2 cm 处[555]。虽然局部解剖结果表明，血管网络通过中线并到达对侧肩峰[240]，但 Hamilton 指出，肩胛皮瓣的最大长度不应超过 24 cm，不应该到达中线，因为会有皮瓣尖端坏死的风险[196]。通过额外吻合皮瓣中对侧的旋肩胛动脉，可以切取 50 cm × 10 cm 的联合双侧肩胛皮瓣[36, 140]。设计旋肩胛皮瓣时，皮瓣轴线调整到肩胛骨外侧缘上方，皮瓣长度可达 25 cm[92] 甚至 30 cm 长[492]。因为终末支到达皮肤并形成密集的血管网吻合，构建成真皮下血管网和皮下筋膜血管网，可以分别切取皮下组织筋膜瓣和深层皮下组织筋膜瓣并移植用于面部轮廓重建扩充[153, 554]。血管蒂的长度取决于向近端解剖分离的程度。如果血管蒂局限于旋肩胛动脉，其最大长度将达到 7~10 cm，如果血管蒂进一步包含肩胛下血管近端并自腋动静脉发出平面离断则可以获得 11~14 cm 血管蒂[398]。旋肩胛动脉有两根静脉伴行，管径在 2.5~4 mm。在大多数情况下，这些与胸背静脉会合，在 10% 的情况下伴行静脉分别注入腋静脉[123]。

## 8.3 优缺点

当与其他供区切取的骨皮瓣相比较时，肩胛皮瓣的主要优点就特别明显，肩胛皮瓣无毛发生长且皮肤颜色质地都与面部极为接近。它只携带一层薄薄的脂肪组织，皮瓣宽度在 8~10 cm 以内供区都可以直接闭合。此外，血管蒂可以解剖到足够的长度并有足够大的管腔。血管蒂的解剖变异非常少见，皮瓣设计方式变化较多。可以以相同的血管蒂同时切取背阔肌皮瓣[397] 和旋肩胛皮瓣的优点进一步扩大了适应证范围[499, 521]。最多可设计切取四种组织瓣形式，每一种都可以独立切取并行游离移植[165, 416, 437]。因为肩胛骨的特殊解剖结构，可以采用其一片骨瓣替代硬腭重建上颌骨[261, 437, 559, 629]。即使切取较宽的皮瓣在大多数情况下供区都可以直接闭合，但是如果不能达成无张力供区闭合则会继发形成不可接受的较宽瘢痕[333]。因为不能直接闭合供区所以一直并未推广旋肩胛皮瓣和肩胛皮瓣联合切取移植[437]。为了避免供区植皮，在合适的病例中已经开展预先埋置扩张器[554]。通过预制带皮岛的骨组织瓣并同时置入内植物可以构建有黏膜表面的牙槽嵴[476]，并可以避免额外切取另一个皮瓣。根据实际报道，即使切取的是骨皮瓣，操作过程中不可避免地切断大小圆肌，肩关节功能受影响的发生情况还是很低[102, 416, 559]。如果仅切取肩胛皮瓣，则肩关节损伤发生率更低[146]。术后处理包括上肢制动 3~4 天，以及术后 2~3 周开始物理治疗以加强肩袖周围肌肉的力量。

肩胛骨供区的主要缺点是当必须开展头颈部肿瘤切除时实际情况不允许同时切取组织瓣。在这些情况下，直到完成肿瘤切除才能开始皮瓣切取，导致大量时间浪费；此外，患者的体位重新摆放和准备也非常耗时。而辨认确定皮穿支一般很快，但通过后侧三角分离血管蒂是切取皮瓣过程中较困难的环节，特别是需要长血管蒂的情况下更是如此[131]。为了简化血管蒂的解剖，Gahhos 等人提出在腋窝做第二个切口，便于识别肩胛下血管[155]。然后皮瓣可以向腋下牵开并获得最大长度的血管蒂。

## 8.4  患者体位

切取皮瓣时患者取俯卧位或侧卧位。环形消毒肩膀、背部、侧胸部和上肢以便于移动上肢并在必要的时候从腋窝入路显露肩胛下血管系统。位于侧卧位时，用沙袋稳定患者并保护对侧肩膀。术前采用多普勒在肩胛骨外侧缘三边孔区域定位旋肩胛动脉（circumflex scapular artery，CSA）位置。因为血管蒂解剖恒定，只有在供区之前做过类似腋窝淋巴结切除术的情况下才需要采用血管造影确定血管蒂的存在。

## 8.5  皮瓣设计

可以沿横支轴线切取肩胛皮瓣，也可以沿降支轴线切取旋肩胛皮瓣。在标准情况下标记肩胛皮瓣的切取范围，皮瓣的上缘、下缘和内侧缘至少应该距离肩胛骨脊柱缘、肩胛骨下角和后中线 2 cm。在设计标记皮瓣之前要触及肩胛骨下角、肩胛骨脊柱缘和肩胛骨的外侧缘。在设计肩胛皮瓣和旋肩胛皮瓣时，在三边孔上方标记皮瓣外侧缘至关重要，在此处 CSA 走行于大、小圆肌之间的筋膜间室内并到达后侧胸廓筋膜和皮下。可以通过触及肩胛骨外侧肌沟以定位三边孔，也可以采用多普勒探测更加精确地定位血管位置。皮瓣宽度不要超过 8~10 cm 以保证供区直接闭合。可以在盂肱关节下方从肩胛骨外侧缘切取骨瓣，绝大多数情况下包含肩胛下角于骨瓣内（图 8.1~ 图 8.4）。

**环形切开肩胛皮瓣皮缘，深达深筋膜层面**　先做内侧切口，切开皮肤和皮下组织至肩胛下肌表面的深筋膜平面。筋膜由多层组成，包含在皮瓣深面，但筋膜的最深层直接覆盖在肌纤维表面，需要完整保留（图 8.5）。

步骤 1

**确认旋肩胛动脉的浅支**　向外侧解剖皮瓣，在肩胛下肌和小圆肌表面钝性分离筋膜皮瓣直至到达三边孔后方。在这里旋肩胛动脉的位置已经在术前使用多普勒在皮肤上定位标记。至此可以观察到被筋膜包绕的皮支的搏动并容易触及其搏动。显露皮支以后在外侧部分完成环形切开皮瓣并掀起皮瓣（图 8.6）。

步骤 2

**在三边孔内分离，确认旋肩胛动脉的深支**　至此可打开大、小圆肌之间的筋膜室并逆行分离血管蒂。通过向内侧牵开小圆肌显露从血管蒂深支发出的到达肩胛骨的骨膜支，并确定肩胛骨的外侧缘。在骨膜支近端围绕血管蒂环绕一个血管环，在进一步的皮瓣切取过程中小心保护骨膜支（图 8.7）。

步骤 3

**确认骨营养血管**　在特写镜头中可以看到血管蒂的深段，并向肩胛骨近端外侧缘发出三支分支。皮支直接进入皮瓣深表面，并分为水平支供应肩胛皮瓣和降支供应旋肩胛皮瓣（图 8.8 和图 8.9）。

步骤 4

**切开肩胛下肌和小圆肌到达肩胛骨表面**　为了到达肩胛骨处，沿肩胛骨外侧缘以外平行 3 cm 切断肩胛下肌，在肩胛骨上保留一部分肌袖。从肩胛下角到骨膜支近端完全切断肌肉（图 8.10）。

步骤 5

**切断近端的肌肉**　在血管蒂骨膜支近端，垂直切断小圆肌和肩胛下肌为截骨术做准备（图 8.11）。

步骤 6

**分离肩胛骨下角**　起自肩胛下角和肩胛骨外侧缘的大圆肌在肩胛下角处与背阔肌分离开，其近侧部分也要从肩胛骨上剥离（图 8.12）。

步骤 7

**分离并掀起大圆肌**　至此完全掀起大圆肌并分离完毕，从而可以显

步骤 8

露胸背动脉的角支。虽然胸背动脉角支为肩胛下角区域供血，但将其结扎离断不会影响肩胛骨瓣的血运。如果计划切取独立的肩胛下角骨瓣，则血管蒂应该包括胸背动脉，其角分支也要保留完整（图 8.13）。

**步骤 9**　　在下角切断大小圆肌　至此可以在肩胛骨外侧缘切断大圆肌。做此操作时，旋肩胛血管的骨膜支必须小心保护（图 8.14）。

**步骤 10**　　连同肩胛下角一起切取骨瓣　在盂肱关节下方 1~2 cm 处开始行截骨术。在这里必须注意不要损伤血管蒂。截骨术通常在与肩胛骨外侧缘平行的 2~3 cm 处进行，并包括整个肩胛下角（图 8.15）。

**步骤 11**　　分离肩胛下肌　完成截骨术后，保留的肩胛骨仍然与肩胛下肌和小圆肌相连。向外侧牵开肩胛骨瓣，即可在肩胛骨下表面显露肩胛下肌，由远向近端分离肩胛下肌（图 8.16 和图 8.17）。

**步骤 12**　　在旋肩胛血管近端切断肩胛下肌　在营养血管进入骨瓣处确认残余的肌肉附着，进一步分离肩胛下肌残留的肌纤维（图 8.18）。

**步骤 13**　　切断剩余的小圆肌　现在可进一步切取骨瓣，在不损伤旋肩胛血管及其分支的同时切断残余的小圆肌肌纤维（图 8.19 和图 8.20）。

**步骤 14**　　完成肩胛骨皮瓣切取　至此肩胛骨皮瓣已经切取完毕，可以进行微血管移植。为了延长血管蒂长度，可以逆行分离旋肩胛血管到肩胛下动脉平面。通过在腋窝做一辅助切口有助于显露肩胛下动脉，但很少有必要做此辅助切口。为了防止肩胛骨不稳定，需要通过在残余肩胛骨的外侧缘钻孔以重建大圆肌起点。留置深部引流管，供区皮缘广泛潜行游离后完成直接闭合。术后肩关节固定 1 周（图 8.21 和图 8.22）。

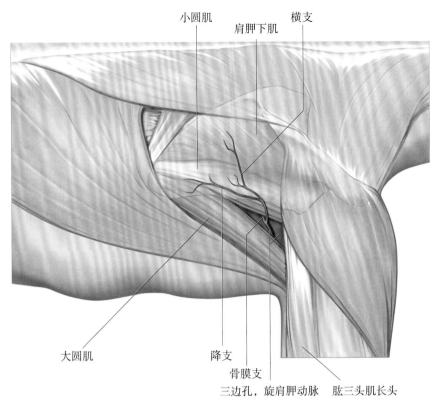

小圆肌　　肩胛下肌　　横支

大圆肌

降支

骨膜支

三边孔，旋肩胛动脉　　肱三头肌长头

图 8.1　肩胛供区的肌肉和血管解剖

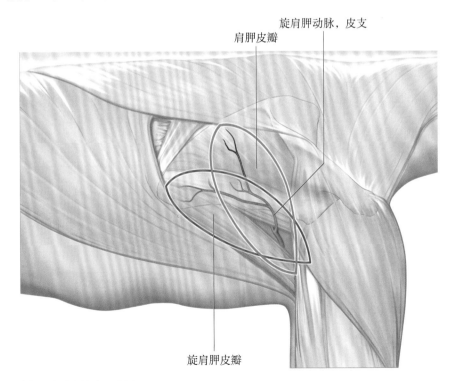

旋肩胛动脉，皮支

肩胛皮瓣

旋肩胛皮瓣

图 8.2　设计肩胛皮瓣和旋肩胛皮瓣

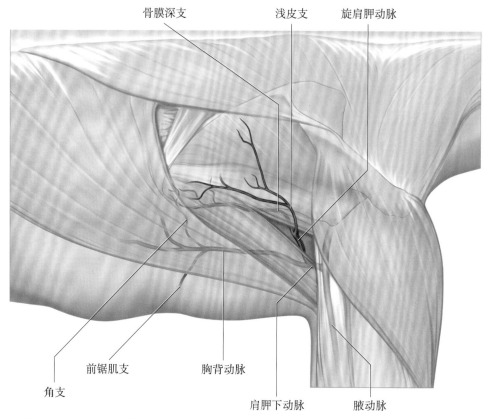

图 8.3 从肩胛下血管发出的血管系统

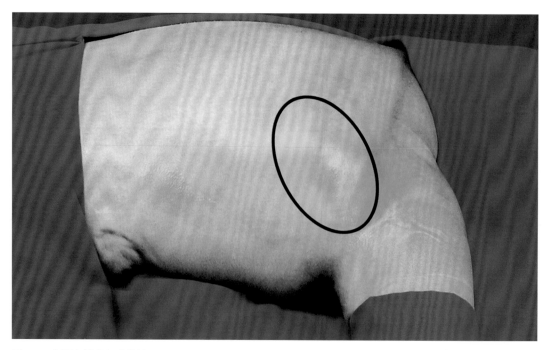

图 8.4 肩胛皮瓣的标准设计

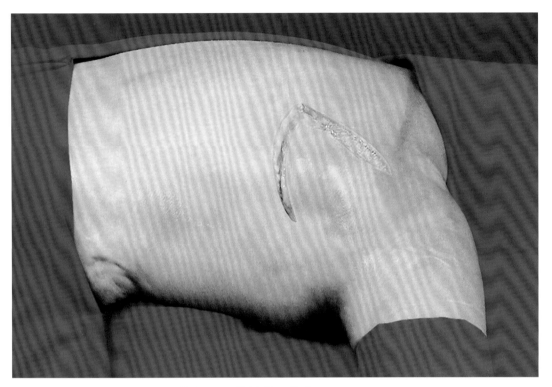

图 8.5 步骤 1：肩胛皮瓣层面为深筋膜深面，其内侧切取范围

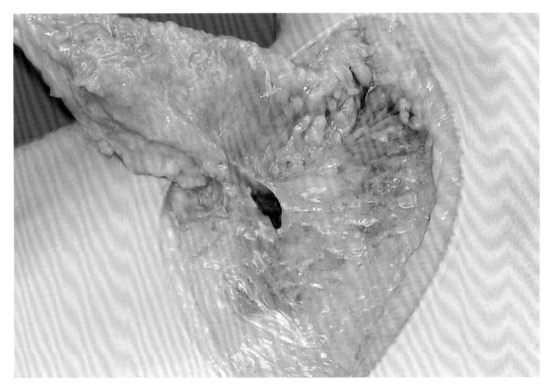

图 8.6 步骤 2：确定旋肩胛血管的浅支

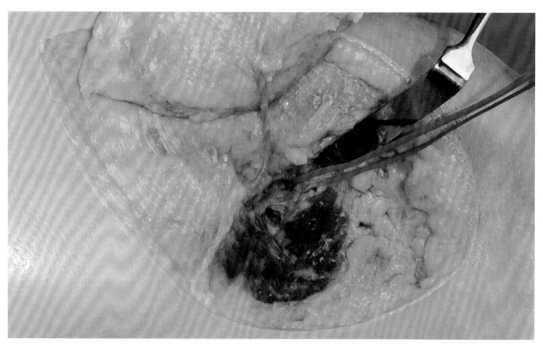

图 8.7　步骤 3：在三边孔内分离，确认旋肩胛血管的深支

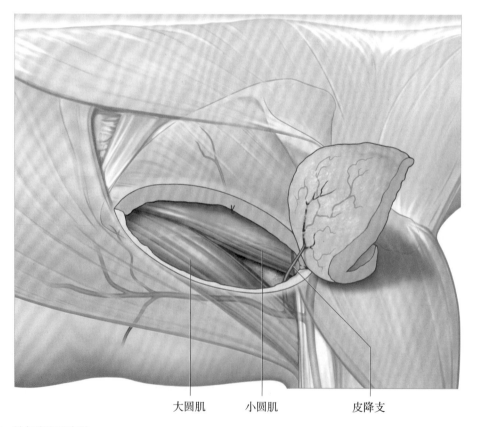

大圆肌　　　小圆肌　　　皮降支

图 8.8　掀起旋肩胛皮瓣

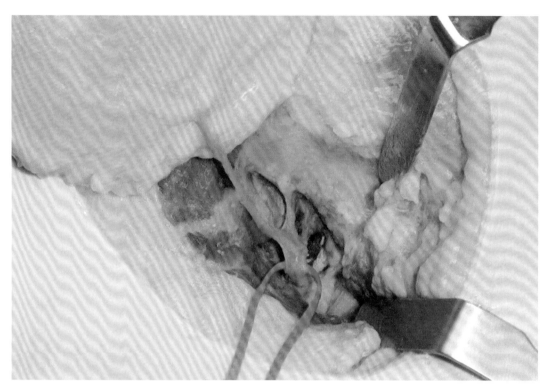

图 8.9 步骤 4：确认骨营养血管

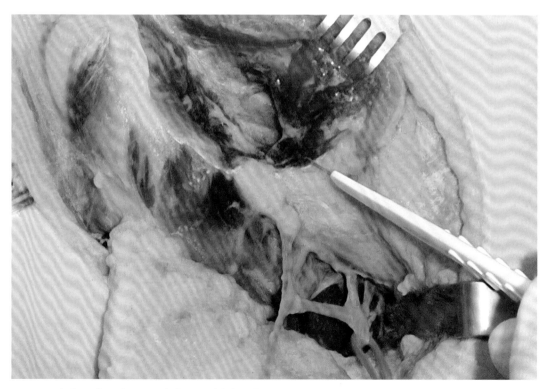

图 8.10 步骤 5：切开肩胛下肌和小圆肌到达肩胛骨

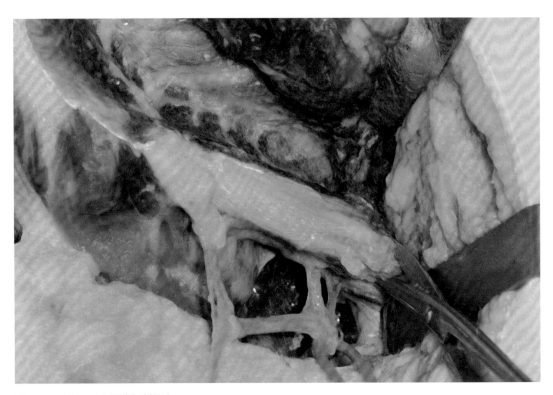

图 8.11　步骤 6：在近端切断肌肉

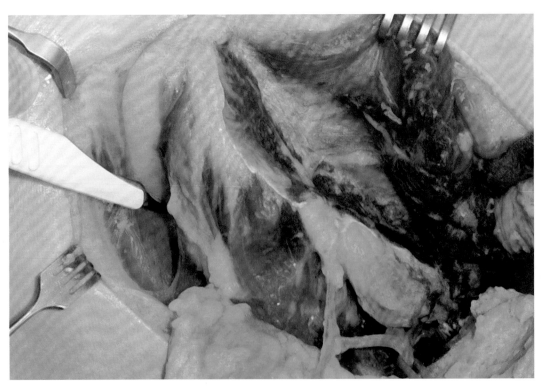

图 8.12　步骤 7：分离肩胛下角

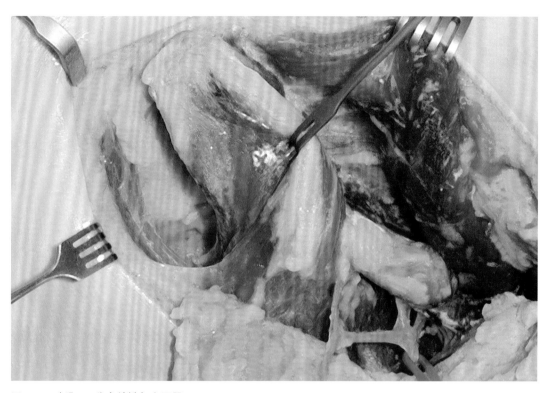

图 8.13  步骤 8：分离并掀起大圆肌

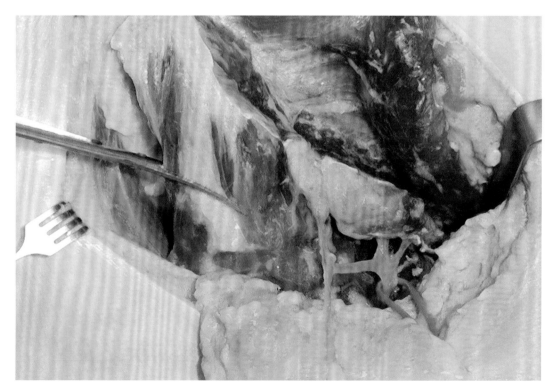

图 8.14  步骤 9：在远端切断大圆肌

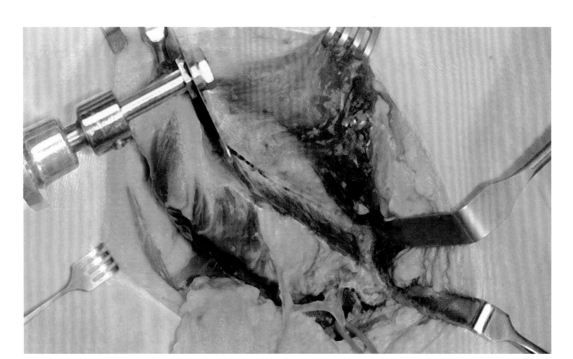

图 8.15　步骤 10：连同肩胛下角一起切取肩胛骨瓣

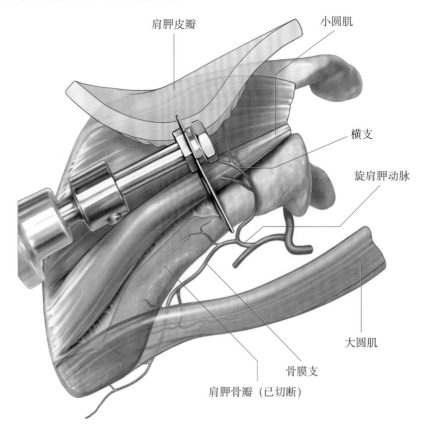

肩胛皮瓣　　小圆肌

横支

旋肩胛动脉

大圆肌

骨膜支

肩胛骨瓣（已切断）

图 8.16　肩胛骨外侧缘和下角行截骨

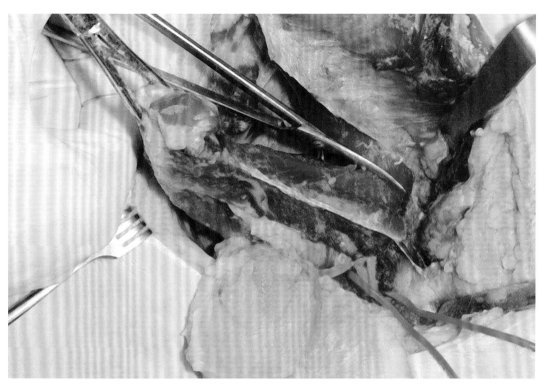

图 8.17  步骤 11：分离肩胛下肌纤维

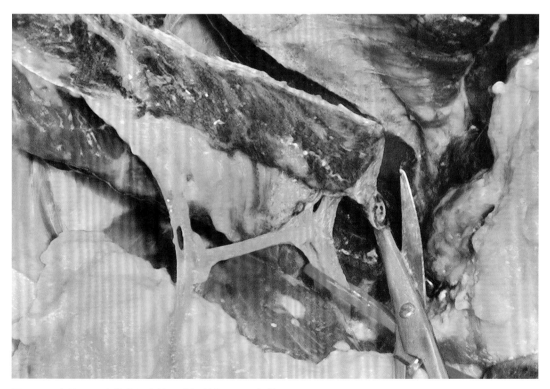

图 8.18  步骤 12：在旋肩胛血管近端切断肩胛下肌纤维

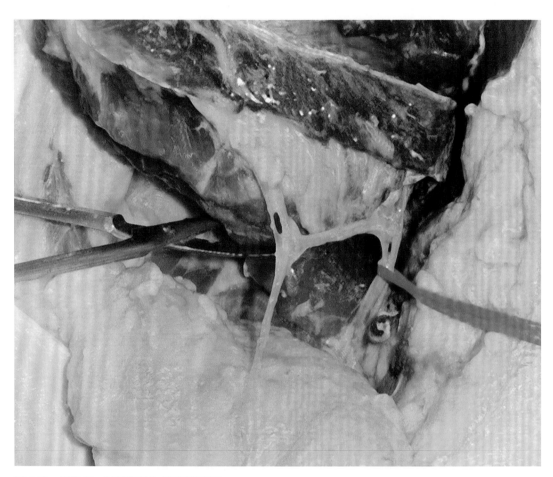

图 8.19　步骤 13：切断残留的小圆肌肌纤维

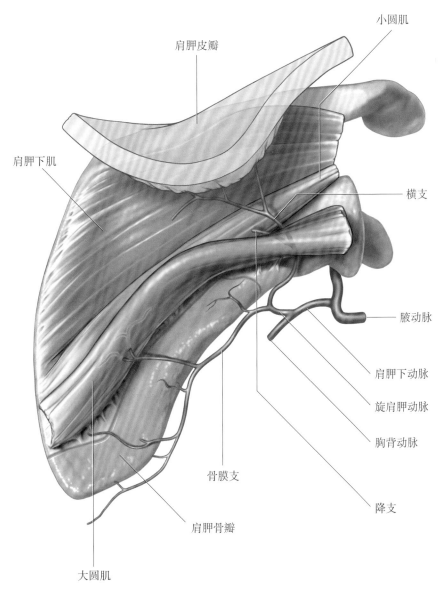

小圆肌

肩胛皮瓣

肩胛下肌

横支

腋动脉

肩胛下动脉

旋肩胛动脉

胸背动脉

骨膜支

降支

肩胛骨瓣

大圆肌

图 8.20 肩胛骨瓣的血管解剖

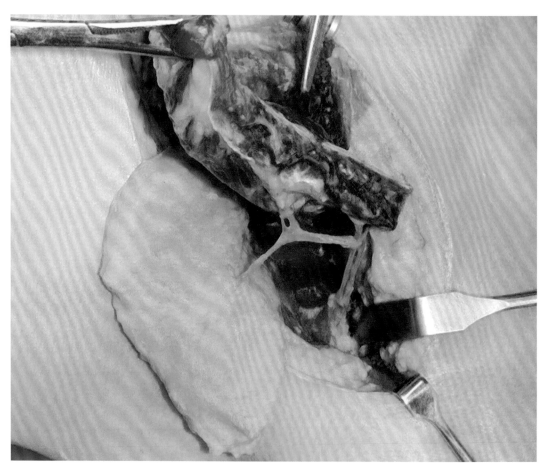

**图 8.21** 步骤 14：完成肩胛骨瓣的切取

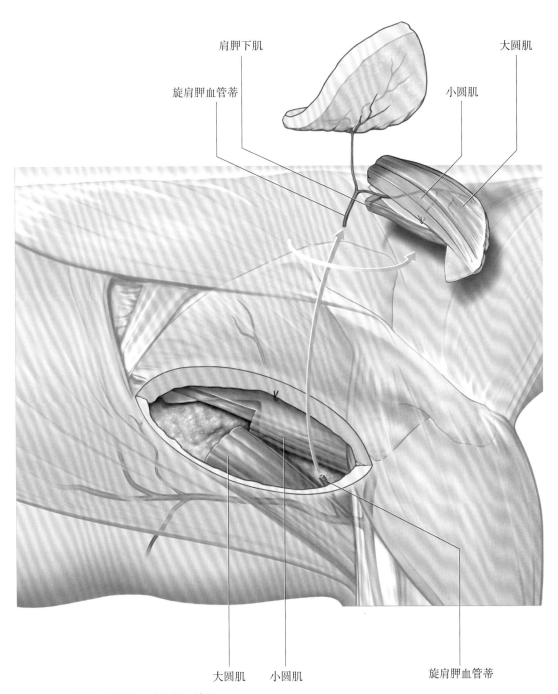

肩胛下肌

大圆肌

旋肩胛血管蒂

小圆肌

大圆肌　　小圆肌

旋肩胛血管蒂

图 8.22　掀起肩胛骨皮瓣，遗留供区缺损

## 8.6 评论总结

### 8.6.1 计划

在肥胖患者，触及小圆肌、大圆肌和肱三头肌构成的三边孔是很困难的。在这些患者中，采用多普勒超声确定皮瓣外侧缘是非常重要的术前准备。

步骤 1　在确认旋肩胛血管位置之前不能确定皮瓣外侧缘。

步骤 2　在旋肩胛血管的解剖过程中必须结扎相当多数量的肌支血管。必须确保不要损伤其中的骨膜支，首先必须在肩胛骨外侧缘确定骨膜支血管。

步骤 3、4　当准备截骨术的肩胛骨去除肌肉纤维，必须注意不要损伤到旋肩胛血管及其到骨头里的分支。

步骤 6　如果只切取转移肩胛下角骨瓣，应选择胸背动脉而不是旋肩胛血管作为血管蒂，因为肩胛下角的滋养血管是由胸背动脉的肩胛分支发出。

步骤 8　不要过于接近盂肱关节扩大切取骨瓣，在此区域肩胛骨厚度明显增加。损伤关节将严重影响肩关节功能。

步骤 9~11　在处理骨瓣时必须保护已完成游离的皮瓣，避免剪切力损伤。在切断残余附着的肌纤维时必须保护好所有骨膜支和旋肩胛动脉浅支。

步骤 12　避免在过大张力状态下直接关闭供区。如果皮瓣的宽度超过 8~10 cm，应该考虑另一个皮瓣供区。

# 9

# 腓骨皮瓣

## Fibula Flap

## 9.1 发展和适应证

第一例微血管骨瓣转移是 1975 年由 Taylor 和同事报道的，他们采用带血管蒂的腓骨肌骨瓣治疗胫骨创伤后骨缺损 [539]。

自从首次由 Taylor 等人介绍以来，腓骨瓣的主要适应证已经扩展到采用后侧入路切取并用于修复肢体长段骨缺损 [539]。而这些首批转移腓骨的操作并未包括皮瓣，Chen 和 Yan 在 1983 年首次报道腓骨皮瓣 [88]。这个扩展的组织瓣切取技术介绍使得随后 Gilbert 推荐的采用外侧入路切取骨瓣的方法成为可能，这一方法使得切取骨瓣更加容易并且可以携带腓血管的皮穿支 [167]。腓骨瓣适应证有价值的拓展范围由 Hidalgo 的报道所介绍，作者在 1989 年完成了第一例采用腓骨瓣重建整个下颌骨的手术 [217]。从那时起，腓骨瓣已经被证明是一个重建下颌骨有价值的方法，特别是在扩大的缺陷重建中，超过半个下颌骨长度的情况下尤其适用 [88, 151, 217, 327, 468, 491, 583, 596]。在组织瓣内一并切取比目鱼肌，然后将肌肉与受区的运动神经分支吻合，从而实现运动功能的重建 [96]。因为骨瓣长度可以调整，皮瓣位置也可调整变化，所以可以在组织瓣的不同部位包含骨瓣部分和皮瓣部分，从而在组织瓣的设计上具备更大的灵活性 [586, 596, 608]。此外，可以切取两块相对独立的皮瓣用于修复面颊部贯穿缺损，同时采用腓骨瓣重建下颌骨 [151, 217, 586, 596]。为了克服腓骨长度有限的限制，Jones 介绍了折叠两段骨瓣的可能性 [257]。首次使用这种“双管枪”腓骨皮瓣重建股骨的节段性缺陷，后来该方法被改进用于下颌骨重建。为了重建皮瓣的感觉功能，Hayden 和 O'Leary 在皮瓣内携带了腓肠皮神经，并将该神经与口腔内的感觉神经吻合 [210]。重建感觉的腓骨皮瓣后来被用于阴茎重建 [457]。腓血管远端管径并未明显减小，因此可以充当受区的供区血管，通过将另一块游离皮瓣血管蒂与腓血管远端吻合可以完成组合组织瓣的制备 [583]。

## 9.2 解剖

腓骨皮瓣占主导地位的血管蒂是自胫后动脉发出的腓动脉。和胫前动脉一样，腓动脉是腘动脉的三个主要分支之一。腓动脉有两支伴行静脉，其中外侧支通常更大 [190]，腓动脉在远端走行于踇长屈肌和胫骨后肌之间，除了发出多支肌支以外，还发出多支骨膜分支和骨髓腔分支，并发出许多皮穿支，走行在后侧肌间隔到达小腿外侧皮肤。通常，腓动脉不为足部提供主要的血液供应，但由于考虑到胫后血管较多的解剖变异，腓动脉可能成为一支在足血供中占主导地位的营养血管。根据解剖文献报道，胫前血管和胫后血管有可能以较细血管形式存在或完全缺失 [156, 163, 177, 216, 229, 237, 241, 251, 312, 383, 421]，因此术前必须完成造影或磁共振成像以评估供区的血管解剖 [228, 539, 596, 608, 628]。如果三个主要动脉的其中之一管径明显减小或完全缺失，那么就不应该在这条腿上切取组织瓣。此外，血管动脉粥样硬化的改变将导致皮瓣失败的风险性增加，供区可能发生长期的缺血性并发症，所以在这些情况下应该考虑另外的供区。虽然发现静脉解剖在每个人身上都是独一无二的，但还没有从静脉的角度发现切取腓骨皮瓣的禁忌证。两根伴行静脉不一定合并成一根单一的腓总静脉，但在 66% 的情况下合并为一根总静脉，合并平面可以较高到腘静脉平面汇合。然而，由于某些解剖异常，供区静脉和静脉蒂长度的选择应该取决于解剖学参考资料 [190]。

尽管腓骨不是承重骨，在切取骨瓣时近端和远端必须保留 7~8 cm 节段，以保护腓骨颈平面的腓总神经和维持踝关节稳定性。尽管有这样的限制，但仍可以切取 25 cm 长度的骨瓣，这足以重建部分甚至全部下颌骨缺损 [120, 152]。对于腓骨皮瓣移植，皮穿支的定位和走行特别重要。临床经验和解剖研究对皮肤进行了血液供应可靠性的评估，结果显示腓动脉的皮肤穿支位置、大小和数量都有变化。因此，出现了许多对皮瓣不同成活率的报道，并且出现了许多旨在改进皮瓣安全可靠性的建议性文章。Hidalgo 在他的第一个 12 例病例的系列报道中对 5 例采用腓骨皮瓣移植，报道其中 4 例皮瓣完全或部分坏死，只有 1 例皮瓣完全成活 [217]。为了增加皮肤穿支的数量从而确保皮肤灌注的安全，他因此建议切取皮瓣时不论皮瓣大小都一并携带整个后侧肌间隔 [219]。由于穿支血管的解剖变异，Urken [556] 认为 7%~10% 的坏死率是不可避免的 [556]。在 52 具尸体解剖研究中，Chen 等人发现有 4~7 支皮肤分支，其中大部分为肌皮穿支并穿过比目鱼肌 [88]。关于皮动脉描述性介绍的另一篇报道来自 Yoshimura 等人，他对穿支进行分类，包括穿过腓骨肌的肌皮穿支、走行于腓骨肌和比目鱼肌之间并进一步分出肌支的肌间隔穿支，以及单纯肌间隔穿支血管 [627]。Wei 和同事提出了不同的分类，作者只区分肌间隔穿支和肌皮穿支，前者穿过整个肌间隔，后者还穿过腓骨肌、胫骨后肌或比目鱼肌 [583]。在随后发表的文章中，这些作者报道在超过

100 名患者中设计皮瓣位于腓骨中远 1/3 节段，成活率为 100%[586]。与 Wei 的发现结果相反，Carriquiry 只在他们的 10 例解剖中确定证实肌间隔穿支[70]；这结果得到 Carr 和同事的支持[67]，他说皮肤的灌注是完全由肌间隔皮穿支支配的。通过 80 具尸体解剖研究结果和对 18 例临床经验结果证实，Schusterman 等人发现从腓动脉血管平均发出 3.7 支皮穿支，其中 1.3 支为肌间隔穿支，1.9 支为肌皮穿支，0.6 支直接黏附在肌肉筋膜上而没有穿过肌肉[482]。由于存在这种变化，作者建议出于安全考虑应该常规在肌间隔两侧携带胫骨后肌和比目鱼肌的肌袖。类似的建议结论已经由 Harrison 在 1986 年提出，他使用这种方法切取皮瓣提高了手术成功率[203]。然而，Van Twisk 认为包含肌袖只有在没有肌间隔穿支血管存在的情况下才是必要的[568]。在对 80 例尸体进行解剖研究后，Yoshimura 率先介绍并描述腓动脉皮瓣[625]，此皮瓣与腓骨皮瓣血运来源相同，发现平均有 4.8 支皮穿支存在，其中 71% 以肌皮穿支形式到达皮肤[626]。而他认为皮瓣应该设计在腓骨中远 1/3 节段，其他作者建议皮瓣中点设计在腓骨小头和外踝中点上方 2 cm 平面[88, 333, 479, 518]，皮瓣切取平面在深筋膜浅面[151]。如果没有发现肌间隔穿支，比目鱼肌的一部分必须包括在皮瓣内以安全携带肌皮穿支[151]。基于 Wolff 的解剖研究，平均有 4.2 支皮穿支被发现，他们中的大多数在近端以肌皮穿支方式穿过胫后肌和比目鱼肌，在小腿远端为肌间隔穿支走行[608]。在所有 50 例尸体标本解剖中发现最可靠的切取皮瓣的区域为外踝上 8~12 cm 平面，因为这里有一支粗大穿支，绝大多数为肌间隔穿支形式。由于这些解剖发现，作者提出了常规在腓骨内侧和远端 1/3 交界处设计皮瓣，另外具备分离长段血管蒂的可能性。根据所需的骨段长度以及腓动脉和胫后动脉会合的平面决定，如果皮瓣在小腿远端切取，血管蒂可以长达 15 cm[590, 596, 608]。为了获取长段血管蒂，Hidalgo 建议先切取尽可能长的腓骨节段，然后在骨膜表面平面分离血管蒂并将周围筋膜组织一并携带上，最后移除近端腓骨节段[218]。通过此操作，腓骨瓣远侧节段血运不受影响。之前已经有研究采用灌注染色以确定腓骨皮瓣移植时皮瓣切取的面积范围大小。当在腓动脉近端灌注染料时，皮肤染色区域宽度约 10 cm，长度约 20 cm，允许切取几乎整个小腿外侧皮肤。考虑到供区遗留广泛皮肤缺损，不推荐切取如此大的皮瓣。因此，其他作者提议可以从额外的其他供区切取较大皮瓣或采用另外的骨皮瓣[327, 586]。选择性灌注研究表明，约 12 cm×7 cm 的皮肤区域可以通过单支穿支得到安全灌注[590]，这不仅为切取去上皮的两块独立皮瓣提供解剖依据[151]，也可通过在两支穿支之间切断皮瓣获取独立的两块皮瓣。为了便于证实穿支，术前强烈推荐采用可听式多普勒。在小腿上 1/3 和中 1/3 节段切取 6~7 cm 宽度的皮瓣供区可以直接闭合，而在远端大多数情况下则需要植皮以修复供区缺损。皮瓣切取后，患者制动 3~4 天，之后可以允许走动并结合物理辅助治疗。

## 9.3 优缺点

腓骨是最长的可利用的骨瓣，可以单纯以骨瓣形式切取也可以结合 1~2 块皮瓣切取。因此适应证范围包括从肢体重建到整个下颌骨替换并可修复口腔较大贯穿缺损。皮瓣切取可以采用两组手术同时完成，使得这个供区在一期修复头颈部区域尤为适合采用。与前臂桡侧皮肤质地相似，腓骨皮瓣较薄且质地柔软，皮瓣宽度在 3~5 cm 且非常柔软，可以转移至口腔内作为衬里而没有张力。因此，腓骨皮瓣最适合于修复下颌部复合缺损[227]。组织瓣拥有足够长度且管腔够大的血管蒂，使得显微吻合更容易完成。虽然腓骨的垂直高度仅有下颌骨的一半，但通常可以植入牙科内置物，并且因为骨密质所占比重大，可以达到一期稳定的效果[230, 285]。对于已患有牙槽突萎缩的患者来说，腓骨瓣高度的限制不是问题，因为腓骨和萎缩的下颌骨高度没有明显不同。在没有萎缩的附有牙齿的下颌骨上，双叠腓骨移植被推荐采用以弥补重建的下颌骨高度不足，为种植牙植入提供更好的先决条件。但是，大多数的作者都认为即使不采用双节段移植也能进行种植牙植入[218, 249, 327, 586]。然而，植入种植牙之前在植入物周围修薄皮瓣始终是必要的。下颌骨的精确重建可以通过采用个性化设计工具三维重建方法得以改进。这些技术使得腓骨瓣和下颌骨缺损可以完美匹配，腓骨瓣可以根据骨缺损的实际情况分成多节设计[375, 548, 587]。尽管腓骨瓣拥有较多的优点，归功于它的皮瓣质地、骨瓣长度以及血管蒂长度够长且管径大的特点，但对于未越过中线的单纯下颌骨体部骨缺损而言，髂嵴仍然更为合适，因为它更适合于重建下颌的天然外形轮廓。

小腿血管动脉硬化性改变的发生率是一个普遍的临床事实，必须在选择皮瓣时考虑。虽然有些作者[121, 218, 334]认为在临床上的一般情况下足部动脉搏动正常，常规采用血管造影并不合理，但绝大多数作者会使用术前造影或磁共振成像（MRI）等措施评估供区血管解剖和血管完整性[323, 344, 539, 596, 627]。临床经验表明，每5名候选患者中就有1名由于小腿血管存在严重的动脉硬化性损伤或静脉功能不全而不得不弃用腓骨移植[596]。腓骨皮瓣的另一个缺点是皮瓣血液供应不可靠，相当多的文献研究已经特别报道皮肤穿支血管变异较大和皮瓣面积受限的缺点，这也是腓骨皮瓣遭受批判的原因之一[67, 151, 217, 218, 249, 482, 586, 626]。根据 Hidalgo[219] 和 Schusterman[482] 的报道，在7%~9%的病例中皮瓣失败坏死不可避免。其他作者的解剖学研究和临床经验基础[257, 559, 583, 586, 590, 596, 608]证实，远中1/3节段的腓骨是切取腓骨皮瓣的可靠供区，这一皮肤区域由腓动脉肌间隔穿支供血。此皮瓣至少有95%的成活率，安全性与其他已经考证安全的皮瓣移植相比较没有不同[257, 559, 586, 596]。Yoshimura 已经证实切取两个独立皮岛的可能性，从而扩展了腓骨皮瓣的适应证[627]。然而，Yokoo 和同事指出，皮肤的穿支可以从胫后动脉分支而不是从腓血管发出[623]。在这种情况下，必须直接吻合穿支血管，或者在没有其他腓动脉穿支可用的情况下采用其他的皮瓣。如 Sadove 等人[457] 和 Wei 等人[586] 所建议的，通过吻合腓肠神经重建皮肤感觉对于皮瓣的感觉恢复并不是必要的，至少在一部分病例中从外周神经中有感觉神经自发生长并重建皮瓣感觉功能。

一些作者报告血管蒂的长度为4~8 cm，因此在许多情况下静脉移植是必要的[151, 327, 568]。然而，如果移植骨皮瓣是从小腿远端1/3切取，血管蒂的分离解剖长度可以长得多，在此平面切取组织瓣不仅皮瓣通过肌间隔穿支供血更为可靠，而且腓骨瓣通过骨膜分支得到更好的血液供应[608]。有时在骨瓣用于修复重建长段下颌骨时需要静脉移植，因为在此情况下通过在腓骨瓣上分离以在骨瓣近端延长血管蒂的长度明显受限。如果腓动脉发出平面更远将导致血管蒂进一步缩短，然而，这种情况可以在术前通过血管造影得到证实。

文献报道腓骨皮瓣供区损伤程度通常很低。除了外踝感觉减退，最初的轻微疼痛和水肿发生等并发症以外，跗趾或踝关节的屈曲伸展功能客观上受到影响，但患者主观几乎很难感知到[104, 173, 218]。然而，一些患者自诉手术后几个月有疼痛和行走无力的表现[52, 362, 559]，与对照组相比发现走路的速度减慢[52]。没有在任何患者术后发现踝关节不稳定的表现[104, 313]。术后几年在腓骨远端会在放射学X线片上发现骨质疏松的表现，但不会引起行走功能障碍或踝关节外形改变[313]。供区腓骨断端渗出可能导致血肿形成，必须要采取措施预防骨筋膜室综合征的发生[99]。只有在没有张力的情况下才能直接闭合供区，因为根据 Shindo 等人的研究表明，张力下直接闭合供区比植皮修复所发生的并发症更多[498]。为了确保刃厚植皮最佳愈合，应该采用植皮打包加压包扎，下肢应该固定 3~4 天。

## 9.4 皮瓣切取

### 9.4.1 术前管理

由于胫后动脉和胫前动脉可能的解剖变异以及下肢较多见的动脉硬化，常规血管造影或侵入性较小的磁共振血管造影在切取腓骨皮瓣之前应该常规执行。患者有血管损伤表现（静脉曲张病、足动脉无搏动、行走疼痛）就应该被立即排除采用腓骨皮瓣。沿后侧肌间隔采用多普勒标记皮穿支有助于术中显露穿支血管。

### 9.4.2 患者体位

屈曲膝关节，患者取侧卧位以获取更好的显露小腿外侧和后侧面的位置。臀部下方垫沙袋有助于维持此体位。整个下肢环形消毒，铺巾包扎足部，留出位置触诊足部动脉搏动。没有使用止血带，因为在有血液灌注的小腿上更容易显露有搏动的穿支。通过彻底止血和小心解剖，可以做到分离皮瓣而无明显出血，松开止血带后发生弥漫性渗出的风险和术后血肿形成（间室现象）概率明显下降。

### 9.4.3 皮瓣设计

尽管通过术前多普勒探测可以定位穿支位置并确定皮瓣切取范围，但只有在术中清楚显示皮穿支后才能完成皮瓣设计。在标准情况下，于腓骨中下 1/3 区域沿着肌间隔作为轴线设计皮瓣。如果只有一支穿支携带于皮瓣内，皮瓣的大小不应超过 6 cm × 10 cm。下方截骨平面应距离外踝至少 8 cm 以维持踝关节的稳定性；在近端要保留 6 cm 的骨段以保护腓总神经（图 9.1~ 图 9.3）。

**切开皮肤及筋膜** 沿腓骨长肌做皮肤切口，与后侧肌间隔保持 2 cm 距离，肌间隔可以在腓骨肌后方扪及。根据术前定位发现穿支位置，切口至皮瓣区域后稍微向前方弧形走行。完成皮肤切口后进一步切

步骤 1

开小腿筋膜（图9.4）。

**步骤2**　　**确认穿支血管**　从腓骨肌表面小心分离筋膜并向后方钝性分离即可显露穿支。后侧肌间隔从两侧覆盖包裹穿支，将其显露后必须完整携带于骨皮瓣内。一旦确定穿支即向前牵开腓骨肌，触及腓骨的外侧缘（图9.5）。

**步骤3**　　**显露腓骨外侧缘**　在皮瓣近端沿腓骨外侧缘锐性切开后侧肌间隔。为了更好地进入屈肌深层间室，可用锐角拉钩向前牵开腓骨肌，向后牵开比目鱼肌。在腓骨背侧可显露踇长屈肌（图9.6a、b）。

**步骤4**　　**分离比目鱼肌和踇长屈肌**　在皮瓣近端用组织剪锐性切开踇长屈肌在腓骨上的紧密附着连接。必须注意不要太过深入深层屈肌间室，腓血管即位于其内（图9.7）。

**步骤5**　　**切开深层屈肌间室，确认腓血管分支**　在切断踇长屈肌在腓骨上的附着并打开深层屈肌间室之后，即可以轻松地牵开肌肉并显露腓血管的肌肉分支（图9.8）。

**步骤6**　　**显露腓血管**　继续在深层屈肌间室分离并向近端逆行分离肌支，从而确定并显露腓血管。分离血管操作必须十分小心以避免损伤腓血管引起出血。在动脉灌注的腿部，可以很容易地在腓骨的后方触及动脉。腓动脉分支出许多细小分支到周围肌肉和腓骨（图9.9）。

**步骤7**　　**分离血管蒂**　以血管环环绕腓血管，分离并结扎离断沿途肌支及腓骨支。尽管牺牲了腓骨近端的营养血管，但腓骨远端的血液供应得以保留并十分可靠。通过完全放松患者并跖屈足部以减小屈肌的张力可以有助于血管蒂的分离（图9.10）。

**步骤8**　　**远端截骨**　向前牵开腓骨肌，围绕穿支保留细小肌袖，将弧形骨锉环绕腓骨于骨膜深面保护腓血管远端。用摆锯完成腓骨远端截骨，截骨平面在外踝上8 cm（图9.11）。

**步骤9**　　**近端截骨，保护血管蒂**　近端截骨术以相同的方式完成。重建所需要的骨瓣越长，血管蒂就越短。在标准情况下，使用此技术至少可获得10 cm长度的血管蒂（图9.12）。

**步骤10**　　**切开前侧肌间隔**　在截骨平面之间直接在腓骨前侧骨嵴处切开前侧肌间隔。骨瓣全段保留完整骨膜（图9.13）。

**步骤11**　　**显露骨间膜**　于腓骨骨膜外钝性分离伸肌肌群直至抵达骨间膜。胫前血管位于伸肌深面内侧，不必显露（图9.14）。

**步骤12**　　**切断骨间膜**　与腓骨保持1 cm距离完全切开骨间膜，显露胫骨后肌。小心凝扎来源于腓血管肌支的细小出血（图9.15）。

**结扎离断腓血管远端**　完全切开骨间膜后，骨瓣可以向外侧牵开，在远端截骨面钝性分离胫骨后肌从而显露腓血管。在远端结扎离断腓血管（图9.16）。

步骤13

**分离胫骨后肌**　沿中线在"V"形纤维交会处分离胫骨后肌，从而保留肌袖在腓骨瓣上。保留蹈长屈肌和后侧肌间隔完整性（图9.17）。

步骤14

**在皮瓣远端切开皮肤皮下组织**　为了从两侧到达蹈长屈肌，从深筋膜深面环形切开皮瓣，将深筋膜包含在皮瓣内以保护穿支血管。以组织剪切断筋膜，与皮穿支保留安全距离（图9.18）。

步骤15

**穿支血管周围保留肌袖，完成皮瓣切取**　连同后侧肌间隔一并掀起骨皮瓣，将皮瓣自深面肌肉掀起时在穿支周围肌间隔上保留比目鱼肌肌袖（图9.19）。

步骤16

**在远端切断蹈长屈肌**　在与腓骨距离2 cm处切断蹈长屈肌和后侧肌间隔，至此可以将皮瓣向外侧转移。腓血管完全由胫骨后肌和蹈长屈肌构成的肌袖覆盖。在后侧肌间隔中间可见皮穿支（图9.20）。

步骤17

**在近端完全切断蹈长屈肌**　在近端截骨平面，小心牵开血管蒂并切断蹈长屈肌肌纤维（图9.21a、b）。

步骤18

**完成皮瓣切取**　皮瓣现在可以准备微血管移植了。通过进一步分离腓血管至其自胫后动脉发出的平面可以获取较长的血管蒂，但是只有在重建需要长节段骨瓣的情况下才需要进行此操作。如果皮瓣宽度不超过6 cm，供区可以直接缝合；除此以外则需要皮片移植以修复供区缺损。留置深处引流管，将比目鱼肌和腓骨肌宽松地缝合固定在一起形成血运良好的基床以便植皮。患者一般固定3~4天，之后允许辅助以理疗开始行走。在术后第一个24小时规律监测足部血管搏动（图9.22a、b和图9.23）。

步骤19

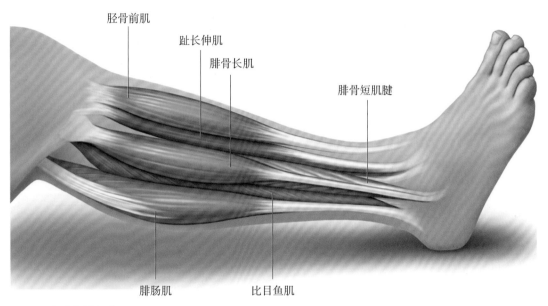

图 9.1　小腿外侧肌群

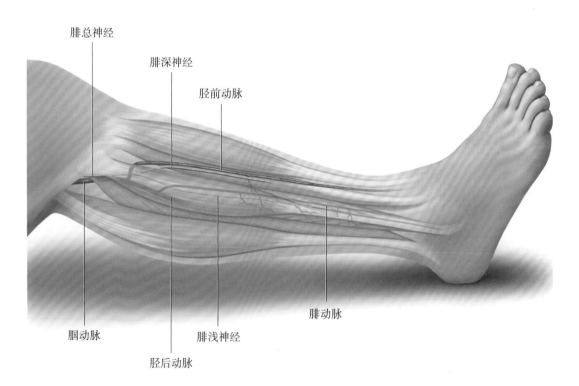

图 9.2　小腿动脉系统

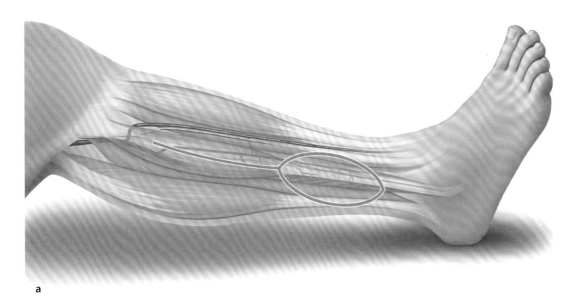

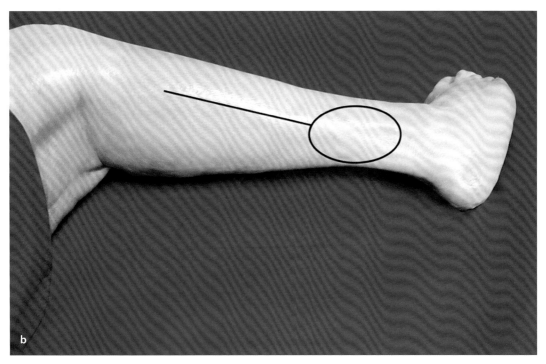

图 9.3 a、b. 患者体位和皮瓣设计

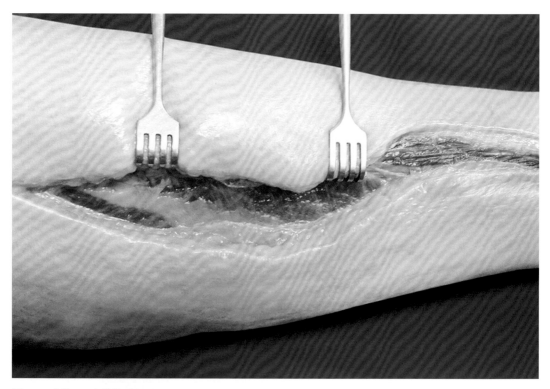

图 9.4　步骤 1：皮肤筋膜切口

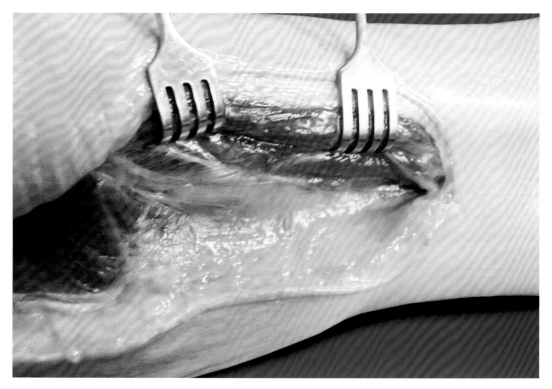

图 9.5　步骤 2：确认穿支血管

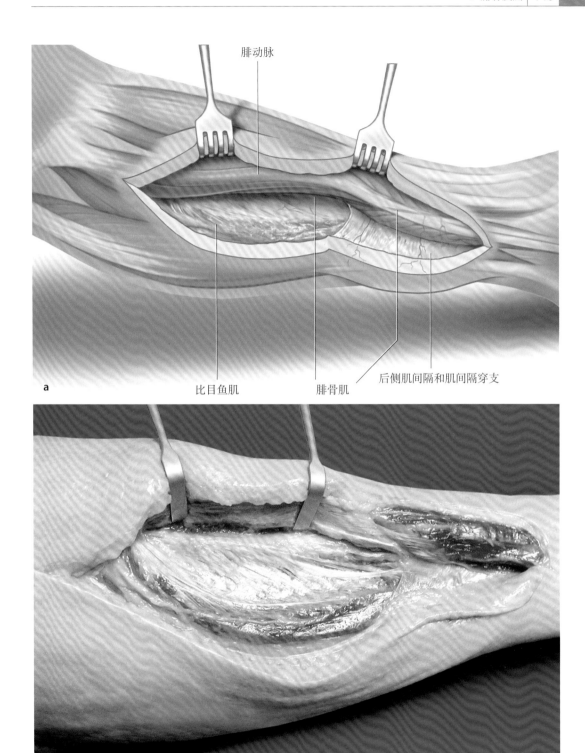

腓动脉

比目鱼肌　　　　腓骨肌　　　后侧肌间隔和肌间隔穿支

a

b

图 9.6　a、b. 步骤 3：显露腓骨外侧缘

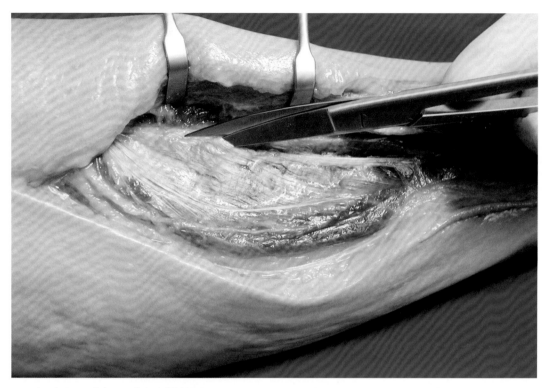

图 9.7 步骤 4：分离比目鱼肌和踇长屈肌

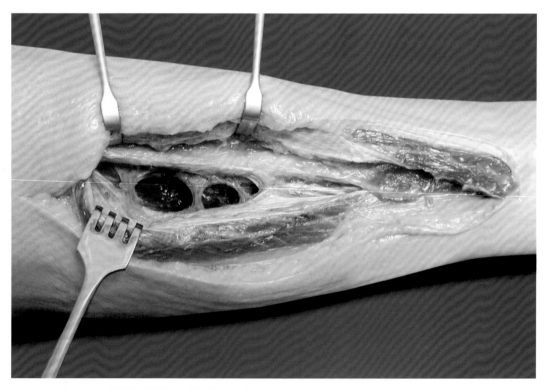

图 9.8 步骤 5：打开屈肌深部间隙，确认腓血管分支

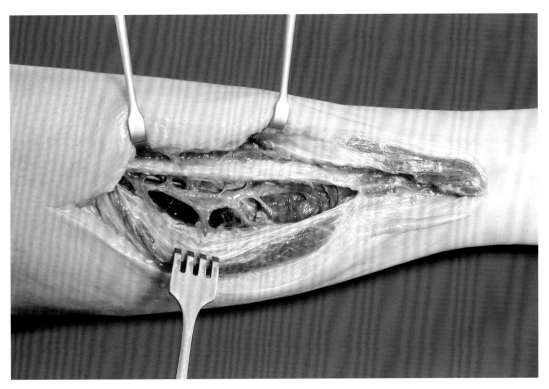

图 9.9　步骤 6：显露腓血管

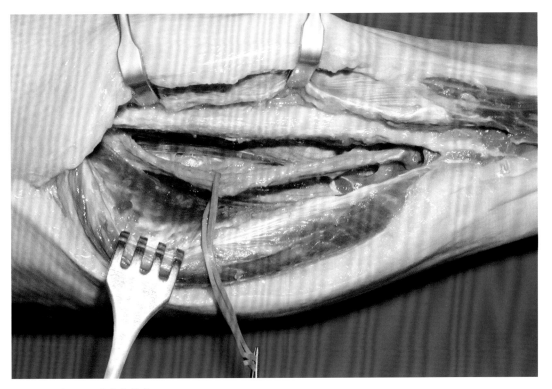

图 9.10　步骤 7：分离血管蒂

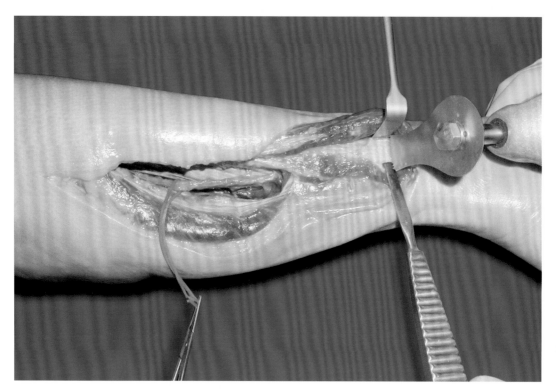

图 9.11 步骤 8：远端截骨

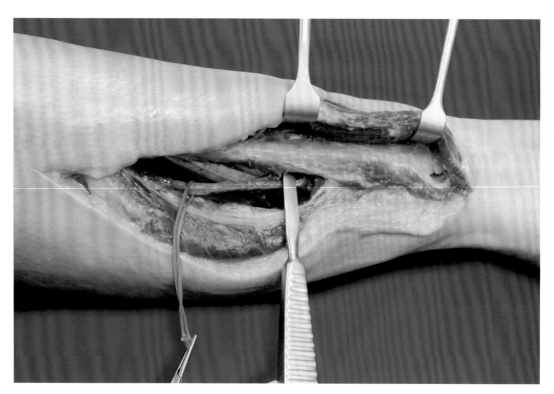

图 9.12 步骤 9：近端截骨，保护血管蒂

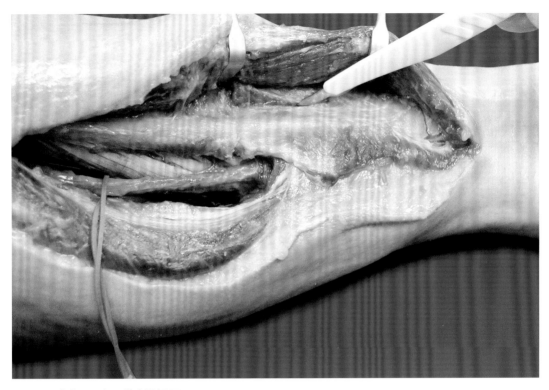

图 9.13　步骤 10：切开前方肌间隔

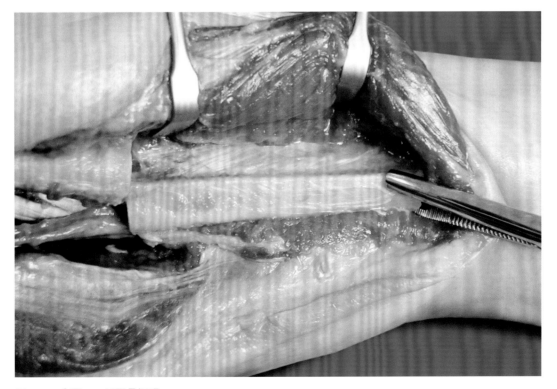

图 9.14　步骤 11：显露骨间膜

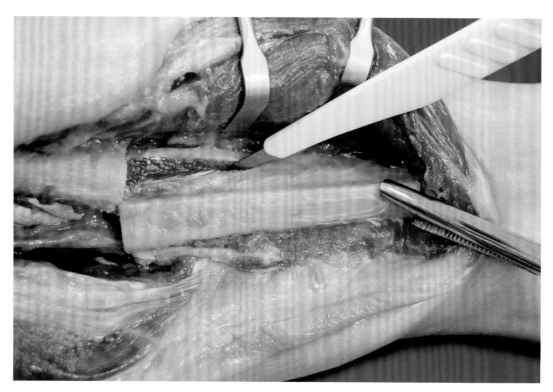

图 9.15　步骤 12：切断骨间膜

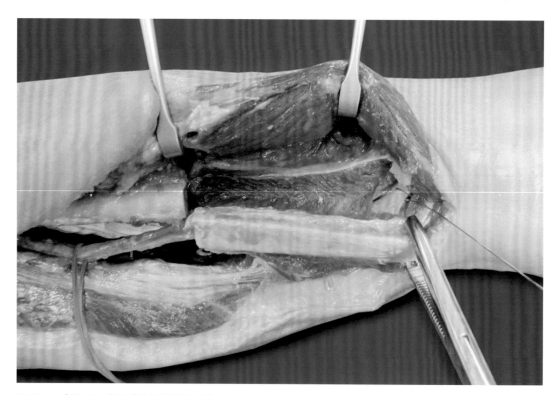

图 9.16　步骤 13：在远端结扎离断腓血管

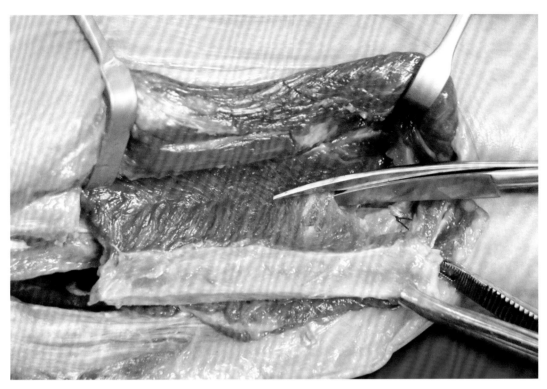

图 9.17　步骤 14：分离胫骨后肌

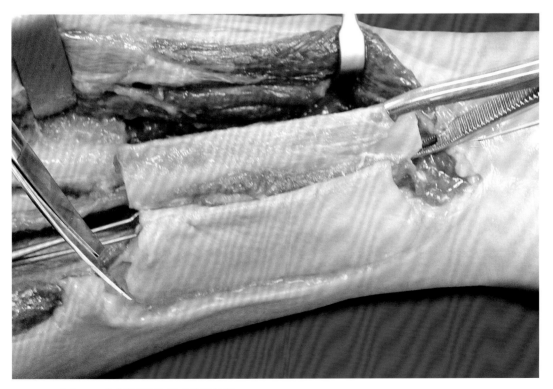

图 9.18　步骤 15：在皮瓣背侧切开皮肤及筋膜

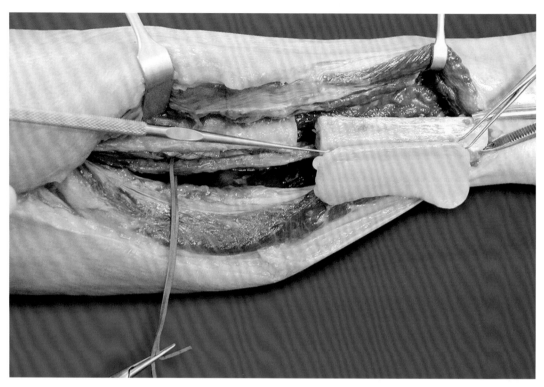

图 9.19　步骤 16：完成皮瓣切取，穿支周围包绕肌袖

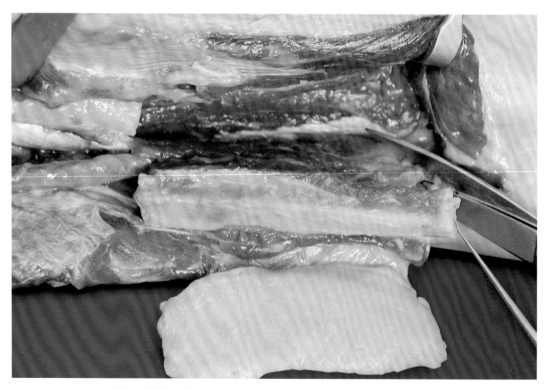

图 9.20　步骤 17：在远端切断踇长屈肌

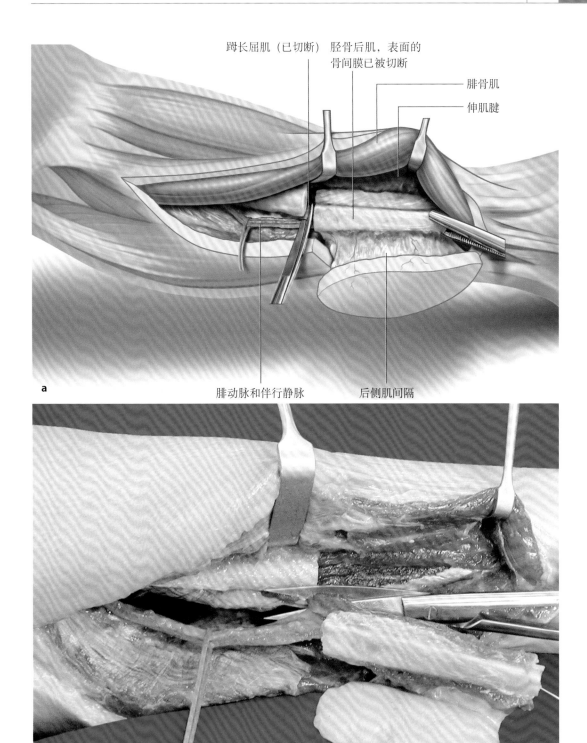

图 9.21 a、b.步骤 18：在近端切断残留的姆长屈肌纤维

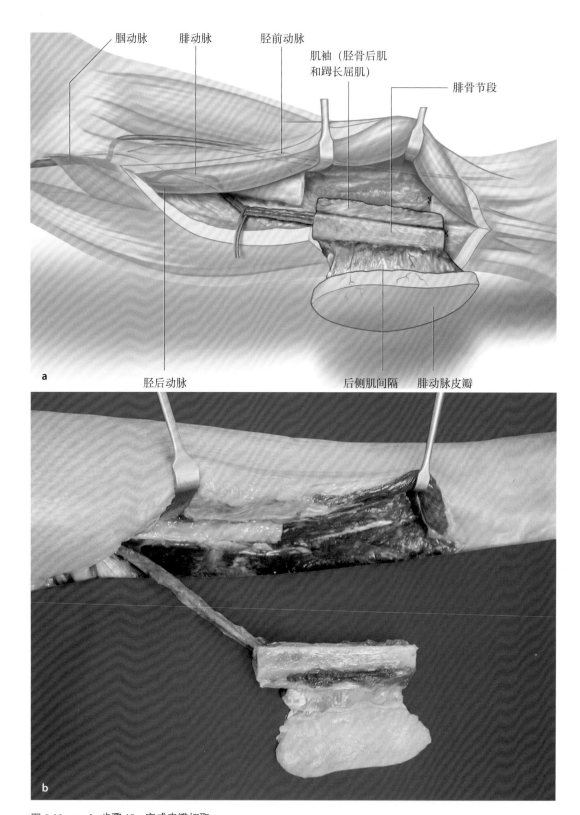

图 9.22 a、b. 步骤 19：完成皮瓣切取

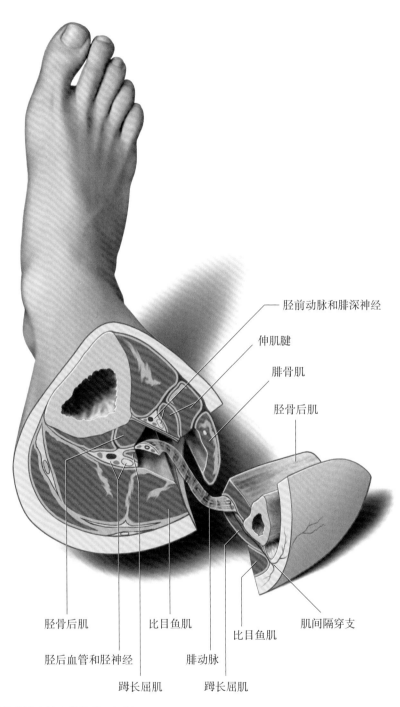

胫前动脉和腓深神经

伸肌腱

腓骨肌

胫骨后肌

胫骨后肌　　　比目鱼肌　　　　　　肌间隔穿支

胫后血管和胫神经　　　　腓动脉　　比目鱼肌

蹈长屈肌　　蹈长屈肌

图 9.23　腓骨皮瓣和供区的横截面解剖

# 9.5　评论总结

### 9.5.1　皮瓣设计

后肌间隔是设计皮瓣的关键结构。有时候后侧肌间隔容易与腓骨肌和伸肌群之间的前侧肌间隔相混淆。后侧肌间隔可以很容易在跟腱和腓骨肌之间高于脚踝平面被触及，然后向近端追溯。

**步骤2**　如果没有在小腿中下 1/3 区域发现穿支，则必须探查整个肌间隔，另外的穿支可在小腿近端选用。如果整个肌间隔探查都未见合适穿支，则应该考虑选择从对侧小腿切取皮瓣。这种情况发生率大约为 1%。

**步骤3**　后肌间隔只能在骨瓣近端切开，必须完整包含于腓骨皮瓣整个区域内。

**步骤4**　在打开后侧肌间隔和深侧屈肌间室时可以发现更多的肌间隔穿支、肌皮穿支和肌支。这些穿支必须仔细结扎离断，以防止术后出血等并发症。

**步骤6、7**　如果患者体位不合适的话，显露和分离腓血管可能会很困难。必须弯曲膝盖和垫高臀部以便于显露小腿的背面。在钝性分离肌纤维过程中，会最先显露与腓动脉伴行的其中一根静脉。始终通过触及腓动脉搏动以确定腓动脉位置。

**步骤8**　皮穿支通常会发出一支肌支进入腓骨肌，因此当切取肌袖时会引起出血。与皮穿支保留 1 cm 距离以便在不损伤皮穿支的前提下凝扎肌肉出血。

**步骤8、9**　必须确保沿腓骨瓣整个节段附着的后侧肌间隔的完整性。这样可以确保对肌间隔穿支的保护以及皮瓣与骨瓣的紧密连接。

**步骤10、12**　用尖刀片切开前侧肌间隔和骨间膜，不要破坏深面的肌肉。

**步骤13**　在远端小心显露胫后血管以避免静脉出血，如有出血需小心安全结扎出血点。

**步骤14**　在切断胫骨后肌过程中，胫后动脉与肌支的连接部分会发生出血。仔细结扎或凝扎这些血管出血点。

**步骤15**　腓肠神经和小隐静脉可能在切开皮瓣外缘时暴露，有必要的话可以结扎离断。

**步骤 16** 为了有助于皮瓣切取，在两端各用两个手指捏住皮瓣以保护穿支。在血管蒂周围保留最多 1 cm 厚度的比目鱼肌袖。

**步骤 17** 当从内向胫骨后肌切开仍然固定于胫骨的后侧肌间隔后可以获得极大的移动度，至此组织瓣可以很容易地向外侧转移。在更内侧的位置可见胫后血管和胫神经。特别小心不要损伤这些结构。

# 10

# 髂骨皮瓣

Iliac Crest Bone Flap

## 10.1 发展和适应证

1978 年 Taylor 和 Watson 报道了关于从腹股沟区切取携带髂骨块的复合组织瓣的解剖研究[540]。这些作者采用以旋髂浅动脉（superficial circumflex iliac artery，SCIA）为蒂切取组织瓣用于修复下肢复合性缺损。尽管旋髂浅动脉对于髂腹股沟区域皮肤血供起重要作用，但只对髂骨骨块边缘供血。髋部周围其他血管蒂诸如旋股外侧动脉升支和臀上动脉也可以作为包含髂骨瓣的复合组织瓣的血管蒂[29, 235]。尽管早在 1973 年 Taylor 和 Daniel[538]已经研究报道了作为第一个游离皮瓣供区[15]的髂腹股沟区解剖，但直到 1979 年才由 Taylor 等人[540]以及 Sanders 和 Mayou[463]报道采用以旋髂深动脉（deep circumflex iliac artery，DCIA）为血管蒂切取髂骨瓣的临床应用。两组人员各自独立的研究分别证实了旋髂深动脉为整个髂嵴的主要营养血管。自这些首批报道发表以来，因为其解剖外形切取骨瓣尤为适宜用于重建半侧下颌骨，髂嵴已经被证实是一处有价值且可靠的供区[4, 41, 42, 113, 132, 147, 260, 261, 436, 533, 534, 562, 563]。因为骨量足够，牙科植入物可以置入没有问题，使髂嵴成为重建下颌骨和上颌骨的首选[377, 436]。Sanders 和 Mayou 的研究报道也表明旋髂深动脉发出肌皮穿支为髂嵴表面的皮肤供血[463]；因此，髂腹股沟皮瓣可以一并切取并用于口外或口内重建[260, 436, 562, 563]。因为髂骨皮瓣的臃肿和可操作性的限制，为了扩大可修复的软组织范围，其他皮瓣如股前外侧皮瓣也可和髂骨瓣一起移植以增加皮瓣面积[299]，只需在旋股外侧动脉降支血管上增加吻合口。Urken 和同事介绍可将腹内斜肌肌肉一并包含在髂骨肌皮瓣内[559, 562, 563]。他们提议应用这扁平灵活的肌肉而不用臃肿的皮瓣制作口腔衬里。虽然 Ramasastry 等人在 1984 年[426]的报道显示，腹内斜肌肌肉得到旋髂深动脉升支的安全灌注，因此能够用于构建以 DCIA 为血管蒂的髂骨肌骨瓣，但直到 Urken 报道描述之前，腹内斜肌只是作为一个独立的肌瓣使用。除了可以减轻组织瓣臃肿程度，采用腹内斜肌覆盖髂嵴还有利于植入牙种植体后的康复。考虑到肌肉的二次继发萎缩，紧密而平坦的残余组织将变化成类似于附着的齿龈结构，从而可以提供良好的卫生环境和假体周围坚固的载荷能力。髂嵴腹内斜肌复合组织瓣也已被证明可以用于修复颅底缺损和重建硬腭。

## 10.2 解剖

第一次关于旋髂深动脉细节解剖的详细描述报道是由 Taylor 等人发表的[540]。旋髂深动脉在 57% 的情况下直接由髂外动脉发出，向腹股沟韧带近端走行；在 42% 的情况下从股动脉发出，大部分从腹壁下深动脉的对侧发出并向腹股沟韧带近端走行[236]。动脉的直径变化在 1.5~3 mm[40, 410, 540]。通常发现两根伴行静脉，在汇入髂外静脉之前 1~2 cm 两静脉已经合并；在合并平面静脉管径在 3~5 mm。血管蒂体表投影在耻骨结节和髂前上棘（anterior superior iliac spine，ASIS）连线即腹股沟韧带位置近端 2 cm 的平行线，在腹横筋膜和髂筋膜之间走行，走行方向为 ASIS。旋髂深动脉走行至 ASIS 下方约 2 cm 处，到达髂嵴前缘，血管沿髂骨内侧面走行，位于髂肌和腹横肌形成的沟内。在骶髂关节区域，旋髂深动脉与胸腰动脉吻合，胸腰动脉管径有 2 mm，如果以前手术已经损伤了旋髂深动脉，则可选用胸腰动脉作为血管蒂[84]。在其走行中，旋髂深动脉分出多支分支到达髂肌，此外还向髂嵴发出骨膜支和骨髓穿支。另外，旋髂深动脉发出升支在腹内斜肌深面走行。在旋髂深动脉沿髂骨内板走行过程中，血管蒂还发出多支肌皮穿支穿过腹壁三层肌肉。这 3~9 支穿支分布于髂前上棘和其远端 10 cm 的皮肤区域，包含有 2.5 cm 的腹外侧肌肌袖。切取皮瓣过程中必须携带此肌袖。如果需要修薄肌袖，可以制成穿支皮瓣，从而和术前超声检测所示一致，显示穿支血管的精确位置[276]。除了上述骨膜支和骨髓穿支，髂嵴还另外接受来自髂肌和腹内外斜肌分支的良好血液供应，在切取骨瓣过程中这些分支必须与骨瓣保持相连。解剖学研究和临床经验的结果表明，骨瓣切取范围可以包括整个髂嵴，从髂前上棘到骶髂关节区域都可以切取[40-42, 410, 436, 463, 540, 559]。通过血管造影，Taylor 辨认髂嵴上存在的许多小孔，允许旋髂深动脉与来自臀下动脉的分支吻合，为在髂骨瓣上一并切取携带臀肌瓣提供解剖学基础[333, 406, 540]。这些发现证实了之前的解剖学研究结果，在标本上使用染料注射时，旋髂深动脉供应血运的皮瓣范围扩展到整个髂骨，甚至接近肋下角。旋髂深动脉最重要的分支是升支，在 80% 情况下旋髂深动脉在到达髂前上棘之前就已经发出此分支[559]。在其余情况下，可以找到多支更小的分支，在髂前上棘远端外侧到达腹内斜肌深表面。另一个分支模式被 Taylor 描述报道，作者发现每 3 例病例中就有 1 例发出升支，发出平面在髂外动脉和髂前上棘连线血管蒂近侧段中间段和外侧段中的其中一区域内[540]。这个直径为 1~2 mm 的分支，为腹内斜肌提供主导作用的血液供应，但不参与皮肤血液灌注。这个分支可以允许切取并携带整个腹内斜肌于复合组织瓣内，可用于口腔内衬里[132, 559, 562, 563]。另一支分支通常被发现在髂前上棘近端发出并进入髂肌。股外侧皮神经绝大多数情况下在旋髂深动脉表面跨过，支配大腿近端外侧区域感觉。尽管此皮神经可以在髂前上棘内侧确认并通过小心解剖分离得以保留，但在分离血管蒂过程中通常会被切断，因为大腿感觉麻木并不会给患者带来太多影响。从未发现血管蒂缺如情况[559]，除了以上提及的关于升支解剖变异的情况，仅有静脉自髂外静脉发出后会合平面的变化，在某些情况下必须采用两处分别吻合血管的措施。此外，在罕见的情况下，有两支旋髂深动脉存在[477, 559]，因此必须通过暂时夹闭其中一支动脉以确定两支动脉中哪一支能够为皮瓣提供可靠血运。因为升支存在解剖变化且管腔较大，很容易被误认为是旋髂深动脉，特别是在少数情况下，旋髂深动脉在腹横肌内侧穿过并到达髂前上棘，因此升支沿髂嵴的走行更为表浅[540]。

## 10.3　优缺点

因为髂嵴可以为骨瓣提供较多骨量，切取髂骨瓣的设计方法较多，髂嵴被认为是下颌骨重建的理想供区，此外髂骨瓣还可以用于上颌骨、颅骨、胫骨、腕掌部以及其他部位骨缺损的修复重建[132, 376, 406, 436, 477, 533, 534, 559]。计算机辅助技术可以使得骨瓣外形设计更加精确，有助于精确重建面部骨性结构[27, 375, 376]。为了恢复咀嚼功能，已经采用此骨瓣对严重下颌骨萎缩进行修复扩充，髂骨瓣移植可以使得植入牙假体无困难[436]。血管蒂无明显解剖变异，而且即使广泛切取骨瓣时连同髂前上棘一并携带于骨瓣内，供区损伤程度依然很低。为了防止供区并发症发生，关闭供区必须由有经验的外科医师完成。仔细地止血后，采用多层深层缝合方法将髂肌与腹横肌缝合固定，另外可在髋骨截骨面额外钻孔并将缝线在孔内固定。接下来将腹内斜肌和腹外斜肌与阔筋膜张肌和臀肌拉拢缝合固定。最后分层缝合皮下脂肪组织和皮肤。患者固定体位 3~4 天，辅助理疗开始下床活动。然而，已知存在较多的供区并发症，如疝（9.7%）、长期疼痛（8.4%）、神经病变（4.8%）和阳痿（1.2%）[152]。此外，损伤可能穿过腹壁肌肉的髂腹股沟神经和髂腹下神经[333]。

血管蒂的长度是有限的，大约 7 cm，有时难以吻合，特别是在颈部根治性切除后。在这些情况下，必须采用静脉移植延长血管蒂长度[261, 406]。由于皮瓣较厚，髂骨肌皮瓣通常太臃肿所以不适合用于口腔内修复[406, 559]。此外，折弯、牵拉或压迫细小的肌皮穿支很容易影响皮瓣血运的可靠程度。因此，处理皮瓣时不能有牵拉力或挤压力，皮瓣设计大小必须包含足够数量的肌皮穿支血管以保证皮瓣灌注可靠。然而，如果只采用深层血管系统则皮肤静脉引流可能不足，最大限度可降至20%[260, 261, 406]。正因为如此，许多作者强调与浅静脉系统（旋髂浅静脉，SCIV）建立第二条静脉吻合通道的重要性，旋髂浅静脉可以包含在一个大皮瓣内[260, 406, 463]。

## 10.4 患者体位

患者取仰卧位，用沙袋垫高供区臀部。在中线、腋后线、低位肋弓和大腿上部做术区准备。在重建下颌骨时，如果缺损区域涉及下颌支和下颌角，并且扩展到前弓，而受区血管来源于下颌角区域，则选取同侧髋部为供区。如果需要携带皮瓣作为口腔内衬里，则选择对侧髋部为供区；如果皮瓣放置于口腔外侧，则从同侧切取组织瓣。由于解剖位置恒定，不需要任何术前检测来了解皮瓣血管的走行。

## 10.5 皮瓣设计

可以从整个髂嵴切取范围达 (6~8) cm × (16~18) cm 的骨瓣，必须保持切取范围与髋臼和骶髂关节的安全距离。在重建下颌骨时，髂前上棘被用来重建下颌角，沿髂嵴扩展骨瓣以形成下颌体和前弓。位于髂前上棘和髂前下棘之间的骨盆前缘被用来重建新的半侧下颌骨支。即使不牵涉下颌角重建，在骨瓣中包含髂前上棘将有助于组织瓣切取，不会对供区外观或供区损伤产生负面影响。沿髂嵴的弧线标记椭圆形皮瓣设计外形，皮瓣轴线为髂嵴内侧 2.5 cm 与髂嵴弧线的平行线。所有穿支位于髂前上棘及其后方约 10 cm 的区域，皮瓣设计必须足够大以包含此区域所有穿支。

切取肌骨瓣而不携带皮瓣时，标记切口于耻骨结节和髂前上棘之间连线上方 2 cm 平面，切口开始于股动脉搏动外侧区域。为了进一步显露骨盆，直接在髂嵴弧线表面做切口，切口方向向远处延伸至足够范围以分离软组织（图 10.1 和图 10.2）。

**步骤 1**

**切开皮肤，显露腹股沟韧带** 首先，在股动脉和髂前上棘之间切开皮肤和皮下脂肪组织并显露腹股沟韧带。腹壁浅血管可能走行穿过切口线，予以结扎离断（图 10.3）。

**步骤 2**

**确认腹内斜肌** 髂肌的腱膜由腹股沟韧带构成，平行于腹股沟韧带纤维方向切开韧带，使得显露腹内斜肌变得容易。此肌肉纤维走行方向是垂直于腹股沟韧带纤维方向。进一步向近端牵开皮肤和韧带（图 10.4）。

**步骤 3**

**显露血管蒂** 在髂前上棘和耻骨结节上方 2 cm 以组织剪切断腹内斜肌，显露覆盖菲薄腹横筋膜的疏松脂肪组织。旋髂深动脉搏动很容易在腹横肌和髂肌之间的肌沟内扪及，通过仔细钝性分离脂肪组织显露血管蒂。没有必要显露髂外动脉以辨认旋髂深动脉（图 10.5 和图 10.6）。

**步骤 4**

**向髂前上棘分离解剖旋髂深血管** 旋髂深动脉有两支伴行静脉，环绕旋髂深动脉放置血管环，沿血管蒂走行向髂前上棘方向游离血管蒂。向周围肌肉发出的肌支必须结扎离断。确认走行于腹内斜肌深表面的升支。如果股外侧皮神经穿过血管蒂则予以切断（图 10.7 和图 10.8）。

**步骤 5**

**在髂嵴上切开皮肤** 一旦血管蒂分离到髂前上棘内侧平面，继续沿腹外斜肌做皮肤切口（图 10.9）。

**步骤 6**

**切断髂嵴外侧的肌肉** 触及髂嵴外侧缘，将附着于髂嵴上的臀肌切断。臀肌血运充分会引起弥漫性渗血，必须马上彻底止血（图 10.10）。

**步骤 7**

**从骨盆的外侧面剥离肌肉** 从前面开始在髋关节的外侧面骨膜表面分离阔筋膜张肌和臀中肌，保留缝匠肌完整。必须再次彻底仔细止血。向近端牵开腹壁肌肉并在血管蒂以浅层面钝性分离至髂嵴（图 10.11）。

**步骤 8**

**切断腹部内外斜肌，牵开腹膜组织显露髂肌** 从远端向近端以组织剪切断腹壁肌肉，切断平面与髂嵴内板保持 2 cm 距离，结扎离断腹内斜肌肌支。旋髂深动脉的搏动可以在髂骨内侧弧边缘深面 1~3 cm 扪及，因此可以在切断肌肉过程中小心保护。置入一较宽拉钩以牵开保护腹膜内容物。在髂肌浅面又可见一层薄薄的疏松脂肪组织（图 10.12）。

**步骤 9**

**在旋髂深血管下方切开髂肌** 在腹横肌和髂肌构成的肌沟内可触及旋髂深动脉的走行，在血管蒂深面的骨膜层面锐性切断髂肌（图 10.13 和图 10.14）。

**步骤 10**

**在髂前上棘切断缝匠肌** 继续向髂前上棘剥离肌肉，在髂前上棘直接从起点切断缝匠肌。在髂前上棘区域切断髂肌时必须小心保护由髂肌和腹横肌筋膜包绕的血管蒂（图 10.15）。

**在髂嵴远端截骨** 切断覆盖髂骨的腹部肌肉后继续向髂嵴远端行截骨术。当分离骨面至所需平面后用摆锯通过髂嵴内外板截骨。完成此操作过程中需要用宽拉钩将软组织牵开，以确保在截骨过程中锯片位置始终在直视状态下以保护腹膜。在远端截骨平面结扎离断血管蒂（图 10.16）。

**步骤 11**

**在旋髂深血管深面完成截骨** 向前方截断双层骨皮质以进一步完成截骨，截骨平面与髂嵴上缘平行并保持合适距离。在截骨面远端髂骨外侧面插入摆锯，这样当摆锯穿过内板骨皮质层时不会损伤血管蒂。如果必须重建下颌角和下颌支，截骨平面与髂骨前缘平行并进一步扩展至 6~8 cm 长度范围。再次注意，在截骨过程中必须小心保护血管蒂（图 10.17）。

**步骤 12**

**切断并修整残余肌纤维** 掀起骨瓣并切断残余的肌纤维。向近端分离血管蒂至接近自髂外血管发出平面，切断升支，将动脉与伴行静脉分离开。伴行静脉通常在髂外静脉外侧 1~2 cm 处汇合成一条静脉主干（图 10.18 和图 10.19）。

**步骤 13**

**髂骨肌皮瓣显微移植准备完毕** 在受区血管准备完成可以行血管吻合之前保持组织瓣的血流灌注。深部留置引流管、彻底止血并关闭供区创面必须由有经验的外科医师完成。髂骨截骨面可以用骨蜡封闭。仔细地止血后，采用多层深层缝合方法将髂肌与腹横肌缝合固定，另外可在髋骨截骨面额外钻孔并将缝线在孔内固定。接下来将腹内斜肌和腹外斜肌与阔筋膜张肌和臀肌拉拢缝合固定。最后分层缝合皮下脂肪组织和皮肤。患者固定体位 3~4 天，辅助理疗开始下床活动（图 10.20 和图 10.21）。

**步骤 14**

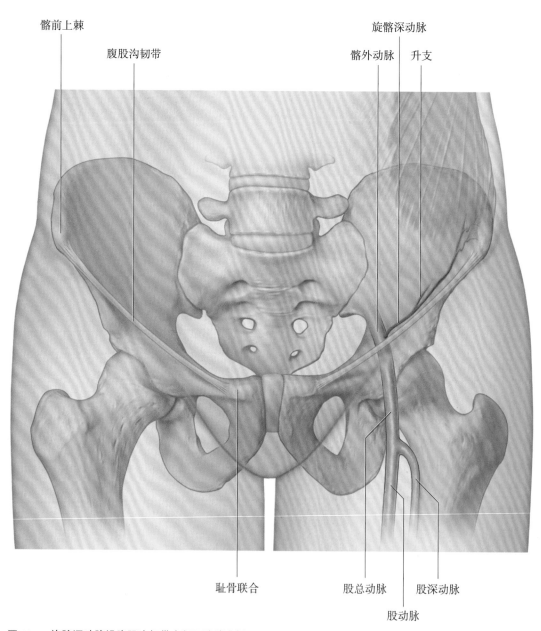

**图 10.1** 旋髂深动脉沿腹股沟韧带走行至髂嵴内板

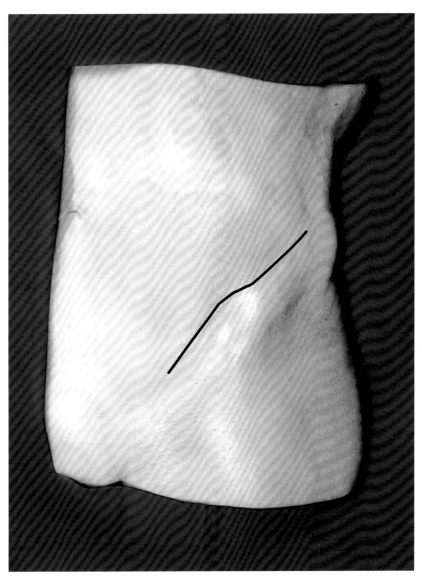

图 10.2　切取髂骨肌皮瓣的手术切口方向

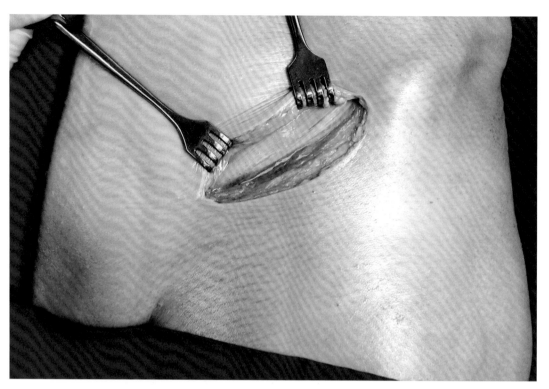

图 10.3　步骤 1：皮肤切口，显露腹股沟韧带

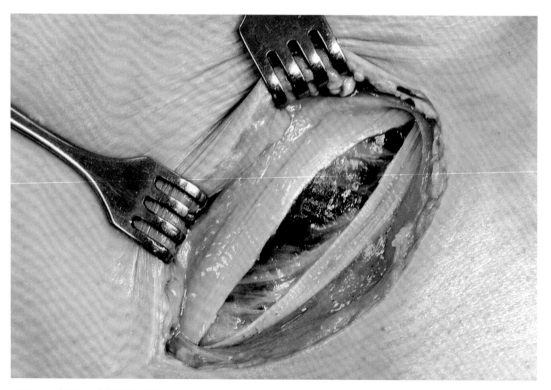

图 10.4　步骤 2：确认腹内斜肌

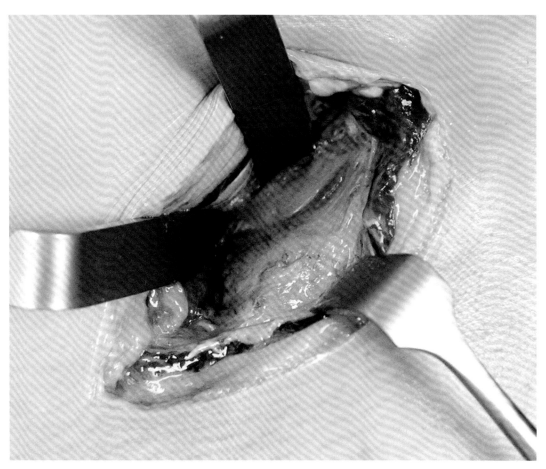

图 10.5 步骤 3：显露血管蒂

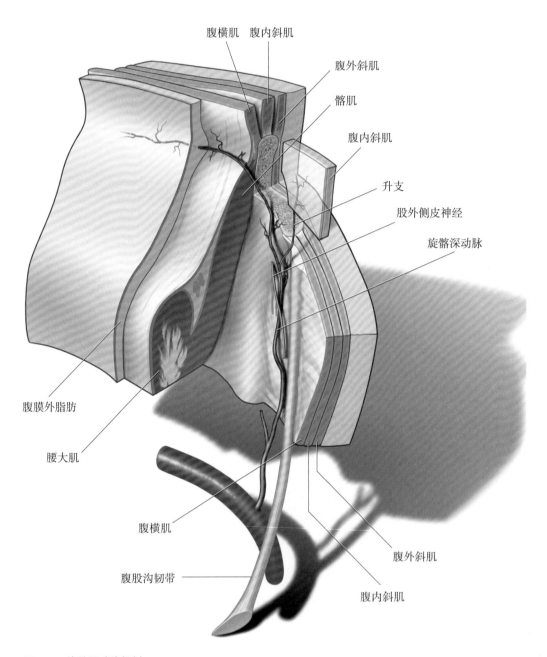

腹横肌　腹内斜肌

腹外斜肌

髂肌

腹内斜肌

升支

股外侧皮神经

旋髂深动脉

腹膜外脂肪

腰大肌

腹横肌

腹股沟韧带

腹外斜肌

腹内斜肌

图 10.6　旋髂深动脉解剖

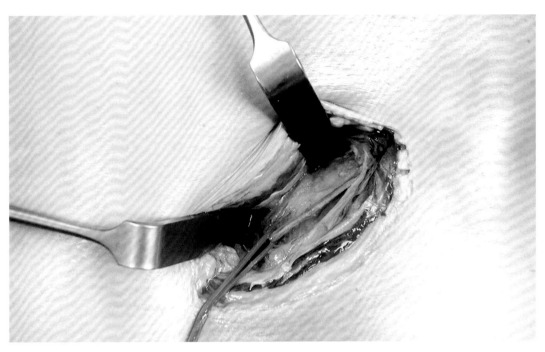

图 10.7 步骤 4：向髂前上棘方向分离旋髂深动脉

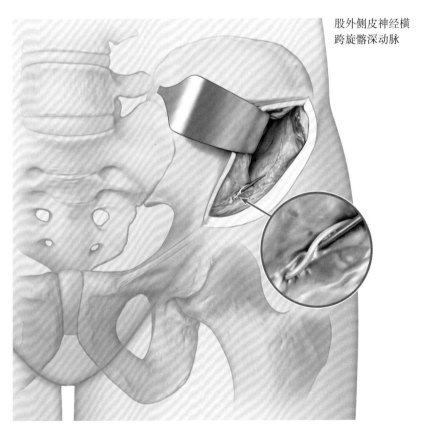

股外侧皮神经横
跨旋髂深动脉

图 10.8 旋髂深动脉

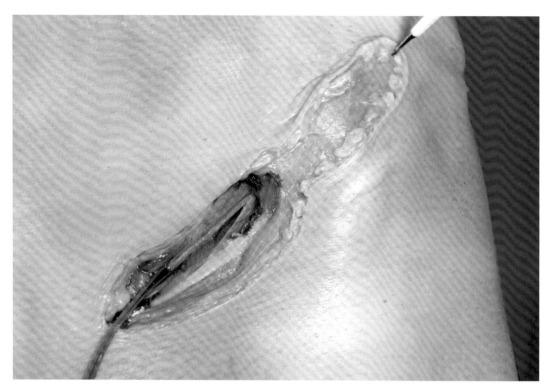

图 10.9　步骤 5：沿髂嵴做皮肤切口

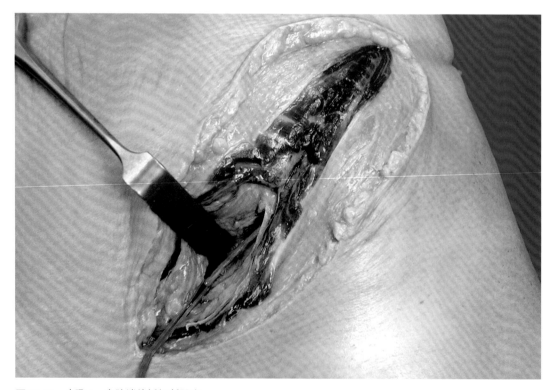

图 10.10　步骤 6：在髂嵴外板切断肌肉

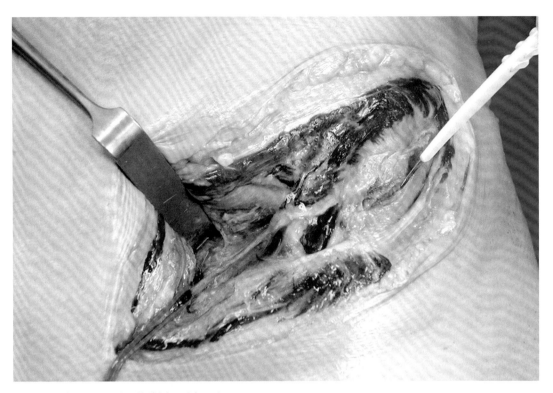

图 10.11　步骤 7：从骨盆的外侧面剥离肌肉

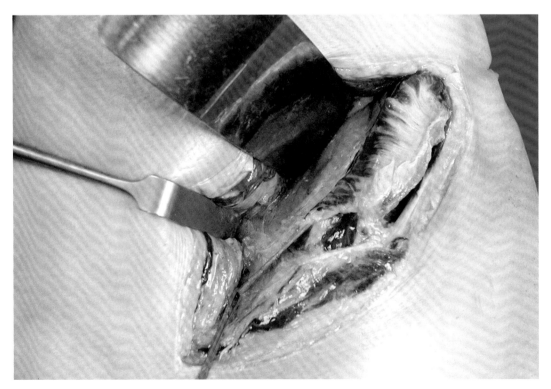

图 10.12　步骤 8：切断腹部肌肉，牵开腹膜显露髂肌

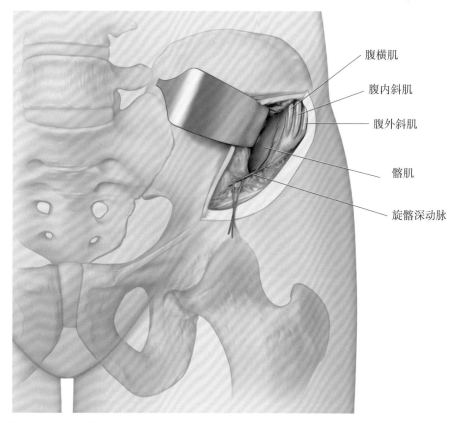

图 10.13　显露骨盆内侧面，显露血管蒂和髂肌

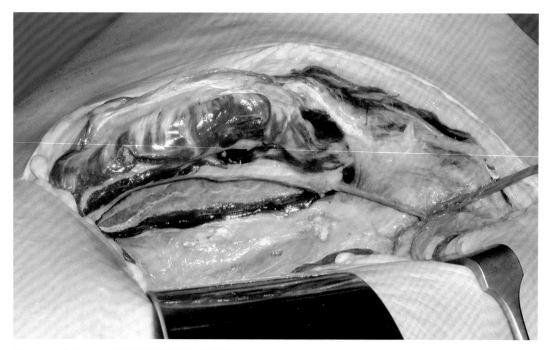

图 10.14　步骤 9：在旋髂深动脉深面切开髂肌

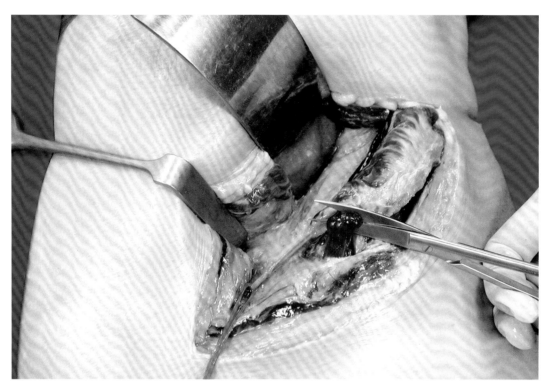

图 10.15　步骤 10：在髂前上棘表面切断缝匠肌

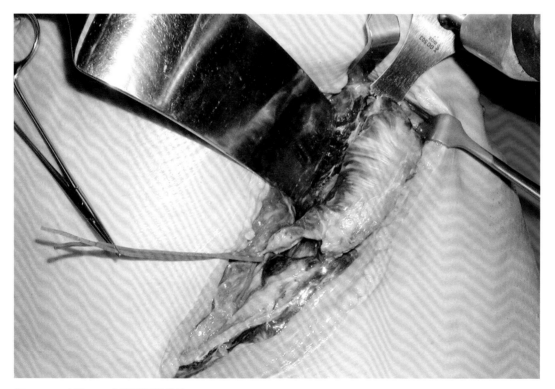

图 10.16　步骤 11：在髂嵴远端截骨

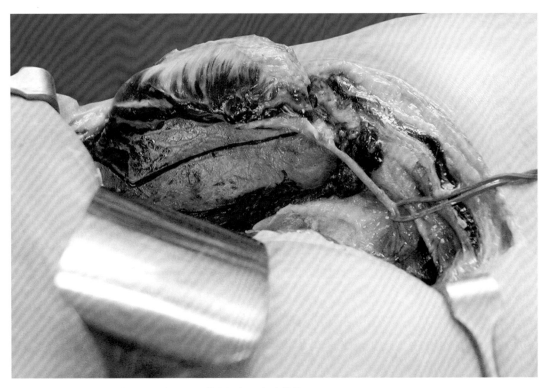

图 10.17　步骤 12：在旋髂深动脉深面沿其走行方向完成截骨

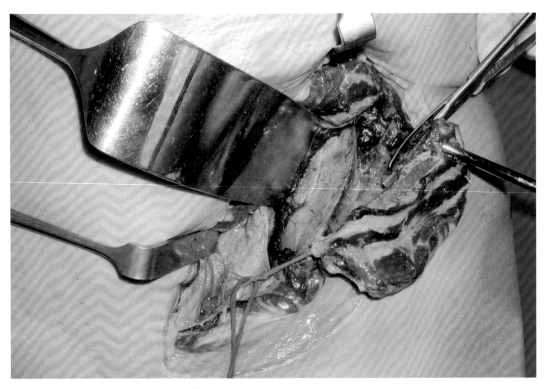

图 10.18　步骤 13：切断、修剪残留的肌肉纤维

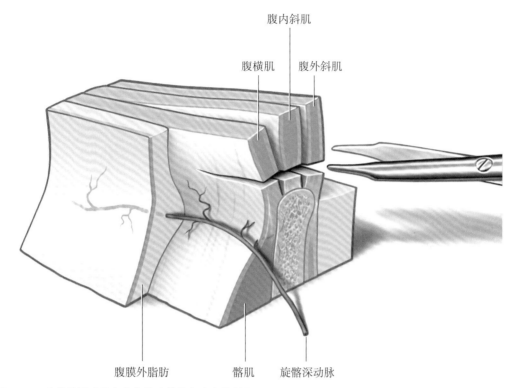

图 10.19　在旋髂深动脉上方修剪腹横肌和腹内外斜肌

图中标注：腹内斜肌、腹横肌、腹外斜肌、腹膜外脂肪、髂肌、旋髂深动脉

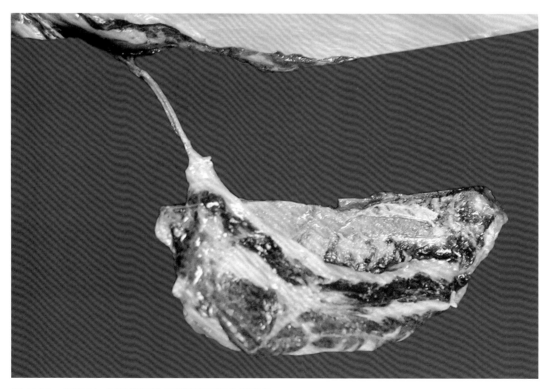

图 10.20　步骤 14：制备髂骨肌皮瓣用于显微血管移植

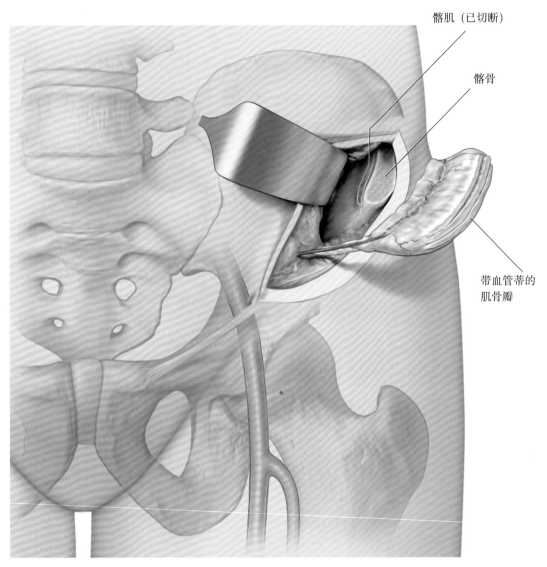

髂肌（已切断）

髂骨

带血管蒂的
肌骨瓣

图 10.21　直到受区血管制备完毕、可以开始血管吻合之前，一直保持骨皮瓣的血运

## 10.6 评论总结

### 10.6.1 皮瓣设计

口内重建时，仅在较瘦患者并且口腔内缺损较多、位置较深的情况下才推荐采用皮瓣，因为组织瓣过于臃肿厚重会导致皮瓣静脉危象，患者会感觉明显不适。髂嵴骨皮瓣的皮瓣部分更适合用于修复口腔外缺损和贯穿伤。

步骤 2　如果是从远端向髂耻连线做皮肤切口，将会打开股三角，分离操作将是从远端向血管蒂方向进行。此外，可以不必损伤股神经运动支。

步骤 4　横断腹内斜肌肌肉后，可能首先可见旋髂深动脉升支。不要将此分支血管与旋髂深动脉混淆，但如果向近端分离升支血管会与血管蒂主干会合。确认旋髂深动脉后，应该仍保留升支完整性作为解剖定位。此外，保留升支可以携带部分腹内斜肌用于另外的软组织修复。

步骤 6、7　为了便于截骨，必须广泛充分显露术区。因此，皮肤切口应至少比计划截取的骨段长度长 3 cm。如果用沙袋垫高支撑髋关节，则更容易显露骨盆外侧面。

步骤 8　分离臀肌的最佳方法是用手术刀锐性操作。可以从髂前上棘区域开始对髂嵴内侧缘附着的腹部肌肉进行钝性分离。在这里旋髂深动脉可以较容易分离，因为它走行于由髂肌和腹横肌组成的肌肉边缘的深面。

步骤 10　在切断髂肌和髂骨内侧面骨膜之前必须扪及旋髂深动脉的搏动。保留 1~1.5 cm 肌袖就足够为骨瓣提供可靠的血流灌注。

步骤 12、13　截骨术应该完全使用摆锯而不是凿子。为了获得两端都有弧度的骨瓣，在远端截骨时必须依照髂嵴的自然弧度进行。只有从髂骨外侧缘充分牵开软组织之后才能进行截骨操作。

步骤 14　应该用骨蜡以避免髂骨截骨面的弥漫性渗血。骨蜡不应该用到骨瓣的骨融合面。

# 11

# 股前外侧穿支皮瓣

Anterolateral Thigh Perforator Flap

## 11.1 一般介绍

随着血管解剖学和皮肤的血液供应知识的增长以及外科技术和器械设备的改进、手术技能和工具的改进，游离组织移植的发展进一步复杂化。关于皮肤及其血管结构的第一篇描述性报道由 Spateholz 在 1893 年发表[515]，作者将源血管的分支分为直接穿支和间接穿支。皮肤血运的细节分析已经在 1889 年由 Manchot 报道介绍[332]。作者介绍了单支皮肤穿支血管的供血范围，在此后采用氧化铅酊灌注和影像学研究进一步使穿支血管实体化[49]。在这些知识的基础上，Esser 首先在仅有细小皮穿支存在的区域切取岛状皮瓣[49]。尽管在那时对于皮肤的特殊解剖知识并不了解，皮瓣的切取形式都是任意皮瓣，但 Mc Gregor 在设计皮瓣时考虑到了皮内血管走向，介绍并描述了第一类轴型皮瓣[49, 360]。此外，肌肉作为皮肤血管载体的重要性被 Orticochea 指出[49, 409]，人体骨骼肌肉的血液供应被 Mathes 和 Nahai 分为五种类型[346]。他们已经注意到，肌肉只有一支近端主要血管蒂（Ⅰ型）的情况下，通常能在接近肌门附近找到皮肤分支。对于理解皮肤灌注做出进一步重要贡献的是 Ponten[49]。在他的文章中，他强调了深筋膜与皮肤灌注的相关性并提出了筋膜皮瓣的定义。Cormack 和 Lamberty 率先对筋膜皮瓣做出分类，作者根据穿支血管数量和走行将筋膜皮瓣分为四类，包括肌骨筋膜皮瓣（D 型）。Nakajima 制订了一个更详细的定义，分为六种不同的穿支血管模式，描述了穿支血管通过肌肉、肌间隔和皮下脂肪组织的不同走行情况[396]。基于详细的解剖、染料灌注和影像学研究，Taylor 和 Palmer 介绍了血管体区的概念，在此概念中组织块的三维结构血运和血管蒂的关系紧密。作者将血管体区比作复合组织块，解剖学上由通过皮肤和骨组织的源血管供血。除了为深层组织供血，这些血管体区的源血管还为表面覆盖的皮肤发出分支，分支从深部组织之间或从深部组织穿过（通常深部组织是肌肉），并穿过深筋膜的外层。因此，解剖穿支皮瓣到深面的源血管，过程包括在深部组织之间分离血管蒂，深部组织通常是肌肉、肌腱或骨头，或者穿过深部组织分离血管蒂，深部组织通常是肌肉[535]。因此，这些三维组织块可以包含所有可能的组织，但都由一支源血管供血。和皮肤血管区一样，毗邻的血管体区通过细小的血管吻合相互连接（阻塞性血管吻合）。

静脉架构被形容为一个遵循身体的结缔组织框架的连续的拱形网

络。它反映了深部组织的动脉供应，因此血管体区由相匹配的动脉区域和静脉区域构成[536]。

Hallock 提出简化分类法，将穿支血管简单分类为直接穿支和间接穿支。直接穿支从源血管发出后直接穿过深筋膜和皮下组织到达皮肤，间接穿支需要先穿过筋膜室、肌间隔或穿过肌肉组织，然后穿过深筋膜到达皮肤[399]。这个简单的分类受到外科医师的普遍接受[73]。Niranjan 指出，间接穿支在到达皮肤之前也可以穿越骨膜或肌腱而不是肌肉，但这种情况比较少见[49]。

同时，穿支皮瓣供区较多，供区包括大腿前外侧[73, 281, 282, 308, 425]、大腿外侧和内侧[180, 289]、阔筋膜张肌[116, 280, 298]、背阔肌[270, 274, 294]、腹直肌[8, 195, 293]，以及臀部区域[7, 571]、前臂[37, 458]、小腿[72, 239, 292, 297, 300, 551] 等身体其他部位[141, 345]。尽管如此，术前如何精确设计皮瓣至今尚未完全达到[592]。

## 11.2 穿支皮瓣分类和定义

由单一穿支血管穿过深筋膜为组织供血的皮瓣就可以称为穿支皮瓣。穿支皮瓣包括皮肤和（或）皮下脂肪组织。第一个描述不携带源血管蒂穿支皮瓣的是 Koshima 关于脐旁穿支修薄穿支皮瓣的报道[293]，随之有许多其他报道介绍了全身各处许多穿支皮瓣供区。依照 Hallock 的简化分类，将穿支皮瓣根据穿支血管穿过深筋膜的走行方式命名。因此，直接穿支皮瓣是由从源血管发出后直接走行至深筋膜并穿过后进入皮肤的穿支供血。间接穿支皮瓣又被细分为肌皮穿支皮瓣和肌间隔穿支皮瓣，根据穿支走行是穿过肌肉组织还是肌间隔决定。因此为了切取穿支皮瓣，常规必须切开深筋膜并逆行分离穿支血管至源血管。而在直接穿支皮瓣切取过程中，血管蒂解剖分离只通过脂肪组织，在切取间接穿支皮瓣分离血管蒂时，如果是肌皮穿支皮瓣则必须切断或分离肌肉组织，如果是肌间隔穿支皮瓣则至少切开一处肌间隔。穿支皮瓣也就可以根据源血管名称或相应分离的肌肉名称命名，如腹壁下深动脉穿支皮瓣和股前外侧肌穿支皮瓣。既然穿支皮瓣的血管吻合既可以在穿支血管发出平面完成从而不牺牲源血管（小管径短蒂），也可以在源血管平面完成（大管径长蒂），则应该提及血管蒂的结构特点以进一步突出皮瓣的特点，如比目鱼肌穿支皮瓣和长蒂股外侧肌穿支皮瓣。根据 Kim 的定义，基于肌皮穿支的穿支皮瓣应该根据穿过的肌肉名称进行皮瓣命名，而基于其他类型穿支的穿支皮瓣则应该根据近端血管蒂的名称进行皮瓣命名。术语"基于穿支"应该进一步定义那些切取过程中没有牺牲近端血管蒂的穿支皮瓣[273]。

因此，与传统皮瓣的主要区别是当切取穿支皮瓣时，特定皮肤穿支血管的位置是有变动的，必须通过切开深筋膜并根据穿支走行判断为肌间隔穿支还是肌皮穿支然后进行逆行分离。这种技术允许保留修复缺损不需要的组织结构，特别是包括运动神经支配的肌肉。除了可以根据缺损精确设计个性化皮瓣，穿支皮瓣最大的优点是将供区损伤最小化。然而，对于完成一个成功的重建手术，掌握切取皮瓣所需的精细操作、血管解剖和可能的解剖变异相关知识，以及吻合管径小于 1 mm 血管的可靠吻合技术是至关重要的。

## 11.3　发展和适应证

当 Song 等人的论文在 1984 年发表时，介绍大腿前外侧可作为三个新皮瓣的供区，这三个皮瓣基本上满足穿支皮瓣所有特点[509]。

在切取肌间隔穿支皮瓣时，切开阔筋膜并携带在股直肌和股外侧肌之间的皮肤穿支是手术过程的特定组成环节。不同于根据上述定义切取真正意义穿支皮瓣，传统的股前外侧皮瓣主要包括大量的皮下脂肪组织。通常，很大一部分股外侧肌包含在皮瓣内以保护穿支血管，保证皮瓣血液供应的安全。而最初穿支只是在深筋膜水平部分显露，现在则从皮下到血管蒂来源全程显露，蒂部绝大多数情况下为旋股外侧动脉降支。这样做，所有肌肉组织被保留，皮下脂肪根据缺陷的需求相应塑形或修薄。此外，源于不同源血管的不同血管蒂可以在股前外侧穿支皮瓣中运用，因此只要可以保证吻合的安全性，皮瓣可以以自由形式入路切取。

自从 Song 首先描述之后，过了好几年这种穿支皮瓣才流行应用于不同的重建目的。在使用传统的技术时侧重于不同种类和形状，自 20 世纪 90 年代初以来已报告大量不同的软组织重建临床病例。此组织瓣被用作筋膜皮瓣[162, 299, 497, 509, 584, 635]、筋膜瓣[215]、修薄皮瓣[281, 282, 584, 606, 607]、嵌合皮瓣结合骨皮瓣[299, 584]、肌瓣[605]、肌皮瓣[81, 117, 162, 279, 419, 584, 591, 595, 605]、皮下脂肪瓣[81, 175, 234, 254, 603]和 flow-through 皮瓣[16, 291]用于修复头部和颈部包括头皮，口腔，嘴唇和食管，上、下肢，脚和手，躯干，女性乳房，腹壁和身体的其他部位缺损。

广泛的适应证和丰富的临床经验使得大腿前外侧成为主要由穿支位置、长度及其走行定义的供区，而不是简单由解剖位置定义的皮岛位置供区[336, 552]。

## 11.4 解剖

大腿前外侧的解剖已经在"5 股前外侧皮瓣"陈述，只需简短地回顾穿支血管解剖学。

从大腿前外侧切取穿支皮瓣的上半部分由旋股外侧动脉降支穿支血管供血。然而，穿支也可以来自旋股外侧动脉横支或升支，或在罕见的变化情况中从股深动脉一个斜分支甚至可以从股动脉本身发出[16, 94, 277, 336, 497, 531, 611]。Wong 等人发现，在连续 89 名患者中平均有 1.9 支相当大的皮肤穿支，他们确定 85% 为肌皮穿支，15% 为肌间隔穿支。穿支非常靠近肌间隔，有距离很短但直接的肌内行程[611]。在一系列的 74 例临床病例中描述了皮肤血管的分支模式，可以分为八类，但没有发现任何一种变化使皮瓣不能切取。在本系列中，每例有 2.3 支穿支被发现，82% 有肌内走行，从不同平面发自降支[17, 277]。一个旋股外侧动脉的斜行分支在 35% 的情况下出现，在 14% 的情况下其作为主要穿支的源血管存在[611]。将一个由股浅动脉、股深动脉及降支三根独立穿支共同营养的近全股皮瓣通过血管吻合的方式修复面部缺损，从而为皮瓣的灌注增压[505]。类似地，还介绍了一种血流桥接皮瓣，它能获取一根来源于两个不同源血管的穿支，最大限度地扩大穿支的长度[182]。除了这些源血管的变化，皮肤穿支可能在极少数情况下缺如[94, 288, 308, 584, 591, 611]，发生率高达 5.4%[277]。在大腿中 1/3 区域，在大约 30% 的患者中降支分为内侧支和外侧支。而内侧支向股直肌和大腿内侧区域发出营养血管，外侧支是供养大腿前外侧皮肤的肌皮穿支和肌间隔穿支的源血管。临床研究 115 例股前外侧皮瓣切取过程，降支被发现在 22.6% 情况下缺如，取而代之的是内侧降支或其他粗大的肌肉分支[17]。根据解剖调查结果，占主导地位的大腿前外侧的皮肤穿支被发现 60%~80% 为肌皮穿支[117, 277, 584, 591, 611]，显示肌间隔穿支模式在大腿近端部分更常见[335]。在这些情况下，占主导地位的皮肤穿支直接走行至皮肤，沿着股直肌和股外侧肌之间的肌间隔走行并穿过阔筋膜，没有穿过股外侧肌。切取这些皮瓣没有携带任何肌肉组织，从而可能为较瘦患者提供较薄且质地柔软的皮瓣，适合修复重建头部和颈部区域以及口腔。占主导地位的皮肤穿支血管在几乎所有患者中都可以在以髂前上棘和髌骨外侧缘连线中点为原点、半径为 4 cm 圆周区域内找到[346, 598]。

除了这个主要穿支，降支另外发出的 1~3 个额外的皮穿支，在主要穿支以远进入皮肤。而最远端穿支血管对皮肤灌注是不可靠的，在大约 90% 的情况下在主穿支远端 4~9 cm 可以找到第二个穿支，从而能够切取第二个独立皮瓣。像主穿支一样，这个额外的皮穿支在 80%~90% 的实例个体中走行于肌内，从肌肉内侧缘 2~5 cm 穿出[591, 598]；其他作者描述距离在 0.1~7 cm，平均距离为 1.8 cm[330]。因为大多数的穿支进入肌肉深度仅为 2~3 cm，如果不希望进行艰苦的肌内解剖分离穿支操作，在穿支附近携带小的肌袖是必须的。Wong 等人调查了一系列 89 例穿支皮瓣的穿支走行，发现更外侧和远端位置的穿支通过股外侧肌内的行程往往迂曲难以分离[611]。穿支走行的详细描述是由 Shieh 等人报道的，他将穿支走行依据穿支来源和穿过股外侧肌的方向划分成四种类型。在Ⅰ型，来自降支的垂直肌皮穿支在 56.8% 的患者中被发现，平均 4.8 cm 长。在Ⅱ型，27% 患者表现为由横支发出的水平肌皮穿支，6.7 cm 长。Ⅲ型是在 10.8% 患者中发现的发自降支的垂直肌间隔穿支，平均长度为 3.6 cm。Ⅳ型（5.4%）为水平肌间隔穿支，发自横支，长约 8 cm[497]。

## 11.5 优缺点

相比传统的包括大量的皮下脂肪组织和臃肿肌肉的股前外侧皮瓣（ALT），穿支皮瓣通过细致的解剖从而可以制备薄而柔软的皮瓣，可根据缺损的需要独立设计。Kimura 和 Satoh 是率先描述大腿外侧皮肤穿支血管解剖学的，为一期修薄皮瓣提供了合适的解剖基础[281]。他们在前 5 例皮瓣移植时将皮下脂肪组织统一从除了穿支周围区域的整个皮瓣移除，获得的皮瓣厚度只有 3~4 mm。于是，如果穿支为肌皮穿支，其他作者也会采取皮瓣修薄操作。他们运用穿支皮瓣切取技术，移除多余的肌肉组织[65, 162, 584, 606]。进一步的经验表明，只要保留了皮下血管丛和关注相应的皮瓣穿支血管灌注区域，彻底去除脂肪组织不影响皮瓣灌注[290]。尽管 Ross 和同事发现临床上并发症率较高[447]，Alkureishi 等人的实验发现修薄皮瓣染料灌注降低[6]，但文献报道并发症发生率普遍较

低 [6, 290, 584, 606, 621]。Nojima 等人的解剖研究中，未被修薄的穿支皮瓣和修薄的穿支皮瓣中的大穿支被选择性地注入染料以进行比较。他们发现，未被修薄的穿支皮瓣血运供应范围平均为 351 cm$^2$，而修薄至 6~8 mm 厚度血运供应范围平均为 256 cm$^2$。在新鲜尸体，三维、四维的计算机断层动静脉血管造影显示皮瓣灌注的变化。作者发现皮瓣修薄因为在筋膜血管丛平面切断返血管而减少了血运供应范围 [472]。使用三维成像和乳胶解剖，这些在筋膜层的大直径连通血管也被 Saint-Cyr 和同事描述。他们指出，这些血管连接邻近血管灌注区域，因此可以可靠地根据一个占主导地位的穿支扩展切取皮瓣 [460]。然而，所有作者一致认为皮瓣修薄必须由拥有高技术和精确血管解剖学知识的外科医师完成。如果真皮下血管丛完全保留，修薄皮瓣的血管区域大小基本对应于传统皮瓣 [289, 393, 584]。

皮瓣失败最重要的一个原因是疏忽而导致穿支在筋膜层的分离 [73]。因此，为了减少预测穿支解剖学的不确定性和便于穿支显露，术前常规推荐使用可听式多普勒。虽然占主导地位穿支的明确走行只能在皮瓣切取过程中探索，但如果多普勒检测到穿支信号不是直接在股直肌和股外侧肌之间，而是位于肌间隔外侧 2~4 cm，可以预测为肌皮穿支。通过比较实际术中所见和术前彩色多普勒测定的穿支数量与位置以探讨术前采用彩色多普勒的评估效果。在此证明该方法在前瞻性研究中具有较高的预测价值 [245, 553]。另外，可听式多普勒被发现敏感性和特异性不可靠，并且依赖于使用的手持多普勒类型 [267, 553, 628]。Rozen 等人提出术前 CT 血管造影术，与多普勒超声相比，可提供对于降支和其穿支更好、更可靠的信息。使用此方法，术前可证实肢体无合适的穿支，从而可以选择更好的供区 [451]。该方法还能够通过设计最合适的血管来对重建策略进行改进 [159]。Sacks 等人提出了一种吲哚菁绿成像激光辅助方法。该方法能够根据最佳灌注值来选择最佳穿支 [454]。此外，在成功识别穿支位置后，医师也可以使用视频辅助来获取皮瓣 [382]。

如果在缺损区域存在足够小受体血管，穿支解剖给小血管吻合提供了机会。这对于缺乏传统受体血管的患者完成手术有帮助。在这些情况下，只能选择搏动好的动脉，否则皮瓣内无法建立足够的血流。如果采用的也是一个非传统的受区静脉，那么必须明确此静脉可以为皮瓣提供可靠的回流。处理所有这些小血管要高度谨慎，防止血管痉挛和任何形式的血管壁损伤。因为降支的牺牲不会对患者造成任何不利影响，一般建议切取穿支皮瓣时分离较长节段血管蒂，利用其提供的长段大管径血管蒂。

## 11.6 患者体位

对于解剖变异血管蒂的前外侧大腿 / 股外侧皮瓣，血管造影并不有助于定位降支的肌皮穿支或肌间隔穿支分支的解剖走行变化。术前应该使用多普勒探针，通过仔细听诊肌间隔区域和股外侧肌的内侧部分皮肤评估穿支。患者置于仰卧位，整条腿都包含在术区以方便自由摆放肢体和在必要情况下修改皮瓣设计。从臀部到小腿环形消毒。

## 11.7 皮瓣设计

ALT 穿支皮瓣设计位置完全取决于皮瓣穿支位置。因此，在显露有明显搏动的穿支之前不能完全决定皮瓣的设计定位。穿支位置通常可以在髂前上棘和髌骨外侧缘连线中点近端几厘米处找到。皮瓣设计长轴与肌间隔体表投影平行，在其外侧 2~4 cm，位于股直肌和股外侧肌之间。如果保留真皮下血管网络，皮瓣的长度可达 25 cm，皮瓣宽度是有限的，约 8 cm，可以完成供区直接闭合。当在真皮下筋膜层面彻底修薄穿支皮瓣，为了皮瓣安全灌注，建议限制皮瓣的大小在合理的限度内，不超过 20 cm × 7 cm。在近端大腿皮肤切口标记在阔筋膜张肌内侧缘，在股直肌表面垂直向膝关节延伸，皮肤切口与肌间隔保持安全距离约 3 cm（图 11.1 和图 11.2）。

步骤 1

皮肤切口 在触诊确定股直肌和外侧肌间隔后，在股直肌上方内侧做一道轻微弯曲的切口，从阔筋膜张肌相对的近端第三支穿支开始，与外侧肌间隔保持 2~3 cm 的安全距离。所以，所有从降支发出到达大腿前外侧的穿支全部可以安全保留。此外，在大多数情况下，如果主要穿支来自横支、上升支，或水平分支，它也可以通过这个切口暴露。因为穿支被暴露在筋膜下方，将阔筋膜切开，就可以看到股直肌的汇合点（图 11.3 和图 11.4）。

步骤 2

关于阔筋膜 用精细的钩或钳子牵扯筋膜然后轻轻地分离。采用细致的钝性分离打开肌间隔膜，在股外侧肌和股直肌之间寻找穿支。在切开阔筋膜的近端或远端切口边缘之前，必须识别出左右穿过的穿支

（图 11.5）。

**穿支的显露** 进一步钝性解剖，作者找到一支属于肌皮血管的主要穿支，距离股外侧肌前缘约 3 cm，穿支在髌骨－髂前上棘连线中点近侧几厘米处。在选择该穿支之前，作者需要清楚地看见动脉的搏动，以此来保证该血管对皮瓣的灌注是可靠的。在整个皮瓣的获取过程中，要保证穿支没有张力、没有压力、没有扭转（图 11.6）。

步骤 3

**穿支的逆行解剖** 用剪刀进行钝性分离将股外侧肌的间隔打开，使穿支的深部走形清晰可见。正常情况下作者可以看见几支穿入肌肉的小分支，最好是结扎或夹住，不能在穿支附近进行烧灼。在解剖的过程中，一般保留穿支附近的少量肌肉组织，以此来稳定与保护穿支（图 11.7）。

步骤 4

**降支的显露** 为了方便进一步解剖和推测穿过股外侧肌的血管，降支的近心端一般通过分离股直肌来暴露。通常可看到一根长血管蒂，它由一条动脉和两条伴行静脉组成。此外，在皮瓣穿支旁通常有一条股神经的运动支。沿着股外侧追踪穿支，直到到达穿支的发出点为止。如果穿支点的搏动因压迫主要动脉而停止，则确定降支为源血管。现在可以对穿支进行进一步的顺行解剖（图 11.8~ 图 11.10）。

步骤 5

**穿支的肌内解剖** 如果找到穿支在其来源血管的发出点，并且找到穿支的远端部分和近端部分时，慢慢地从两侧分离覆盖血管的肌肉，从而可以清晰地看到穿支的整个路径。与来源血管一样，穿支由一条动脉和两条静脉组成。将穿支到周围肌肉组织的分支进行结扎切断。在血管下面或周围留下一些肌肉组织是很重要的，这样可以防止与血管壁直接接触。股神经运动支完好无损（图 11.11）。

步骤 6

**切开穿支旁的筋膜** 在切取皮岛之前，需要在其深面定位穿支血管穿出的一个安全区域。为此，作者将其周围的阔筋膜进行圆形环切，与穿支的穿出点保持 2~3 cm 的安全距离。如果计划将皮瓣一期修薄，只要不切取穿支附近的脂肪，那么穿支就是安全的。穿支附近圆形筋膜的直径应为 2~3 cm，而且真皮下血管网必须保持完整。那么初次修薄后的皮瓣还可以再修薄至少 4 mm（图 11.12）。

步骤 7

**皮岛的界限** 在找到穿支并且保留了其周围的脂肪环和筋膜后，就可以在阔筋膜上方的层面获取皮岛了，这样的话，穿支位于皮瓣的中心。为便于无张力缝合，椭圆皮肤岛的宽度限制在 8~9 cm 以下。在皮瓣的深表面可以清楚地看到穿支，皮肤岛的形状现在可以很容易地根据缺损进行获取，而不用担心危及它的血液供应。直到皮瓣转移到缺陷部

步骤 8

位之前，皮瓣可以一直与大腿相连（图 11.13）。

步骤 9

**血管蒂的延长** 降支可以追溯到股动脉的外侧环以此来延长血管蒂。将穿支出口处的远端进行结扎，将其侧支血管全部截断。解剖穿支中，股神经运动支保持完整（图 11.14）。

步骤 10

**皮瓣切取完成** 在纤瘦患者身上或初步去脂肪后，股前外侧穿支皮瓣是一种薄而柔软的皮岛皮瓣，可以用于很多方面的重建。当使用完整长度的降支为血管蒂时，其血管蒂长、管径大，任何一条静脉都可以用于吻合，因为它们是由桥接血管连接。此外，可以在皮瓣完全脱离供区之前，检查每条静脉的回流情况（图 11.15 和图 11.16）。

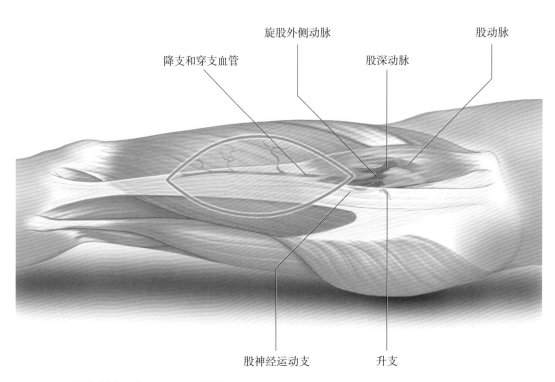

图 11.1 股前外侧血管系统和标准的皮瓣设计

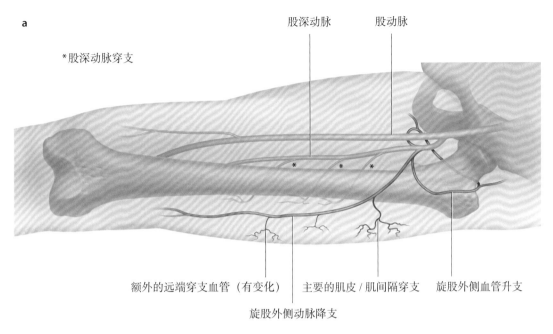

a

股深动脉　股动脉

*股深动脉穿支

额外的远端穿支血管（有变化）　主要的肌皮 / 肌间隔穿支　旋股外侧血管升支

旋股外侧动脉降支

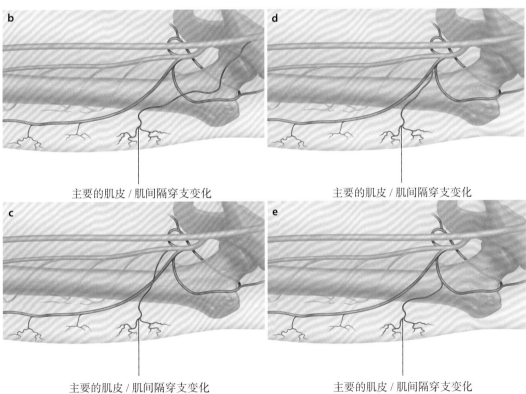

b

主要的肌皮 / 肌间隔穿支变化

d

主要的肌皮 / 肌间隔穿支变化

c

主要的肌皮 / 肌间隔穿支变化

e

主要的肌皮 / 肌间隔穿支变化

图 11.2　a~e. 主要的肌皮穿支 / 肌间隔穿支和变化

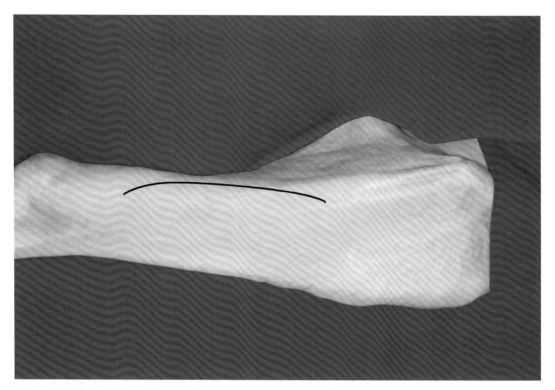

图 11.3　在股直肌表面的皮肤切口位置

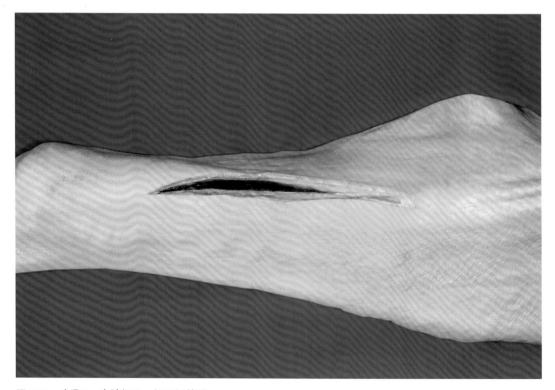

图 11.4　步骤 1：皮肤切口，切开阔筋膜

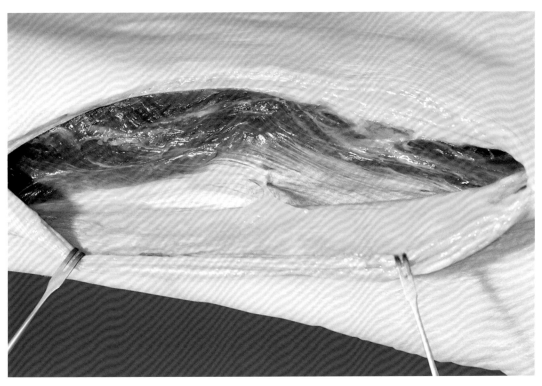

图 11.5 步骤 2：掀起阔筋膜确认穿支血管

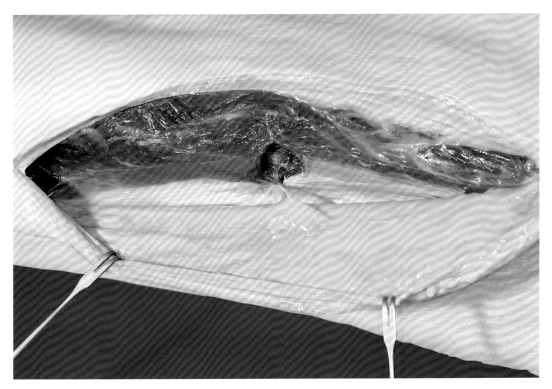

图 11.6 步骤 3：显露穿支血管，钝性分离肌纤维

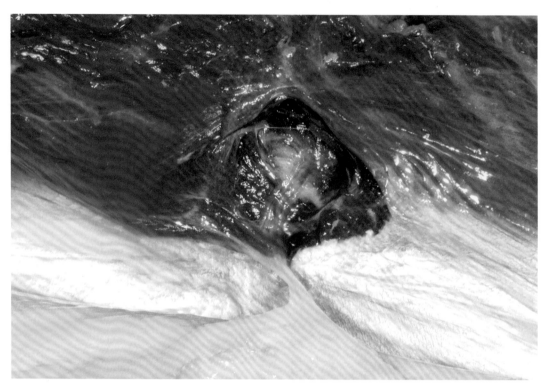

图 11.7 步骤 4：逆行分离穿支血管。局部观显示动脉居中，伴行静脉位于两侧

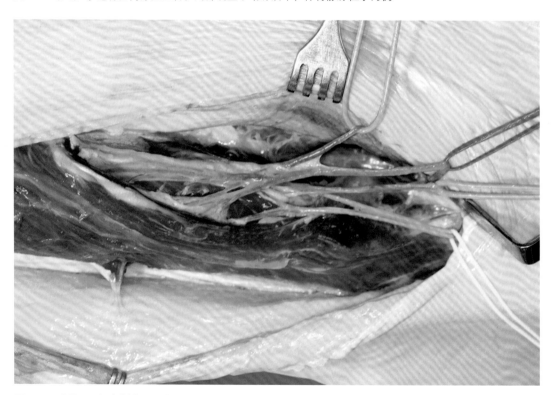

图 11.8 步骤 5：向内侧牵开股直肌显露降支血管蒂

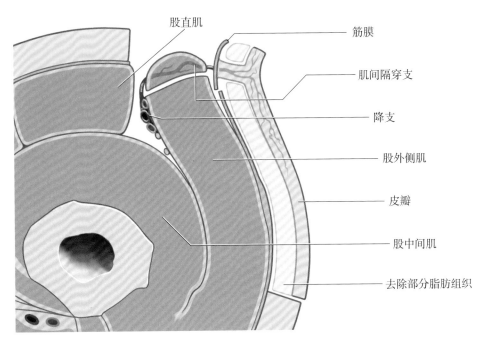

图 11.9  肌皮穿支走行，设计修薄皮瓣

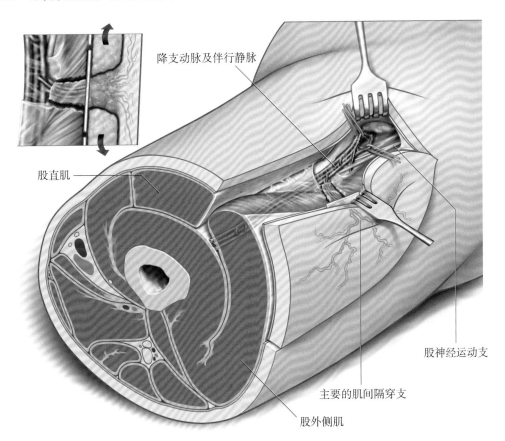

图 11.10  供区横截面解剖。穿支血管蒂周围保留肌肉、筋膜和脂肪构成的包绕袖带。留意皮瓣修薄的层面

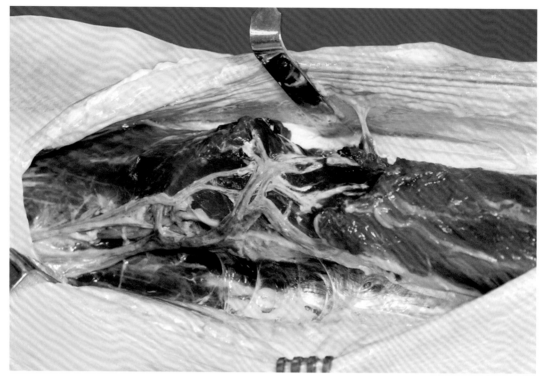

图 11.11 步骤 6：在股外侧肌内分离穿支血管

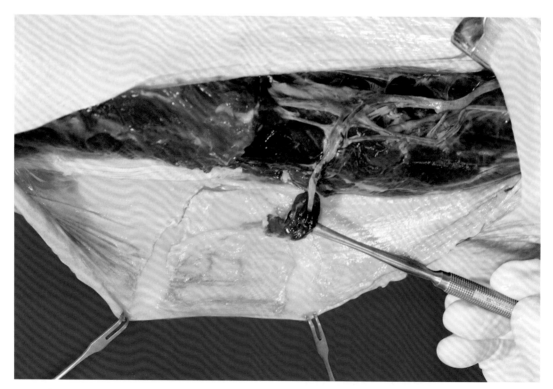

图 11.12 步骤 7：保留穿支周围的筋膜以策安全

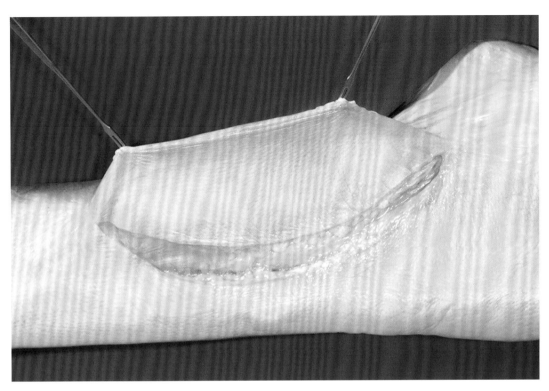

图 11.13　步骤 8：环形切开皮肤

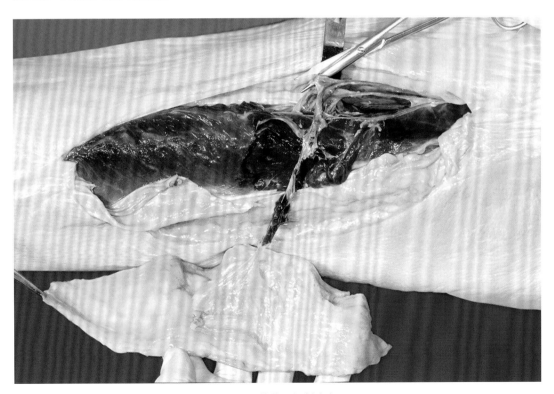

图 11.14　步骤 9：进一步分离穿支以获取更长的血管蒂。切断降支

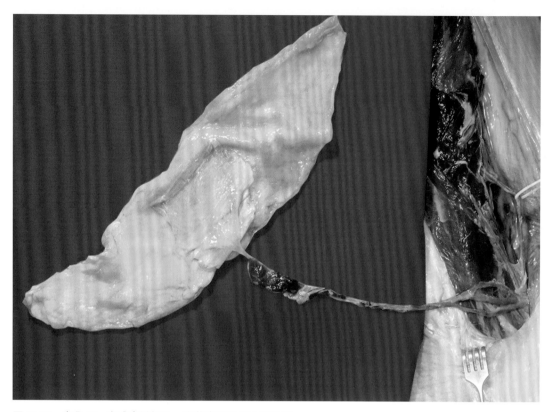

图 11.15 步骤 10：完成皮瓣切取。修薄皮瓣用于显微移植

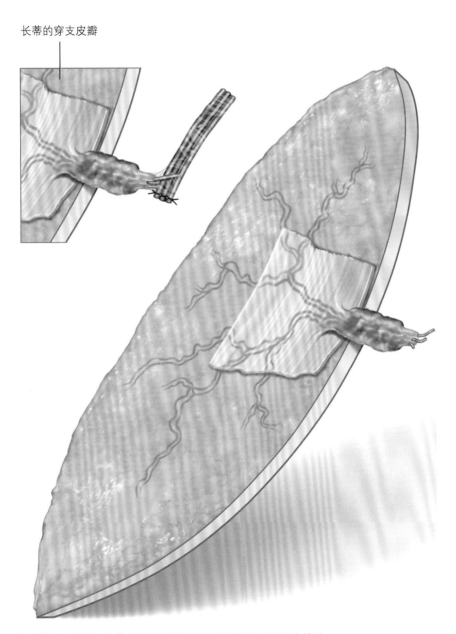

长蒂的穿支皮瓣

图 11.16 短蒂的穿支皮瓣，血管蒂周围保留适当的筋膜组织以保护血管蒂

## 11.8 评价总结

步骤1　皮肤切口的正确位置是穿支充分暴露的决定性因素。对于肥胖患者，如果不能通过皮肤触诊股直肌，则在大腿上 1/3 处直接切开。这样可以直接找到股直肌，而不会有切断横支的风险，这些穿支一般更接近大腿的尾端。沿着切口中间继续切开到阔筋膜，直至到达股直肌上方。

步骤2、3　穿支在阔筋膜下方的显露必须非常小心，并且必须使用钝性解剖。由于穿支的位置可能会有很大的差异，所以所发现的任何穿支都必须考虑在内，并检查其是否适合于为皮瓣提供血运。如果穿支有一个明显的动脉搏动，那么就可以考虑以此为穿支血管。如果沿外侧肌间隔或股外侧肌上方没有大的穿支，则向头端延伸切口。在这里，穿支是通过阔筋膜张肌的。它来自横支而不是降支。

步骤4、6　穿支的逆行或顺行解剖都需要时间和外科医师的轻柔操作。使用放大镜有助于解剖的进行。如果血管看不清楚，不要通过肌肉纤维切开。有了这种技术，穿支在肌肉上的整个路径都可以暴露，但深面仍然附着在肌肉床上。作者不建议对穿支进行圆形解剖，以防止一些小而易受伤害的血管发生损伤和痉挛。一般会保留深部肌肉床的其中一束来保护穿支。如果血管发生痉挛，可以对穿支使用利多卡因，然后几分钟之内不要触碰它。必须严格避免对血管的直接操作。

步骤10　由于皮肤灌注完全依赖于一个单一的穿支，因此该血管的扭转以及穿支上的张力或压力将最终导致血管痉挛或闭塞引起的弹性损失。所以必须确保在嵌入皮瓣和进行吻合之前，穿支没有扭转或扭结。

# 比目鱼肌穿支皮瓣

## Soleus Perforator Flap

## 12.1 发展和适应证

比目鱼肌穿支皮瓣本质上是一个真正的穿支皮瓣，血管蒂较短，由肌皮穿支和肌间隔穿支血管吻合构成。因此，不必牺牲任何一支小腿的主要血管。穿支大部分发自腓血管，在小腿外侧近端 1/2 选择穿支设计皮瓣有利于供区直接闭合。因为解剖结构的相似性，对于已经熟悉腓骨皮瓣的外科医师来说，此皮瓣的切取技术较容易掌握。

在推出比目鱼肌穿支皮瓣之前，从小腿切取的游离皮瓣以胫后动脉[631]、胫前动脉[385, 582]以及腓血管[625]作为血管蒂。

Zhang 等人第一次报道胫后动脉皮瓣[631]作为远端蒂筋膜皮瓣修复足和小腿缺损。在对 20 例尸体进行解剖研究后，作者发现大量来自胫后动脉的肌间隔穿支。根据这项研究，3 支胫后动脉的肌间隔穿支位于胫后动脉近端，7 支在中段，3 支在小腿远端。Carriquiry 和同事对于胫后动脉数量和位置进行了精确描述，其发现有 4~5 支穿支，位于内踝上方 9~12 cm、17~19 cm 和 22~24 cm 处[70]。Amarante 等人运用该皮瓣作为远端带蒂皮瓣移植修复足部，他们报道了两个恒定的分支，位于内踝上 4 cm 和 6.5 cm[11]。类似的发现被 Koshima 等人报道，他们还倾向于在小腿下 1/2 区域切取皮瓣，因为这一区域有大量肌间隔穿支血管[297]。为了避免牺牲小腿的这一主要血管，他们直接吻合穿支，保留胫后动脉完好无损[297]。Hung 和同事后来通过微血管吻合胫后血管转移皮瓣以修复四肢缺损[239]。胫后动脉穿支皮瓣的一个特殊适应证被 Chen 等人介绍，作者在 3 例患者中应用此皮瓣重建食管[82]。

专注于胫前动脉，Morrison 和 Shen 根据他们的尸体解剖研究，认为小腿近端 1/3 区域是切取胫前动脉肌间隔穿支皮瓣的最可靠供区，每支穿支的供血范围为 15 cm × 10 cm[385]。根据第一次临床应用介绍了三种类型的胫前动脉皮瓣[385, 468, 582]，全部应用于小腿局部缺损修复。胫前动脉肌间隔穿支皮瓣的主要优点是较大的旋转弧、皮瓣质地较薄、皮瓣切取容易，使得此皮瓣技术成为足部缺损修复的理想方法[385]。

虽然早期 Yoshimura 等人就已描述切取腓动脉血管蒂皮瓣的可能性[625-627]，但之后一段时间只有少数出版物报道了此皮瓣的实用性。临床应用不多的原因可以由之前报道的穿支皮肤灌注不可靠所解释[67, 70, 568]，穿支的位置定位变化极多[67, 482]，保留腓骨完整性同时显露腓血管是很困难的[406, 568]。

使用小腿传统皮瓣通常会牺牲一支主要血管，迫切需要改进腓动脉皮瓣的切取技术，促进了皮瓣设计的进一步发展。随着身体其他区域穿支皮瓣的发展，小腿也被考虑作为短蒂穿支皮瓣的供区。因为上述研究使得皮肤穿支解剖变得众所周知，成功切取不牺牲源血管的短蒂穿支皮瓣只是进步了一小步而已。这些类型皮瓣的小皮支被逆行解剖分离到源动脉，以便可以获得足够长度的血管蒂和足以吻合的血管管径[601, 604]。

## 12.2 解剖

关于腓动脉皮穿支数量和走行的研究已经开展。在 80 具尸体解剖研究中，Schusterman 和同事[482]发现每侧肢体平均有 3.74 支腓动脉穿支，1.3 支显示为肌间隔穿支，1.9 支肌皮穿支；平均 0.6 支穿支位于比目鱼肌和腓骨肌之间而不穿过这些肌肉。切取腓骨皮瓣时，考虑到穿支的位置等变化，Schusterman 建议切取包括整个肌间隔。Yoshimura 首次描述了腓骨肌瓣，发现 4.8 支穿支，71% 为肌皮穿支，自踇长屈肌和比目鱼肌之间穿出[626]。而 Yoshimura 建议在更远端切取皮瓣，其他作者认为小腿中 1/3 节段为切取皮瓣最安全的供区。进一步在 30 例尸体解剖的研究显示，平均 4.2 支穿支自腓动脉发出进入皮肤，在小腿近1/3 节段倾向于以肌皮穿支形式穿出，在小腿远 1/3 节段倾向于以肌间隔穿支形式穿出[601]。与主干动脉一样，小腿动脉穿支由一支动脉和两支伴行静脉构成并穿过致密的深筋膜。虽然皮穿支的定位通常多变，但 Wolff 等人发现最近端和最远侧的穿支位置较为恒定。最近端穿支恒定出现在腓骨头以远 5~15 cm 平面，最远端穿支恒定出现在小腿中下 1/3 区域外踝上 8~12 cm 平面。为了使直接关闭供区成为可能，应优先选择小腿近侧半段为供区；在这里，穿支穿过比目鱼肌。选择性染料注射研究结果已经表明，一支穿支平均供应皮肤面积为 12 cm×7 cm，这面积已经足够大以用来修复相当多的缺损[601]。为了确定血管的行程，必须追溯穿支到它们从主干动脉的发出平面。在他们的解剖学研究以及临床研究中，穿支大多来自腓动脉穿支，他们中的绝大多数走行在踇长屈肌和比目鱼肌之间，只有 18% 的穿支直接到达皮肤。由于腓动脉的位置较深以及宽阔的后侧肌间隔存在，穿支的长度至少 4~5 cm，动脉的直径变化介于 1~1.5 mm，静脉介于 1.5~2.5 mm。从穿支发出的额外细小穿支分布在周围肌肉中，从而可以切取携带血运良好的肌袖；未发现从穿支发出直接到达腓骨骨膜或腓骨的分支。

基于解剖 20 具尸体腿部的发现，Heitmann 等人测定腓骨后缘 4.8 支腓动脉穿支的管径在 0.3~1.5 mm，平均为 0.6 mm[213]。在早期的报告中，Weber 和 Pederson 在两例腓骨皮瓣采用独立穿支微血管吻合挽救腓骨皮瓣中皮瓣部分时展示这些细小血管之间的吻合[580]。Yokoo 和同事发表的报告相似，他们指出如果皮瓣穿支不是来自腓血管而是来自胫前血管的话，此类型操作在腓骨肌皮瓣切取过程中就非常必要[623]。由于这些临床经验，Wong 等人进行了解剖研究以评估在这些情况下采用比目鱼肌肌皮穿支挽救皮瓣的作用。在 20 个肢体中的 18 个，他们发现一支或多支管径至少 0.5 mm 的肌皮穿支，位于腓骨中下 1/3 的 6 cm 节段平面。在这项研究中，只有 50% 的穿支源于腓动脉，35% 源于胫后血管，因此作者建议在切取腓骨皮瓣时保留 1~2 支比目鱼肌穿支直到确定肌间隔穿支位置[610]。三维分析 8 具尸体使用注射氧化铅和明胶混合灌注后显示平均有 13 支穿支，来自腓血管、腘血管、胫后血管；每支穿支供血面积约 38 cm$^2$[529]。小腿外侧穿支皮瓣的临床应用也被 Kawumara 和同事报道。他们发表了在 23 名患者身上应用游离比目鱼肌穿支皮瓣和游离腓动脉穿支皮瓣而不牺牲小腿主要动脉的经验。在比目鱼肌穿支皮瓣中穿支蒂部长度在 6~10 cm 变化，最大的皮瓣为 15 cm×9 cm，在腓动脉穿支皮瓣中血管蒂穿支长度在 4~6 cm。皮瓣的最大面积是 9 cm×4 cm；本组病例中只有一个皮瓣坏死失败[264]。

## 12.3 优缺点

以前的解剖学研究表明，小腿的皮肤由所有 3 支主要血管发出穿支供血[70, 385, 529, 582]，这促进了源于胫前动脉[385, 470]、胫后动脉[11, 264, 297] 和腓动脉系统[601, 627] 的游离皮瓣的发展。为了避免牺牲主要动脉，胫后动脉和腓肠内侧动脉[264] 游离穿支皮瓣切取时直接在穿支血管平面吻合。这些真正的穿支皮瓣主要用于四肢缺损修复。Tsai 和同事所报道的游离小腿外侧穿支皮瓣被用于修复 1 名患者颈前广泛瘢痕挛缩[551]。在这个病例中，一块 22 cm×8 cm 的皮瓣从小腿的整个外侧面切取并以两支肌皮穿支为蒂，两支穿支在腓骨头深面约 2 cm 处会合。因为小腿外侧的血管解剖在先前的研究调查中已被精确测量[70, 482, 529, 626]，也因为腓骨肌皮瓣移植而被广泛熟知，显露穿支和掀起皮瓣是可行的，而且没有技术困难。虽然在小腿远端 1/3 也可以找到粗大穿支 [11, 623]，但还是优先推荐选择更近端的供区，因为此区域切取皮瓣宽度达 7 cm 仍可以直接关闭伤口。切取腓骨瓣或腓骨皮瓣时腓动脉需被牺牲掉，与其不同的是在拟使用比目鱼肌穿支皮瓣时术前不需判断排除小腿主要动脉行程的解剖变化。因此，在传统小腿皮瓣的手术规划中血管造影是一个重要组成部分，它使得血管变异可视化并能显示主要血管的动脉硬化性损伤。在设计比目鱼肌穿支皮瓣时，唯一能有助于切取皮瓣的术前措施是采用可听式或彩色多普勒，这有助于准确定位穿支。特别是当计划切取小皮瓣时，术前用多普勒或更精确的彩色多普勒双成像 [189, 427] 有助于穿支定位把最初切口设计在与穿支血管 2~3 cm 的距离处，这样当皮瓣切取完成后，穿支将位于皮瓣的中心。术前应用 CT 血管造影术可确定至少 1 mm 以上的合适穿支 [593]。成功转移皮瓣非常重要的一点是血管蒂无张力吻合。因此，这种类型的皮瓣只建议采用在可以预期受区血管靠近缺损区域的情况下。在患者颈部血管不足的情况下，提出了将反向血流面部动脉作为此类短蒂穿支皮瓣的受区血管 [226]。除了供区损伤小的特点外，比目鱼肌穿支皮瓣主要优点还包括薄而柔软，因为它只携带一层薄薄的皮下脂肪组织。因此，在应用于口腔内修复重建时，比目鱼肌穿支皮瓣被认为比起其他部位切取的需要额外操作修薄的穿支皮瓣更加适合 [601, 604]。

短蒂穿支皮瓣的主要缺点是，他们必须通过小直径的短蒂穿支血管吻合，吻合这些穿支需要特殊技能 [290, 585]。因此，掌握细小的 1 mm 血管吻合是所有打算完成短蒂穿支血管皮瓣移植的外科医师开展手术的前提条件。此外，需要精细轻柔的小血管解剖技术以防止血管痉挛，这是至关重要的。因此强烈建议选择在身材较高较瘦的患者身上完成个人第一例穿支皮瓣，因为可以预期发现更大的穿支，这将有利于分离吻合血管蒂。尽管如此，比目鱼肌穿支游离瓣已被证明是口腔重建的可靠方法 [593, 599, 600]。

## 12.4 患者体位

膝关节屈曲呈直角，在侧卧位姿势可更好地显露小腿的外侧和后侧面。通过在臀部垫一沙袋有利于维持此体位。整个下肢消毒准备，足部铺巾包扎以便随时监测足背动脉搏动情况。不应使用止血带，因为它将导致无法确认穿支强度和搏动情况。术前用多普勒探针听诊后侧肌间隔区域将有助于找到最合适的穿支。

## 12.5 皮瓣设计

比目鱼肌穿支皮瓣的定位完全取决于皮瓣穿支血管蒂的选择。因此，皮瓣的设计位置不能在显露有较强搏动的可利用穿支之前确定。一般可以在腓骨头以远几厘米肌间隔后方 1~3 cm 平面腓骨肌和比目鱼肌之间发现穿支。皮瓣设计的纵轴平行于肌间隔；如果发现粗大有搏动的穿支蒂，皮瓣的长度可达 15 cm；皮瓣宽度是有限的，6~7 cm 以内供区才能直接闭合。皮肤切口明显高于腓骨的肌肉，保持约 2 cm 的安全距离。为了防止腓总神经损伤，皮瓣设计区域与腓骨头保持约 4 cm 的距离（图 12.1~ 图 12.4）。

**步骤 1**

**皮肤以及小腿筋膜的切开** 腓骨肌与比目鱼肌之间的沟槽标志着后肌间隔的位置，在触诊到这个标志后，在腓骨肌上方，后肌间隔前方 2 cm 做一道切口，继续切取直至到达小腿筋膜。切口的长度一般主要取决于所需皮瓣的大小，但是可以适当地扩展，以便更好地进行操作。在切开筋膜前，后间隔的位置和腓骨肌的位置可以通过直接触诊来确认（图 12.5 和图 12.6）。

**步骤 2**

**通过仔细地将肌筋膜与腓骨肌分离出来，并在后肌间隔进行钝性分离** 沿着小腿筋膜切开，直至到达后肌间隔，切开至与皮肤切口相同的长度，然后用尖锐的钩子夹住切口边缘。在筋膜下方进行仔细的钝性解剖，直至看到一个足够大的穿支为止。在此展示的尸体上，可以清楚地看到穿支运行在肌间隔上方，它仍然是完全完整的。将腓骨肌向前牵拉，因此可以触及腓骨外侧缘。如果这一步没有看到穿支，它可能会走行在隔膜的后方，因此需要小心地钝性分离这层不透明的膜。在这种情况下，穿支完全在肌肉中走行，并且经常有更大的口径。此外，如果一个穿支消失或不可靠，皮肤和筋膜的切口可以继续向远端延伸。如果可以找到两个或者更多的穿支，需要选择皮瓣灌注最强的穿支（图 12.7）。

**步骤 3**

**后侧肌间隔的切口** 为了让皮瓣有更多的修改性，以及让穿支能够在肌肉中解剖，作者会将后肌间隔周围打开，但不能与血管直接接触操作。现在，可以分别从两侧逆行解剖比目鱼肌和腓长肌来追踪穿支。解剖到间隔后，可以看见比目鱼肌。可见位于中间的穿支动脉伴随着两条静脉。在这具尸体上，没有发现运行于肌间隔的其他穿支（图 12.8）。

**步骤 4**

为了更好地进入屈肌深层，可以将腓骨肌向前方牵拉，将比目鱼肌向后牵拉 如果穿支毗邻腓骨头，则需要暴露腓总神经，可预防它的直接或间接损伤。这可以通过触诊神经背侧到腓骨头并轻轻分离腓肌肌肉束来实现。然后用一个环固定该神经，并严格防止对它的任何张力或压力。在进一步解剖之前，再检查穿支的灌注是否达标以及是否能够进行血管吻合。必须清晰看到动脉的搏动，并且它的直径必须至少 1 mm。如果脉搏很弱或不存在，或者动脉很小以至于不能与伴随的静脉区别开来的话，就必须寻找另一个穿支（图 12.9 和图 12.10）。

　　将穿支解剖到腓血管，在它穿出筋膜前，都保留一个小肌袖　穿支逆行分离到源血管发出处，一般来说血管蒂都是腓动脉及其伴随的静脉。在穿支穿入比目鱼肌和跗长肌后，进行肌内解剖，将少数细小肌支小心缝扎。如果主要穿支位于腓骨后面且易于接近，它们可以完全暴露，并使用血管环轻轻横向拉出。在大多数情况下，这种操作是非常困难的。因为腓总血管位于深层屈肌的腓骨内侧。所以在大多数情况下，一旦抵达了腓总血管就要停止穿支的解剖，这样就不会被伤及重要血管（图 12.11）。 步骤 5

　　直接汇入腓血管动静脉的解剖　在定位了穿支位置及穿入筋膜点后，皮岛可以呈圆周状进行切取，这种切取方法所获取的穿支位置不会偏离皮瓣中心位置。由于这个供区部位通常只有一层很薄的皮下脂肪组织，所以皮瓣的削薄并不是必要的，从而整个皮下筋膜都可囊括在皮瓣内。为便于伤口的直接缝合，皮瓣的宽度限制在 6~7 cm 以内。在后切口缘可能看到大隐静脉和腓肠神经。这两种结构都应该保持完好无损（图 12.12）。 步骤 6

　　皮岛皮肤和筋膜的切取　在获取皮岛之前，其下表面应该与比目鱼肌分离，以此保证在没有损伤穿支风险的情况下进行筋膜的切取。可以看出，后肌间隔远端到穿支处仍然是完整的。从浅筋膜处到暴露肌肉，皮岛及皮下筋膜皮肤都完全可以用剪刀切取（图 12.13）。 步骤 7

　　皮瓣切取完成　比目鱼肌穿支现在只附着在腓血管上，并且可以完整地获取。作者可以看到皮瓣下表面的小肌束和筋膜。微血管转移时，直接将血管蒂从腓总血管的发出处剪断，而腓总血管通常是完整的。在皮瓣转移后，伤口很容易通过对皮肤边缘的游离进行直接闭合。如果需要，可以切去 Burow 三角，以避免猫耳的形成，从而获得不具有任何轮廓的直线瘢痕，患者术后也不需要制动。 步骤 8

　　为准备吻合口，可以在手术显微镜下分离小血管。使用哪一种静脉是根据它们的大小来决定的。为确保静脉回流可靠，一般首先进行动脉吻合，以行静脉回流检查（图 12.14 和图 12.15）。

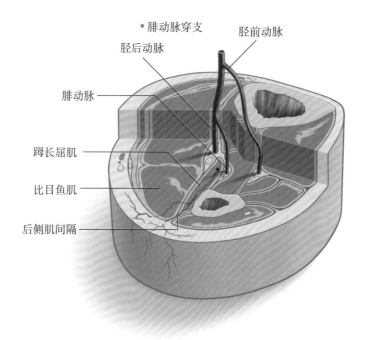

图 12.1  横截面解剖图显示腓血管穿支沿蹈长屈肌和后侧肌间隔走行，另外发出一支分支进入比目鱼肌

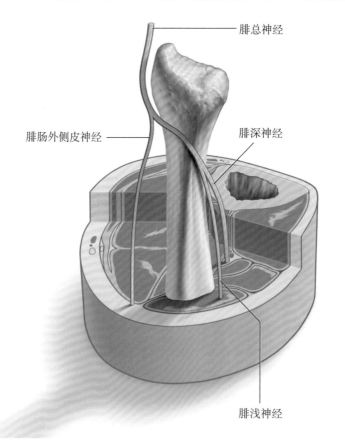

图 12.2  腓总神经分支的横截面解剖图

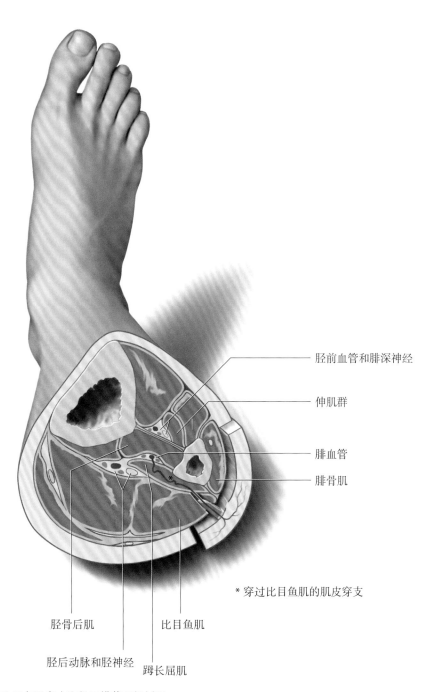

胫前血管和腓深神经

伸肌群

腓血管

腓骨肌

\* 穿过比目鱼肌的肌皮穿支

胫骨后肌

比目鱼肌

胫后动脉和胫神经

蹈长屈肌

图 12.3 比目鱼肌穿支和供区横截面解剖图

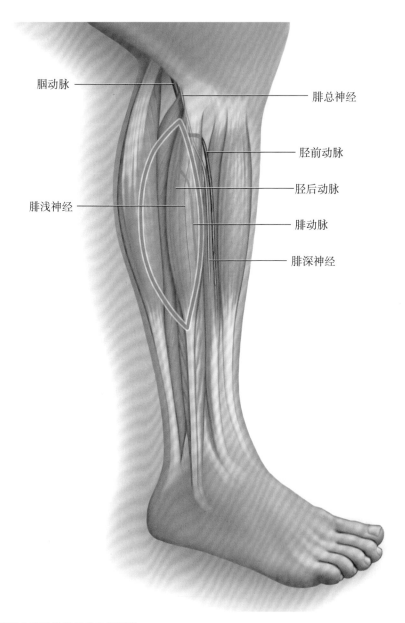

腘动脉

腓总神经

胫前动脉

胫后动脉

腓浅神经

腓动脉

腓深神经

图 12.4 小腿近端血管系统和标准皮瓣设计

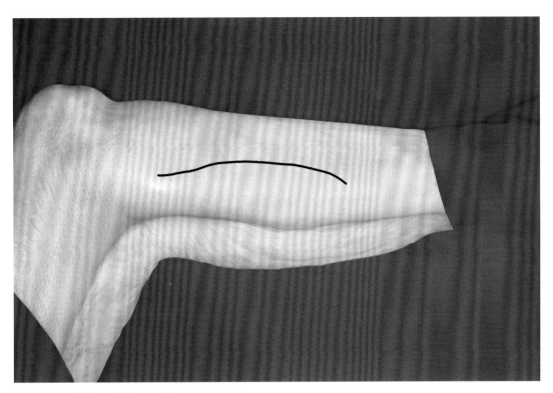

图 12.5 患者体位和皮瓣切口设计

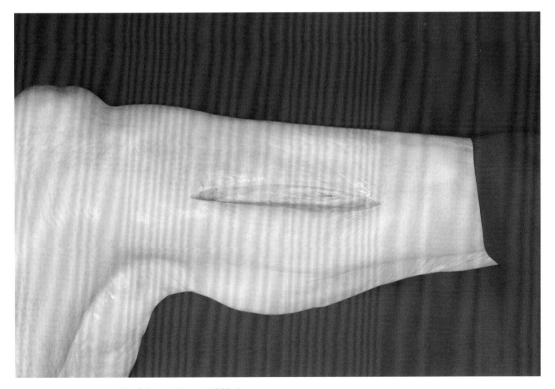

图 12.6 步骤 1：切开皮肤皮下组织至胫前筋膜

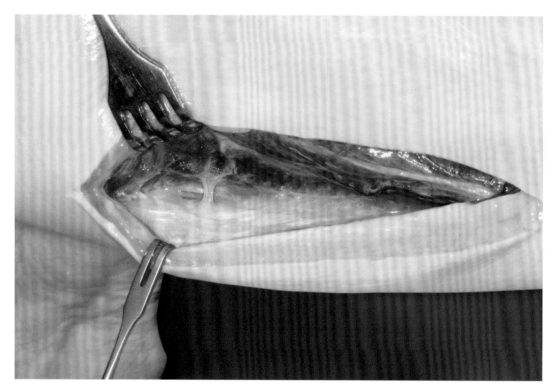

图 12.7　步骤 2：仔细分离腓骨肌筋膜并在后方钝性分离

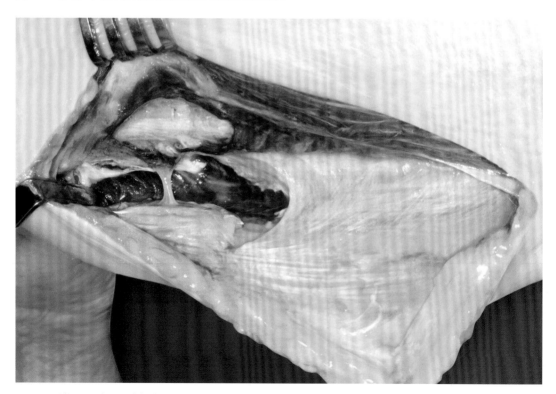

图 12.8　步骤 3：切开后侧肌间隔

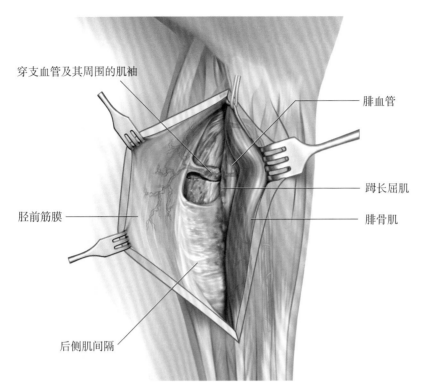

穿支血管及其周围的肌袖

腓血管

胫前筋膜

蹬长屈肌

腓骨肌

后侧肌间隔

**图 12.9** 显露穿支血管及其周围的肌袖。平行血管蒂切开后侧肌间隔，胫前筋膜携带于皮瓣内

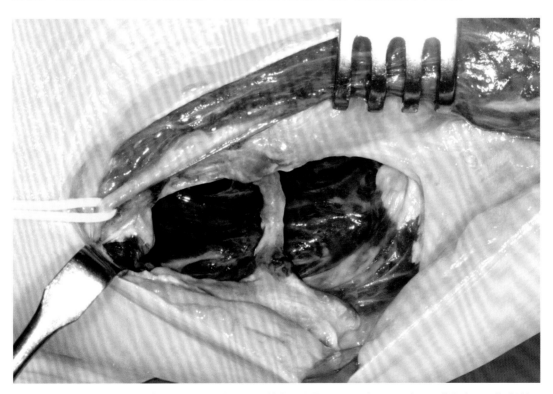

**图 12.10** 步骤 4：为了更好地显露后侧屈肌间隙，向前牵开腓骨肌，向后牵开比目鱼肌。黄色套环围绕腓神经

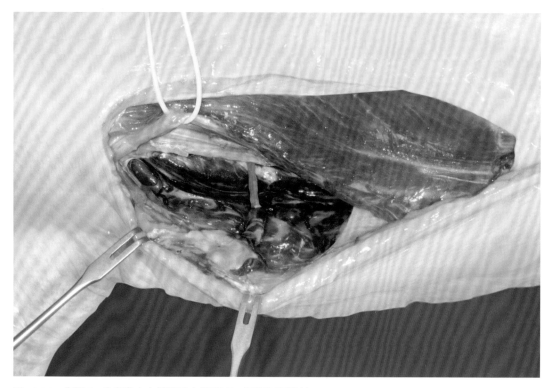

图 12.11　步骤 5：分离穿支血管到腓血管平面，保留周围肌袖

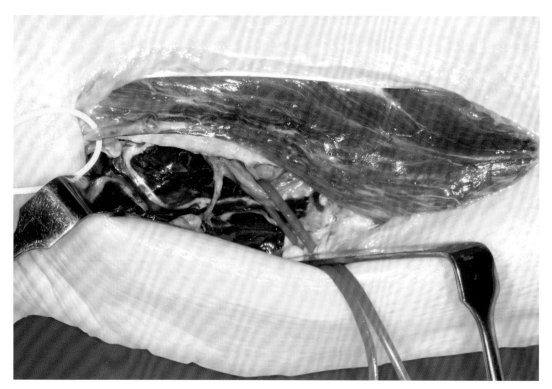

图 12.12　步骤 6：分离穿支血管至腓血管

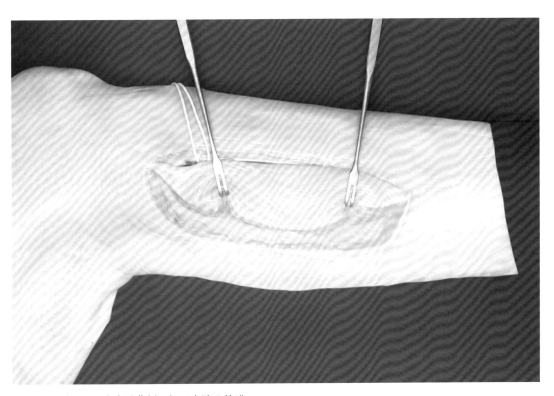

图 12.13　步骤 7：在皮瓣背侧面切开皮肤及筋膜

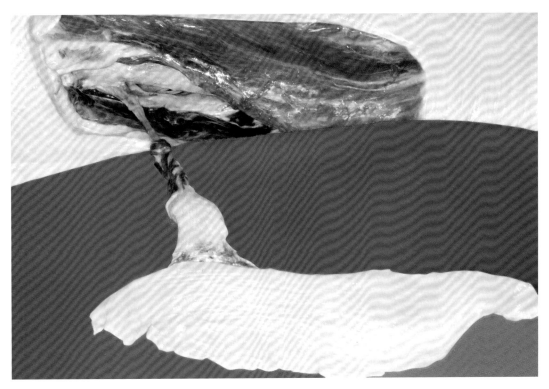

图 12.14　步骤 8：完成皮瓣切取

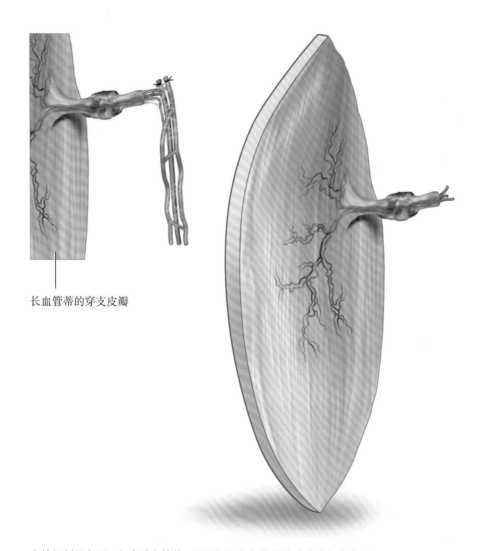

长血管蒂的穿支皮瓣

图 12.15 血管解剖示意图。包含腓血管蒂，可以切取长血管蒂的腓动脉穿支皮瓣

## 12.6 评论总结

步骤 1　皮肤切口的正确位置对穿支的成功暴露是非常重要的。后肌间隔的位置可以通过触诊比目鱼肌和腓肌的间隔来确认，最好是出现在跟腱和外踝关节之间的小腿下 1/3 处。然后沿着凹槽向近端方向移动到达腓骨头。皮肤切口一般在间隔前 2 cm 处，然后沿着腓肌的腹部直行。一定要小心，不要把皮肤切得太靠前面。因为在这样一个病例中，在后肌间隔未发现合适的穿支，最后用前肌间隔穿支来取代。

步骤 2　穿支在浅筋膜下的暴露必须非常小心，并且必须使用钝性解剖。由于穿支的位置可能有很大的差异，所以所发现的任何穿支都要考虑在内，并检查其是否足够提供皮瓣的灌注。通常情况下可以看见一个明显的搏动。如果沿着后肌间隔或比目鱼肌上方解剖都未发现穿支，皮肤切口可以向尾侧延伸。在这种情况下，必须考虑随着皮瓣的进一步获取，直接缝合伤口将变得更加困难。

步骤 5　穿支的逆行或顺行解剖都需要时间和外科医师的轻柔操作。使用放大镜有助于解剖的进行。如果血管看不清楚，不要盲目切开肌纤维。切开血管表面肌肉，穿支在肌肉上的整个路径都可以暴露，但它的深面仍然附着在肌肉床上。作者不建议对穿支进行圆形解剖，以防止一些小而易受伤害的血管发生损伤和痉挛。一般会保留深部肌肉床的少量肌袖来保护穿支。如果血管发生痉挛，可以对穿支使用利多卡因，然后几分钟之内不要触碰它。必须严格避免对血管的直接操作。

步骤 8　如果存在变异，在逆行解剖中可以明显看出穿支起源于胫后血管、胫腓总干，甚至来自胫后血管。在这样一个案例中，穿支的解剖以同样的方式进行。如果源血管位置太深，只要能够获取一个好的操作视野，都可以将一些无关穿支离断。

# 13

# 腹壁下深动脉
# 穿支皮瓣

Deep Inferior Epigastric Artery Perforator Flap

## 13.1 发展和适应证

由于传统腹直肌皮瓣相关的并发症被广泛报道，因此已制订了减少肌肉损伤的策略，首先是减少肌肉的皮瓣切取技术，并最终演变为穿支皮瓣的方法。很早以前，许多作者强调了腹直肌穿支血管灌注腹部皮肤的重要意义[225, 441, 524]，但直到 1989 年，Koshima 和 Soeda 才报告了腹壁下动脉穿支皮瓣的首次临床应用[296]。随着这一重要改良技术的引入，极大避免了诸如腹壁软弱导致的腹壁疝等并发症。这使得几种之前描述的用于闭合肌肉缺陷的技术变得不重要，如直接缝合[204, 560]、使用对侧腹直肌前鞘层面切取的旋转皮瓣[364]，或将合成网状材料修补造成的肌肉和前鞘缺损[126, 315]。确定了一个粗大的穿支血管后，Koshima 完整保留了所有的腹直肌肌肉组织，当他沿着穿支轻柔地分离肌肉纤维到深部腹壁血管系统时。根据目前的定义，该手术方式首先满足了所有切取穿支皮瓣的标准[296]。当同一名作者引入了最初的皮瓣修薄技术时，这个手术方式的吸引力进一步增加，使解剖目标穿支和保留穿支成为可能，允许安全地去除多余的脂肪组织[293]。与传统的 TRAM 或腹直肌瓣相似，这些 DIEP 皮瓣仍然与深部腹壁下血管吻合[9, 161]。Allen 和 Treece 是第一批使用这种方法进行乳房再造的人，并证实了其减少腹疝或肌肉无力的可能性[9]。如果需要将皮瓣延伸至对侧腹部，这在乳房重建中通常是常规情况，来自对侧的穿支需额外的与同侧腹壁下深动脉血管的远端吻合，从而增加血液供应的安全性（增压技术）[161, 414]。这种技术在存在垂直瘢痕的情况下也是有用的，这可以增加对侧到吻合口侧的血液循环[478]。Blondeel 和 Boeckx 也描述了一种类似的技术，他们另外使用了对侧穿支，将其与胸廓内血管吻合，而不是单独使用同侧主要的血管[47]。Koshima 等人再次将腹壁下深动脉穿支血管首次吻合到穿支血管，将此技术描述为超显微手术[290]。此外，他们认识到穿支皮瓣的另一个重要优势，即有一期皮瓣修薄的可能性。那些具有短蒂的超薄穿支皮瓣的指征是下肢、头皮、腹部或头颈部的浅表皮肤缺陷的修复[290, 487, 527, 622]。同时，许多对比研究表明 DIEP 皮瓣有更高患者的满意度，减少腹部隆起，但与 TRAM 皮瓣有相似的美学效果[44, 379, 395]。

## 13.2 解剖

Blondeel 及其同事详细研究了 DIEP 的解剖和血流[47, 51, 161]。他们研究表明，大约 75% 的 DIEP 分为两个分支，其中外侧向为优势穿支 (54%)。虽然在 18% 案例中内侧分支有更大口径，但在这些情况下通过穿支的血流量最低。根据他们的结果，在 28% 的情况下，DIEP 作为单个血管存在，在肌肉后面的中央具有多个小的分支。其他临床和解剖结果显示，在所有病例中 14% 的血管蒂也可分为三个分支，使分离肌肉过程中不会有危及每个部分的血液供应的风险[455, 559, 564]。因此，穿支可以在外侧、内侧或其中心穿过肌肉。在脐周围可以发现 DIEP 皮肤穿支的密度最高[60]。Blondeel 等人详细的解剖研究显示在肌肉两侧各有 2~8 个直径至少为 2.5 mm 的穿支。大多数这些血管位于脐外侧 1~6 cm、脐头侧 2 cm 和脐尾侧 6 cm 之间[46]。Vandevoort 等人在一系列 100 例临床病例中描述了穿支肌的位置和穿过腹直肌的行程。65% 的人发现了肌肉中短的穿过肌肉的直接走形，而 16% 的穿支穿过了腱划。在这些病例中，虽然只有 9% 发现了穿支在肌肉中较长的行程，但在这些病例中切取皮瓣是最困难的[569]。Munholz 等人报道了类似的结果，他发现 34% 的穿支位于腹直肌的外侧组，79% 的穿支在肌肉中是直线走行。在内侧组中，只有 18.2% 具有这种结构[391]。Kikuchi 等在 329 例 DIEP 穿支的解剖研究中发现，在直径至少为 1 mm 的"大"穿支[201]、合适的与肌纤维平行走形的穿支[367] 和具有两种特征[111] 的"理想"穿支之间进行差异化处理。这些理想穿支位于腹直肌的中间 1/3 处，位于脐外侧 10~30 mm[269]。利用理论模型，Patel 和 Keller 描述了 DIEP 穿支中的动脉血流，并认为单一且大管径血管灌注皮瓣是最好的。虽然包含额外的穿支会增加血流量，但作者并没有认为额外的解剖创伤和增加的手术时间对患者有益[413]。通过比较穿支数量的结果，Grover 及其同事没有发现这个指标对于皮瓣存活率的显著影响；然而，基于单穿支的 DIEP 皮瓣坏死率明显比多穿支高[176]。

Holm 及其合作者使用荧光灌注技术证明血流从蒂部向 TRAM 侧流动，覆盖 Hartrampf 定义的所有四个灌注区域，首先在穿过中线前流至同侧。作者还观察到取决于外侧或内侧组穿支的不同灌注模式[223]。Wong 等人证实了这一点，他们使用三维和四维计算机断层扫描血管造影重新评估了血管的区域。他们发现内侧行穿支 DIEP 的平均血管体区面积约为 300 cm², 而从外侧组的皮肤血运灌注少于 200 cm²。此外，他们发现内侧组穿支与 Hartrampf 区域一致，外侧穿支遵循 Holm 的观察结果，Holm 根据他们观察的外侧穿支血供情况建议去除 II 区和 III 区皮瓣组织。这些穿支很少穿过中线灌注[609]。

Kroll 强调选择一个大的直径至少在 1 mm 以上的可见搏动的穿支的重要性，他发现在他的第一批未经选择的患者中采用 DIEP 皮瓣脂肪坏死率很高，这些患者往往皮瓣穿支较小[303]。另外，它可以显示出穿支的血流量高于源动脉的血流量，并随时间增长[148]。当选择一个长蒂的穿支皮瓣，DSEA 也可以被选择作为血管蒂以代替 DIEA。Mah 等通过解剖和临床研究确定此技术观点，他使用了血管蒂较长的腹壁上动脉穿支皮瓣进行胸骨重建[329]。

## 13.3 优缺点

自从第一次报道描述以来，已证明只要外科医师掌握穿支的解剖和吻合技术，DIEP 皮瓣就是一个有价值的和安全的可替代传统 TRAM 的皮瓣。因此，决定是否切取传统腹直肌皮瓣或肌瓣或选择一个真正的短蒂穿支皮瓣主要依赖于显微外科技能。但除此之外，其他因素也影响着最终选择皮瓣的类型。既然 DIEP 的主要优点是对穿支的精准解剖分离以及对于需要保证腹壁肌肉完整性的患者可以不损伤腹直肌，那么采用短蒂小管径血管蒂的穿支皮瓣时，稍高的血管并发症是可以理解并接受的。Blondeel 等人报道使用 DIEP 皮瓣时 IV 区比传统的 TRAM 皮瓣有更大的静脉阻塞发生率，他们解释说在这个区域引流静脉主要依靠浅静脉系统[45]。因此，如果有一个强大的腹部浅表静脉存在，他们建议建立一个额外的静脉吻合。这些额外的静脉引流也由 Tran 等人在连续 100 例 DIEP 皮瓣移植中的 5 例实例中采用，取得较好的结果[550]。I ~ III 区的静脉引流总是由腹壁深静脉完成[45, 68]。如果发现血管蒂动脉的伴行静脉管壁广泛栓塞，采用同侧腹壁浅静脉建立静脉旁路也是可行的[179]。类似的解决静脉交通堵塞的方法是可以对任何胸壁静脉建立静脉旁路，即使主要伴行静脉吻合已经畅通[550]。此外，逆流式静脉吻合术可以建立在腹壁浅静脉和腹壁下静脉之间[321]。另外，Chen 等人发现在 74 个皮瓣中只有一个皮瓣发生 IV 区坏死，但脂肪坏死发生率有 13.5%[90]。使用计算机断层血管造影在新鲜尸体上观察 DIEP 皮瓣，Schaverien 等人表明，在外侧弓穿支行注射后第Ⅳ区没有灌注，所以如果需要灌注Ⅳ区就要选择内侧弓穿支[473]。和股前外侧穿支皮瓣一样，术前影像学手段也被用于 DIEP 皮瓣设计。而 Rozen 等人用 CT 血管造影成像发现其检测结果和术中所见有良好相关性[451]，Blondeel 和同事更喜欢使用彩色多普勒扫描方法[46]。

作为替代常用的水平设计皮瓣的方法，垂直方向设计 DIEP 皮瓣的理念被提出，尤其是在腹部中线遗留瘢痕的患者，皮瓣长度可延长到 13 cm[465, 527]。为了加快皮瓣切取速度，减小皮瓣穿支识别的难度，建议采用顺行解剖分离而不是常用的逆行解剖，逆行解剖常常会延长手术时间[142]。

通过包含携带与穿支血管伴行的节段神经的感觉分支，在采用穿支皮瓣同种移植重建乳房时可以重建感觉。在完成神经缝合修复后，与没有重建感觉的皮瓣相比，皮瓣可以恢复温度觉和压力觉[48]。

Hofer 等人对于围手术期并发症的权威评论中，在最初 30 例 DIEP 中发现并发症率高达 40%。在接下来的研究中，在随后的 144 例皮瓣中围手术期并发症率减少到 13%，只有一个皮瓣完全坏死[222]。

据报道 DIEP 皮瓣供区并发症率比 TRAM 皮瓣要低[44, 169, 195]，但在有妊娠瘢痕的女性患者中可能并发症率反而升高[412]。此外，在超重或肥胖的女性患者中采用 DIEP 皮瓣进行乳房重建时，腹壁松弛以及疝或膨胀的发生是罕见的，与正常体重患者相比无统计学区别[158]。另外，Vyas 等人发现肥胖是供区并发症一个重要的危险因素，而在他们的研究中，早先接受腹部手术的供区并发症无显著增加[574]。Bajaj 等人比较 DIEP 和保留肌肉的 TRAM 皮瓣供区并发症没有发现差异。因此，他们主张采用基于 DIEP 系统血管解剖的最迅速和可靠的皮瓣[28]。直接比较单侧 DIEP 与 TRAM 皮瓣，Schaverien 等人发现两组之间的日常活动主观功能受限并无区别[474]。Bonde 及同事在切取 DIEP 和保留肌肉的 TRAM 皮瓣后客观评估腹壁强度。他们在测量偏心肌肉强度时发现 DIEP 组在临床上有小但有意义的优势[53]。尽管从前腹壁切取皮瓣的进一步演变优势明显，但比较传统 TRAM 和基于穿支血管的 DIEP 皮瓣的研究评估没有显著差异，除了住院患者的费用较高[528]。

为了最大限度减少腹部供区损伤，提出了基于浅表血管系统（SIEA）的皮瓣以代替 DIEP 和保留肌肉的 TRAM 皮瓣，因为基于腹壁浅动脉切取皮瓣是最大限度减小损伤的方法，而且没有肌肉损伤[612]。如果在穿支解剖过程中避免损伤运动神经也可以减少肌肉损伤。在解剖研究中，Rozen 等人发现 4~7 支神经分支进入腹直肌外侧边界或后表面，与 DIEA 最外侧支及其穿支伴行。因此与这些运动神经不相关的内侧弓穿支非常适于包含在皮瓣内。采用术中刺激，作者发现细小神经支配腹直肌小长条肌纤维，由于重叠的神经支配，这些细小神经可以牺牲掉而不会有功能损伤。然而，如果牺牲在弓状线水平支配全宽腹直肌的较大神经可能导致增加供区损伤[452]。如果在皮瓣切取后马上采用肌筋膜折叠术和腹壁成形术可以明显改善 DIEP 供区外观[392]。

## 13.4 皮瓣切取

### 13.4.1 患者体位

患者体位如前所述。和其他穿支皮瓣设计建议一样，手术前使用多普勒在脐周围定位穿支位置，有利于确定可靠穿支的位置。在切取较小皮瓣时为了确保穿支在皮瓣中心位置，这个术前措施尤为重要。

### 13.4.2 皮瓣设计

因为皮瓣的位置完全取决于切取皮瓣所选择的穿支位置，皮瓣的最终设计只有在显露较粗大有搏动穿支之后才能确定位置。最适合的穿支通常可以在腹直肌中 1/3 靠脐侧 10~30 mm 位置找到。因为穿支供养密集的皮下血管网系统，而血管网阻塞动脉系统交通，只要皮瓣内包含一支粗大的脐周穿支，皮岛可以在任何方向设计。为了增加安全性，皮瓣切取范围可达对侧半月线以外部分，但不应该扩展到第Ⅳ区。在同侧如果采用斜行设计，皮瓣设计可以达到肋缘。这个设计与皮下血管网的主要起源方向相对应。根据腹部皮肤松弛度和皮瓣轴线方向，皮瓣的宽度可以达 10 cm 以上（图 13.1~ 图 13.4）。

步骤 1　　　**皮肤切口直至肌筋膜**　切开皮肤皮下组织至腹直肌前鞘，根据术前多普勒检测结果包含至少 1 支穿支在皮瓣内。皮瓣内侧缘位于中线，皮瓣外侧极可以达到肋弓（图 13.5）。

步骤 2　　　**显露脐旁穿支**　从外侧缘开始在筋膜上方平面掀起皮瓣，向半月线分离皮瓣。约在半月线以内几厘米可显露第一支穿支，并可观察其粗细和搏动（图 13.6）。

显露脐旁两个穿过腹直肌鞘的穿支　继续在腹直肌前鞘表浅分离皮瓣，在脐周显露第二支粗大穿支。围绕这两支穿支完全定位皮瓣位置（图 13.7）。

步骤 3

通过掀起皮瓣可以间接地看到腹壁下深动脉　小心翼翼掀起皮瓣，完全显露腹直肌前鞘准备进一步解剖血管。在较瘦的患者中向上略提起皮瓣 DIEA 即隐约可见（图 13.8）。

步骤 4

解剖通过腹直肌腱鞘的穿支　沿第一支穿支周围小心切开分离腹直肌前鞘，如果发现伴行的感觉神经将其切断（图 13.9）。

步骤 5

显露腹壁下深动脉　继续沿第二支穿支周围做筋膜切口，钝性分离肌肉纤维显露 DIEA（图 13.10 和图 13.11）。

步骤 6

当提升起腹壁下深动脉时，暴露穿支的肌支　环形完成 DIEA 的分离解剖，围绕血管蒂放置一个环套。结扎离断腹直肌侧支血管（图 13.12）。

步骤 7

分离腹直肌肌纤维，保留腹直肌后鞘完整　向远端分离解剖 DIEA，不要移除任何肌肉组织而只是钝性分开。不损伤腹直肌后鞘（图 13.13）。

步骤 8

向尾部继续解剖直到穿支长度满意　根据所需的血管蒂长度，逆行分离 DIEA 至其自髂外动脉发出平面，不需要进一步切开腹部皮肤（图 13.14）。

步骤 9

横断和结扎腹壁下深动脉头侧的第二支穿支　在穿支的近心端结扎和切断腹壁下血管蒂，从而仅通过其远端蒂为皮瓣行血液灌注（图 13.15）。

步骤 10

皮瓣切取完成　至此腹壁下深动脉穿支皮瓣已可准备转移。如果需要，可以通过移除多余的脂肪组织修薄皮瓣，只保留皮下血管丛和穿支周围的组织。缝合腹直肌，留置引流管，关闭腹直肌前鞘。最后拉拢缝合皮缘（图 13.16 和图 13.17）。

步骤 11

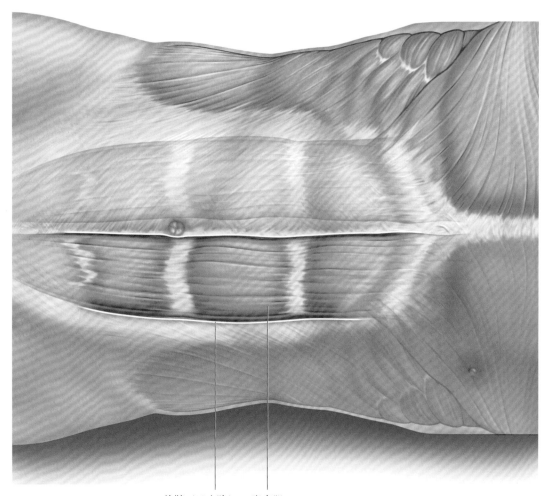

前鞘（已去除）　腹直肌

图 13.1　腹部肌肉和腹直肌前鞘

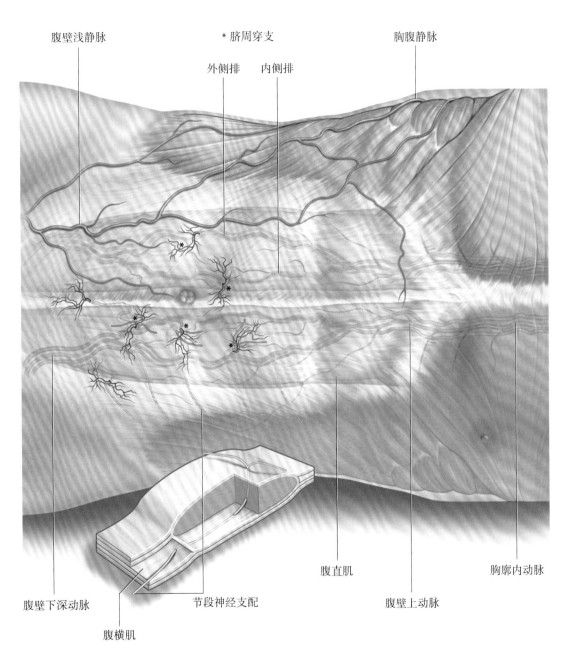

腹壁浅静脉　　　　　* 脐周穿支　　　　　胸腹静脉

外侧排　内侧排

节段神经支配

腹直肌

胸廓内动脉

腹壁下深动脉

腹横肌

腹壁上动脉

图 13.2　通过深血管系统对腹壁的血液供应

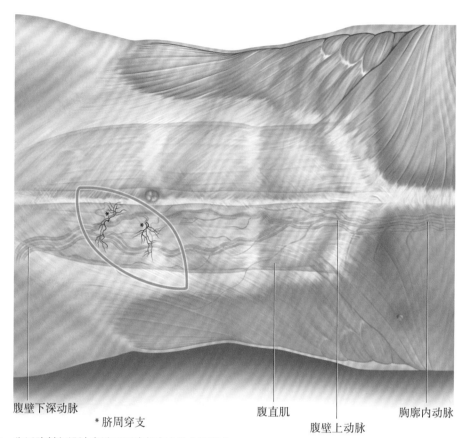

腹壁下深动脉　　　　　　　　　　　　　　　　　　腹直肌　　　　　　　　　　胸廓内动脉

　　　　　* 脐周穿支　　　　　　　　　　　　　　　　　　　腹壁上动脉

图 13.3　靠近脐斜行设计皮瓣可以确保安全的血运供应

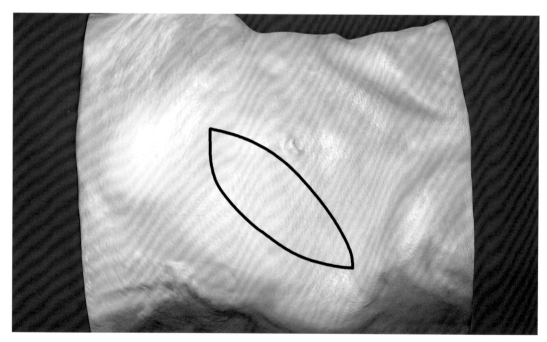

图 13.4　患者体位和斜行设计皮瓣

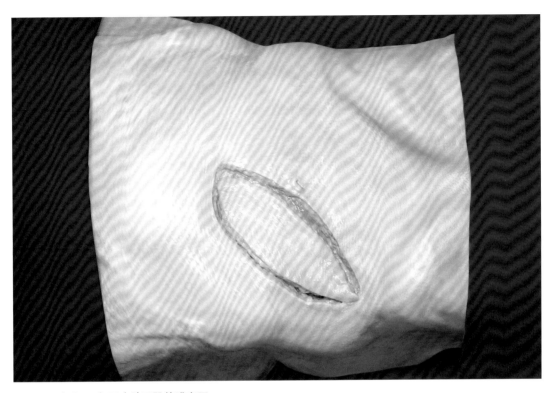

图 13.5　步骤 1：切开皮肤至肌筋膜表面

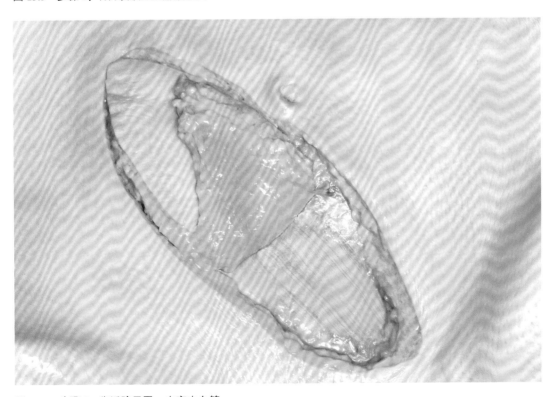

图 13.6　步骤 2：靠近脐显露一支穿支血管

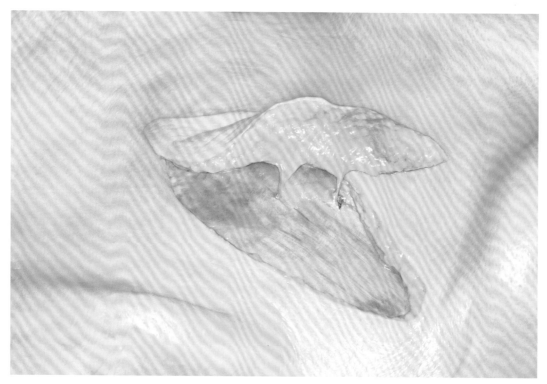

图 13.7 步骤 3：显露靠近脐自腹直肌前鞘穿出的两支穿支血管

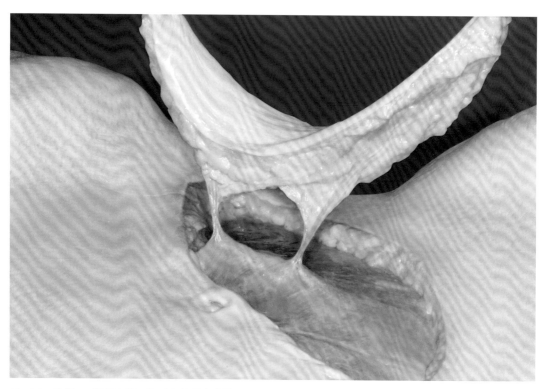

图 13.8 步骤 4：掀起皮瓣，腹壁下血管未直接显露

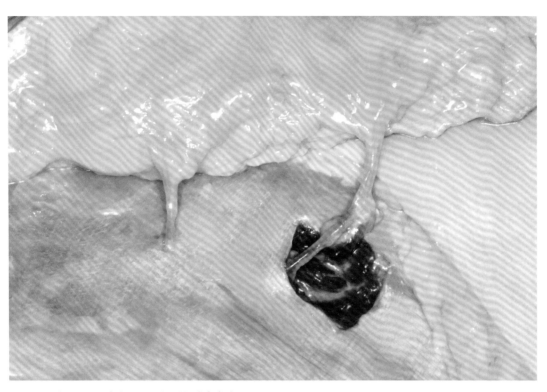

图 13.9　步骤 5：沿腹直肌肌纤维逆行分离穿支

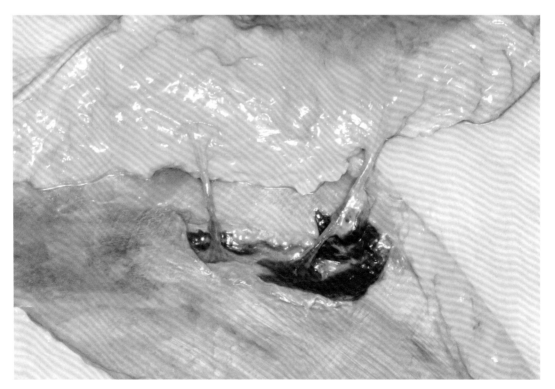

图 13.10　步骤 6：显露腹壁下血管

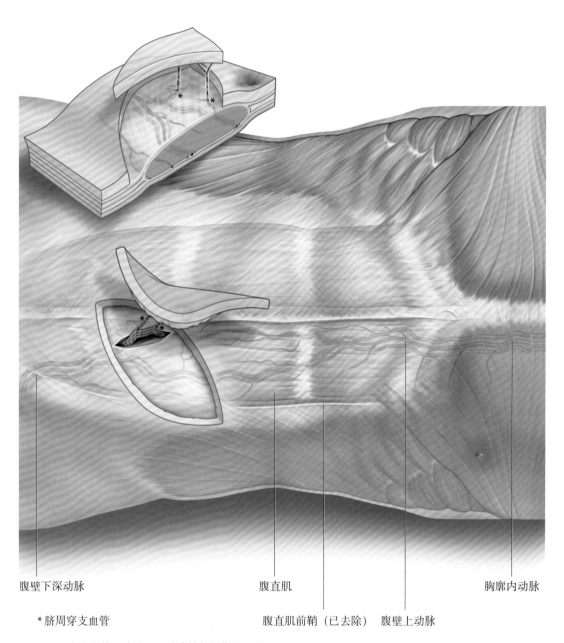

腹壁下深动脉　　　　　　　　腹直肌　　　　　　　　　　　　　胸廓内动脉

*脐周穿支血管　　　　　　腹直肌前鞘（已去除）　腹壁上动脉

图 13.11　穿支血管和腹壁下深动脉的解剖位置关系

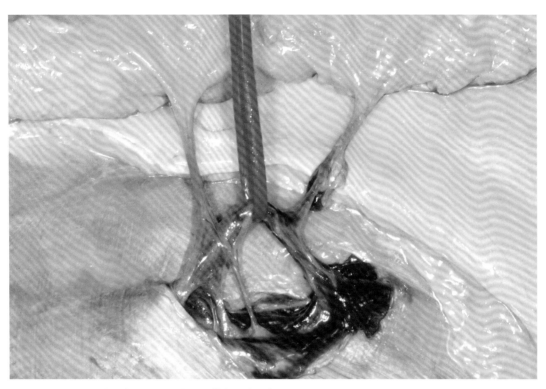

图 13.12　步骤 7：牵开腹壁下深动脉显露其发出的肌支

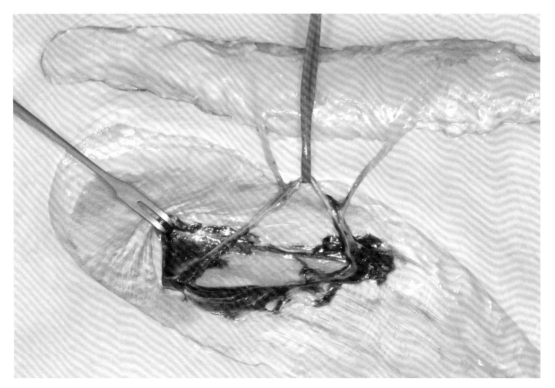

图 13.13　步骤 8：分离腹直肌纤维，保留后鞘完整性

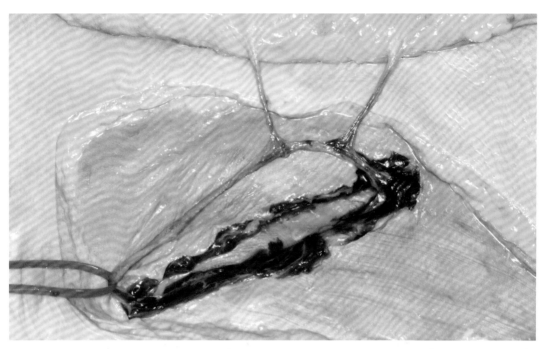

图 13.14　步骤 9：向近端分离血管蒂至足够长度

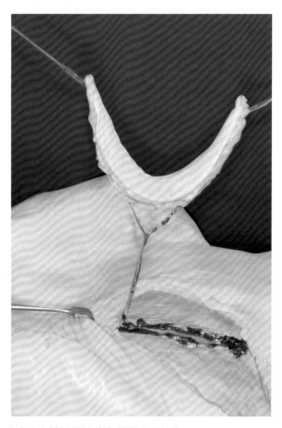

图 13.15　步骤 10：在第二支穿支血管以近结扎离断腹壁下血管

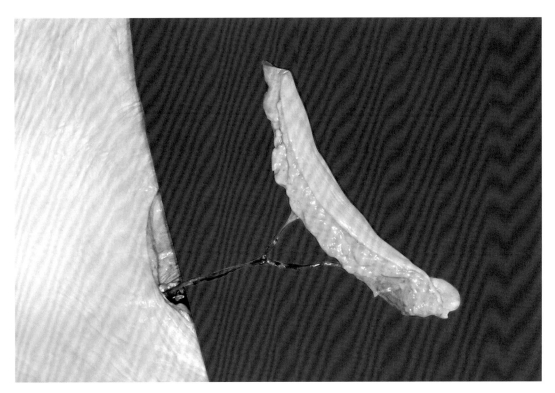

图 13.16　步骤 11：完成皮瓣切取

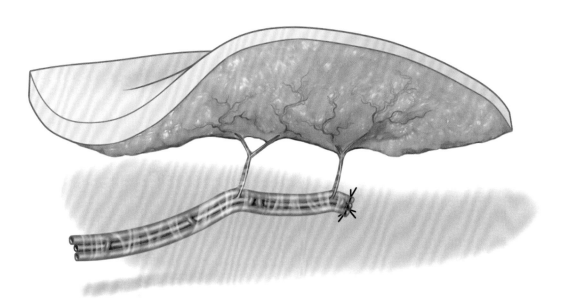

图 13.17　切断腹壁上动脉后掀起腹壁下深动脉穿支皮瓣。血管蒂由一根动脉和两根伴行静脉构成

## 13.5 评论总结

### 13.5.1 皮瓣设计

靠近脐部斜行设计皮瓣一般是安全的，在此区域可发现自腹壁下深动脉穿出的穿支分布较密。

步骤 1　皮岛应该环切以确保主要穿支包含于皮瓣内。

步骤 2　分离皮瓣应该从外侧向脐部方向，这使得解剖容易也不容易错过穿支。术前采用多普勒探测穿支位置有助于皮瓣设计。

步骤 3　沿穿支逆行分离总可以追溯到腹壁下深动脉，所以血管蒂可不必单独寻找分离。

步骤 4　牵起腹壁下深动脉有助于定位分支，分支必须小心地选择结扎离断一部分。腹直肌后鞘不能被打开。

步骤 5　不需要解剖分离腹壁下深动脉至髂外动脉，一般血管蒂已经足够长。

步骤 6　腹壁上深动脉也可以用作源血管。

# 14

# 腓肠内侧动脉穿支皮瓣

Medial Sural Artery Perforator Flap

## 14.1 发展和适应证

基于 20 世纪 70 年代后期引入的肌皮瓣的概念，腓肠肌局部肌皮瓣以小腿后部作为供区，用于小腿和膝关节周围的创面修复[120, 143, 355, 356]。在此之前，Pers 和 Medgyesi 在 1973 年报道了以腘动脉为直接分支的外侧腓肠肌肌皮瓣成功修复缺损创面的案例。在这些成功案例中，作者指出来自腓肠肌内外侧肌头部的血供更加丰富，从而可以使肌皮瓣从髌骨上方大幅度旋转至胫骨下部以及小腿上部的创面处。由于大量的皮肤肌肉组织可以安全地从同一下肢血供良好的供区转移到缺损创面处，因此该项技术立即开始取代原先使用的在小腿下部创面重建中使用的交叉皮瓣。Salibian 等人以小腿腓肠肌做游离皮瓣转移至小腿下端 1/3 处。Keller 等人使用小隐静脉作为血管蒂来拉长腓肠肌[265, 461]。根据 Mathes 和 Nahai 的观点，肌肉具有 I 型循环模式[350]。

在证实肌皮瓣可以从深层血管系统中建立穿支皮瓣后，一些解剖学证据集中论证了在内外侧动脉的直接皮肤分支的基础上，将筋膜皮瓣转移至小腿后部的可能性。其中一项研究由 Haertsch 主导，他在动脉内注射染色剂，发现了一种优势浅中动脉[181]。同时，Ponten 发现了一条沿着腓肠神经走行的皮肤动脉[417]，命名为腓肠浅动脉。虽然这条血管有可能为小腿后筋膜皮瓣的优势血管，但它在位置、来源和大小方面表现出很大的差异。进一步的解剖研究证实，该区域浅表动脉的直径仅为0.5 mm，有些解剖标本甚至完全缺失[137, 467, 594]。尽管来自小腿后部的带蒂皮瓣修复局部创面缺损已被公认安全可靠，但仅有极少关于浅血管系统显微移植的病例报道[467, 575, 594]。因此，在发明游离皮瓣之前，后小腿作为皮瓣供区被认为是不可靠的，直到将穿支皮瓣抬高原理应用于供体部位。

尽管从早期报道中可以明显看出，腓肠肌上方的皮肤通过肌皮血管进行灌注，但腓肠肌穿支皮瓣被完全理解并应用花费了 20 年，这段时间成果也令人惊讶，从开始是局部皮瓣[380]，然后是游离皮瓣[72]。而且，早在 1975 年，Taylor 和 Daniel 通过尸体解剖提供了腓肠肌肌皮穿支血管的详细描述[538]。在该出版物中，作者提出了在穿过腓肠肌的单个血管上从后部小腿提起皮瓣。通过肌内剥离，作者可以追踪该穿支血管来自腓肠血管，该血管可以做游离皮瓣的血管蒂。通过这项发现，在20 世纪 90 年代"穿支皮瓣"正式问世之前，外科医师已经开始了穿支皮瓣的解剖剥离。在一系列研究中，Cavadas 等人使用该穿支血管为血管蒂的游离皮瓣修复下肢创面缺损 5 例，取得了良好疗效。随后，外科医师进行了详细的解剖学研究，以进一步确定源自深腓动脉系统的穿支血管的数目、定位和可靠性，并且显示超过 90% 的病例在腓肠肌的内侧头部存在优势肌皮穿支血管[191, 194, 258, 272]。有鉴于此，腓肠内动脉穿支皮瓣被广泛应用于下肢重建。Chen[86] 和 Kao[258, 259] 首先使用内侧腓肠肌皮瓣进行口腔缺损覆盖。在一项前瞻性研究中，由于供体部位并发症发生概率较低[259]，发现这种皮瓣与前臂桡侧皮瓣具有相同的成功率和重建效果[259]。其他医师证实了这种皮瓣在头部和颈部[75, 232, 404, 508] 具有极佳的适应性，包括舌的重建[211, 632] 和四肢缺损创面的覆盖[193, 232, 253, 633]。

## 14.2 解剖

与人体中的其他供区位置类似，小腿后部的皮肤由一个浅层和深层的血管系统灌注。除此之外，从深层内侧或侧面血管中充当筋膜皮瓣和肌皮瓣的各种浅表腓肠血管，为小腿后部皮肤提供了充足的血供。根据 Hallock 的观点，这两套血供系统数量及管径相反，所以如果血管管径很小或者缺少穿支血管，则需要剥离浅表筋膜皮瓣[193]。

腓肠内侧动脉穿支皮瓣是位于腓肠肌内侧头部较薄的皮瓣。它的血供一部分来自腓肠内侧动脉延伸走行的优势肌皮穿支血管。该血管通常伴有两个静脉弓 (2~4 mm)，起源于腓肠动脉干，也可来源于腓肠外侧动脉，或直接起源于腘动脉[50, 108]。另外，大隐静脉也可以用作皮瓣的静脉回流通路[191]。在许多病例中，可以发现不止一条腓肠动脉[50]。在其沿腓肠内侧头部的走行过程中，发出一个或多个穿支血管通过深筋膜进入小腿后内侧的皮下血管网。尽管实验研究证实该皮瓣的平均宽度可以大于 8 cm，但是腓肠内侧动脉皮瓣的面积大小取决于供区是否可以直接封闭。如果皮瓣宽度不超过 6~7 cm，通常是可行的。多项解剖学研究探索了血管蒂的确切位置、管径大小、穿支血管的数量。Cavadas 等人通过研究首先发现内侧腓肠肌上的穿支血管数量平均为 2.2 个，聚集在距离腘窝沟 12 (近侧穿支) ~17 cm 处。通过肌内解剖，Wong 等人发现内侧动脉分成两个分支，每一个分支都在腓肠肌内侧头形成肌皮穿支血管。他们发现 2~6 根穿孔血管位于腘窝沟之间 6~22.5 cm。来自两个分支动脉内侧的穿支血管通常比较粗大。在大多数情况下，可以在距屈肌腱标志处 10 cm 和小腿后中线内侧 2 cm 处确定在肌肉内走行的近侧穿支大血管，该血管距屈肘折痕约 16 cm[614]。尽管肌肉内走行的穿支血管大多很短，但在穿出深筋膜之前，它大部分走行于肌肉和筋膜内。因此，Hallock 建议在该平面上暴露穿支血管，并据此确定皮岛的位置[194]。Okamoto 等人通过解剖证实这种皮瓣在亚洲人种同样适用。他们发现距离腘窝沟高度不超过 5 cm 或低于 17.5 cm 水平，36% 的患者有两条穿支，而近端穿支血管距离腘窝沟的平均长约 9.6 和 12.8 cm，所有穿支血管距离中线 0.5~4.5 cm。Kosutic 和同事进行了另一项解剖学研究，指出从腓肠外侧动脉起源剥离穿支皮瓣比较困难。他们仅在 31% 的腓肠外侧动脉中发现了穿支血管，其中只有 9.4% 的优势血管。另外，94% 存在内侧腓肠肌穿支，其中只有 37% 为优势血管。为了评估皮瓣的面积大小，Altaf 等通过血管内注射染色剂来判断皮瓣的血供情况。他发现腓肠内侧动脉穿支皮瓣大小平均为 8 cm×13 cm。根据他们的研究，腓肠内侧动脉在其起点处外径约为 3 mm，并且向皮肤发出两根穿支血管，较大的一根直径为 0.9 mm，可以提供长度达 18 cm 的血管蒂。Tione 等人在 20 例尸体标本中进行了相同的实验。他们得出结论，皮瓣面积大小平均约为 13 cm×8 cm，每个皮瓣平均约有 1.9 根穿支血管。该实验还研究了穿支血管在肌肉中的走行情况。约 2/3 的穿支血管起源于腓肠内侧动脉的外侧支，而另外 1/3 来自内侧支[542]。基于解剖学研究、血管造影和三维 CT 扫描，Kim 等人发现内侧腓肠动脉的主要穿支血管位于一条水平线上。第一根穿支血管位于从腘窝中点到内踝中点连线大约 8 cm 半径的圆圈远端，第二根穿支血管距离腘窝中点 15 cm[272]。Kao 研究小组得出了类似的结论，他们评估了穿支血管的位置、数量以及走行情况。他们发现平均有 2.7 支较粗大的穿支血管，距褶纹垂直距离约 11 cm。而大部分粗大的穿支血管在小腿长度 1/5~1/3 的范围内进入了内侧腓肠肌[258]。专家学者的共识是，至少有一根直径大于 1 mm 的大穿支血管是由腓肠内侧动脉的内侧或外侧支发出，大多数都位于腘窝边缘 10~16 cm 处[614]。他们与小腿后中线的距离在 0.5~4。因此，由相当大的血管（动脉 1~2 mm，静脉 2~4 mm）组成的血管蒂可以使血管吻合部位更可靠。这条血管蒂的平均长度可达 10~12 cm（范围 5~18 cm）。

## 14.3 优缺点

基于众多优点，腓肠内侧穿支皮瓣已成为修复中等面积皮肤软组织缺损最常用的穿支皮瓣之一。在被首次定义为带蒂[380]或下肢缺损覆盖的游离皮瓣[72]后，由于其血管蒂的长度以及管径优势，该皮瓣被广泛应用于创面缺损覆盖。据相关报道，皮瓣厚度仅为 4[549]~10 mm[93, 404]，并且根据穿支血管的位置，皮瓣蒂长度在 5[493] 和 14 cm 之间波动[271, 493]，最长可达 18 cm[10]，平均长度为 10~12 cm[75, 211, 404, 549, 632]。根据这些解剖学特性，除了远端肢体[576]、手[613, 633]和足[85, 271]的缺损修复外，MSAP 也可应用于头部和颈部[93, 258, 404, 493, 508]以及口腔内的[75, 211]重建。在一项临床前瞻性研究中，Kao 等人比较了 MSAP 瓣与桡侧前臂皮瓣的使用现状，发现 MSAP 是一种较好的替代方案，适用于较小创面缺损[258]。Song 和同事进行了一项类似的研究，得出了同样的结论：只要供区可直接闭合，MSAP 优于 RFF。MSAP 具有更好的外观和低并发症发生率[508]。据文献报道，MSAP 宽度可能达到 6~7 cm。Zhao 等人进行了更多样本的对比研究，他们还将 MSAP 瓣与 ALT 瓣（股前外侧皮瓣）进行对比；他们发现 MSAP 瓣的厚度和功能类似于 RFF，但优于 ALT；在供体部位的外观和功能上，腓肠内侧穿支皮瓣与 ALT 类似，但优于 RFF[632]。虽然几乎所有的学者都认为供区部位并发症概率不高，但是在切取皮瓣后仍有发生肥厚性瘢痕、瘙痒、色素沉着、麻木、感觉异常或肌肉无力的情况[194, 614]。此外，女性患者无法接受供区部位的外观，并且出于美学原因，要绝对避免供区部位植皮[193]。

与所有穿支皮瓣一样，与传统皮瓣相比，MSAP 皮瓣的缺点是其至少需要一根穿支血管来供血，其穿支血管的位置缺乏稳定性。尽管解剖研究描述了大多数穿支血管位于腘窝边缘 10~16 cm 的区域[614]，但不能准确预测其确切位置。因此，术前的相关准备是重中之重。最常用的定位设备是手持式多普勒仪，虽然这种方法不一定准确[267]，但已公认对术前皮瓣设计划线有一定实用性[428, 632, 633]，甚至可以通过二维彩色双相超声进行更准确的定位[301]。Higueraz 等人利用术前 CT 血管造影技术，观察下肢穿支血管具有较高的特异性和可靠性[220]。他们报道术前行血管 CT 检查定位，皮瓣全部成活，手术结果与术前影像完全一致。He 等报道了类似的结果，他们没有发现穿支血管位置在术前 CT 血管造影和术中存在显著差异[211]。Dusseldorp 等人为了确定双下肢是否可行皮瓣移植，建议常规使用 CT 血管造影以帮助确定血管蒂的分支情况和肌内途径[129]。Shen 等人提出了一种更加复杂的定位方法，他使用内镜来确定 MSA 穿支血管的位置[493]。

虽然通过上述多种定位方法可以定位穿支血管的位置，但是如果仅对一个深静脉进行吻合，则 MSAP 瓣可能存在静脉回流障碍。由于小腿皮肤存在复杂的浅静脉系统，所以大部分小隐静脉或浅表系统未命名的静脉分支可以作为皮瓣的静脉引流血管，特别是穿支血管如果靠近后中线[194, 428, 549]。在这些情况下，伴随着穿支血管的两条静脉中的一条向皮瓣浅表系统的静脉网走行。因此，在设计和剥离皮瓣时，应保留横过皮瓣纵轴静脉血管，并检查其回流情况。如果浅静脉有明显的静脉回流，建议使用此静脉进行额外的静脉吻合。这种增加皮瓣静脉回流量的方法已经在 DIEP 皮瓣中应用，具有良好的效果，还降低了术后并发症的概率[407, 615]。最后，剥离皮瓣粗糙的操作很容易引起血管痉挛[319]，所以应当局部应用血管扩张剂，如罂粟碱或利多卡因。

## 14.4 皮瓣切取

### 14.4.1 患者体位

由于皮瓣位于小腿后部，因此患者处于俯卧位状态下手术更方便，患者仰卧位也可以进行手术。尽可能将腿部、膝关节和髋部屈曲外旋。由于皮肤的松弛和下垂增加了定位难度，所以在这种体位来定位穿支最便利，使用多普勒超声标测效果更佳。膝关节褶纹远端 5~18 cm 的区域，沿关节中点与内侧踝关节之间画出的线进行听诊最佳。由于穿支可能来自腓内动脉的外侧或内侧分支，因此听诊区域应在此线两侧至少 2~3 cm。最有可能的是获得两个穿支血管信号，近端约 10 cm，远离褶纹约 16 cm。精确定位后，从膝关节上方到足趾进行循环消毒。不必用止血带来观察穿支血管的搏动，并检查浅静脉的回流。虽然可以从供体下肢的两侧切取皮瓣，但外科医师可以从对侧位置更好地观察手术区域。

### 14.4.2 皮瓣设计

由于皮瓣的灌注取决于所选的穿支血管，所以在没有暴露出一根管径大于 1 mm 的穿支血管之前，并不能准确定位皮瓣的位置。皮瓣的纵轴平行于膝关节中点和内侧踝关节的连线，在标记出皮瓣边缘时，将穿支血管置于中心或附近位置。如果使用更远位置的第二根穿支血管，一根穿支血管的可灌注范围最多 15 cm，且皮瓣的长度至少 10 cm。虽然确定的血供范围可以保障在 8 cm 宽的范围内完整剥离皮瓣，但 MSAP 皮瓣的宽度不应超过 6 cm 以便于一期闭合供区创面。标记小腿的后中线，沿着后中线设计皮肤切口，并与多普勒信号标记点至少保持 2 cm 的距离（图 14.1~ 图 14.3）。

切开皮肤及深筋膜　根据超声信号标记穿支血管的体表位置，在 2 cm 以外，沿着中线切开皮肤和深筋膜。穿支血管一般在膝关节中点和内侧踝之间的连线附近自深筋膜穿出。在切除脂肪组织时，应注意不要损伤穿支血管可能走行的解剖平面。尽量保护直径超过 2 mm 的皮下静脉，利于皮瓣的静脉引流。纵向切开深筋膜，并暴露腓肠肌的内侧头部。拉钩提拉深筋膜，仔细检查筋膜和肌肉之间是否存在相当大的肌皮穿支。向蜂窝脂肪层下的深筋膜行进，在肌肉表面可以看到穿支血管和两个脉络膜。注意在剥离过程中可以轻易发现或者忽略甚至破坏穿支血管。穿支血管结构精巧、管径小，手术的每一步都要慎之又慎（图 14.4）。

步骤 1

切开肌肉　肌层的剥离暴露动作要轻柔，在穿支血管周围切开，保持穿支血管穿透肌肉表面 1~2 cm 的安全距离。该范围穿支血管不在肌层走行（图 14.5）。

步骤 2

将腓肠内侧穿支动脉远端暴露　用钝性剥离法于肌层浅面沿着褶纹中点和内踝之间的连线显露出内侧动脉与肌肉表面相当接近的内侧动脉远端。如果计划在远端分离第二根穿支，则执行相同的过程（图 14.6）。

步骤 3

确定 MSA 的穿支血管穿出点　一旦在穿支血管的远端找到 MSA 的位置，就可以在安全范围内切开深层皮肤。这种方法有助于避免穿支血管在穿出肌肉时被损伤。仔细向远端分离血管蒂，可充分暴露 MSA 穿支血管。注意穿支血管穿过肌肉的路线和 MSA 的位置（图 14.7）。

步骤 4

建立穿支血管周围的软组织保护套　由于直接接触穿支血管容易产生血管痉挛，因此分离穿支血管都应在包裹的软组织周围来进行。在观察穿支血管从 MSA 及深筋膜的出口后，不应固定在骨膜层，而是将腓肠肌的一些纤维全部附着在穿支血管上。通过钝性剥离，首先在血管后面形成肌肉隧道，并将穿支血管轻轻游离（图 14.8）。

步骤 5

**步骤 6**

结扎 MSA 远端至穿支血管  为了便于进一步剥离，将 MSA 远端连接到穿支血管，并把 MSA 结扎向上提起。现在通过横贯穿支血管远端的肌纤维打开之前创建的肌肉隧道。分离皮瓣时不用止血带，可以连续观察血管的搏动，可防止穿支血管的意外损伤（图 14.9 和图 14.10）。

**步骤 7**

牵拉肌肉，皮瓣成形  通过钝性筋膜下分离皮瓣并完成肌肉包裹穿支，将深筋膜从侧面小心地与穿支血管后面的肌肉分开，从而留下附着在血管上的脂肪。为了转移皮瓣，以这样的方式进行皮肤切口，即在穿支血管中心剥离血管蒂。深筋膜与皮肤一起切开。现在，通过横断穿支血管后面和近端的肌纤维完成组织保护套（图 14.11 和图 14.12）。

**步骤 8**

剥离皮瓣和血管蒂  完成皮瓣和血管蒂转移，在筋膜下平面上剥离，皮瓣是无法转移的，并且深筋膜的剥离面积大小和皮肤是相互匹配的。穿支血管从深筋膜中心穿出，并被脂肪组织和腓肠肌肌腱包裹。最后，将皮肤切开，将血管蒂进一步从腘静脉血管中剥离出来。通过该方式，许多靠近肌肉的部位必须结扎住或轻微烧灼，但由于其走行清晰，所以分离血管蒂是一个简单的过程（图 14.13）。

**步骤 9**

供区缝合  当血管蒂长度充足够用时，基本可以成功切取皮瓣，同时观察到血管蒂的轻微搏动，这也是血流灌注稳定的前提条件。如果穿支血管发生轻度痉挛，局部应用血管扩张剂，如罂粟碱，可以缓解。皮瓣现在完全脱离供区，使用含有肝素的钠溶液低压力小心地冲洗血管蒂。注意通过穿支血管周围包括内侧腓肠肌头部的环形肌肉缺损，这种缺损不会引起患者明显的功能障碍（图 14.14）。

**步骤 10**

直接关闭伤口  如果皮瓣宽度不超过 6 cm，小腿近端一半的皮肤足够松弛，供区可以直接拉拢缝合。为了实现无张力缝合，可以钝性分离供区两侧皮缘。在深部放置引流管一根，进行逐层对位闭合，首先缝合肌肉，随后进行筋膜闭合，最后缝合皮肤（图 14.15 和图 14.16）。

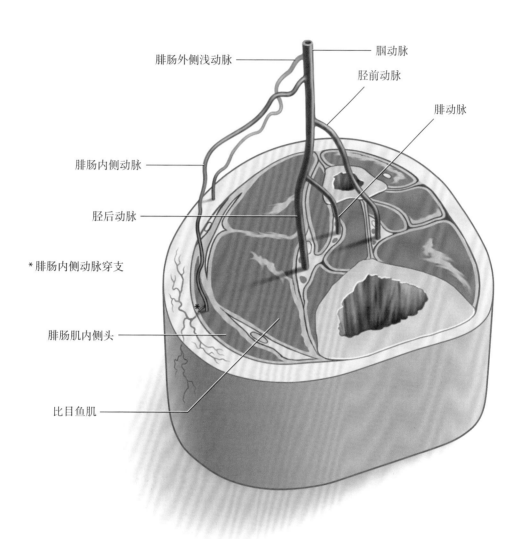

腓肠外侧浅动脉

腘动脉

胫前动脉

腓动脉

腓肠内侧动脉

胫后动脉

*腓肠内侧动脉穿支

腓肠肌内侧头

比目鱼肌

图 14.1 下肢血管的横断面显示腓肠内侧穿支血管的过程

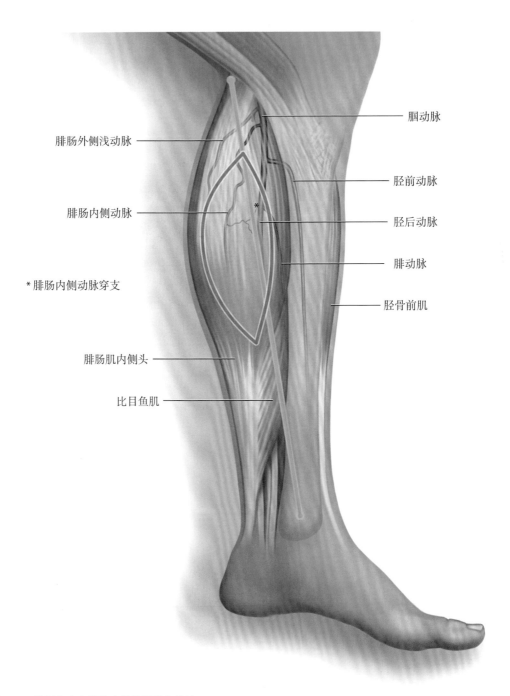

腘动脉

腓肠外侧浅动脉

胫前动脉

腓肠内侧动脉

胫后动脉

腓动脉

*腓肠内侧动脉穿支

胫骨前肌

腓肠肌内侧头

比目鱼肌

图 14.2　供区穿支血管和皮瓣的标准化设计

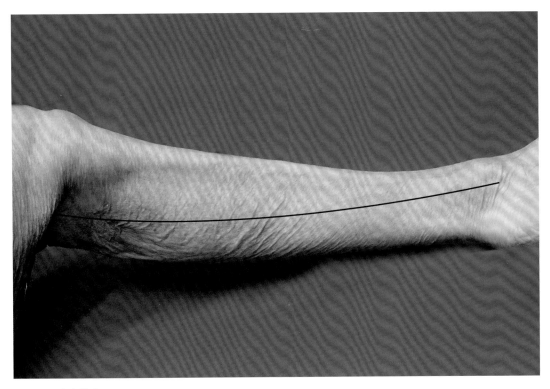

图 14.3　患者体位

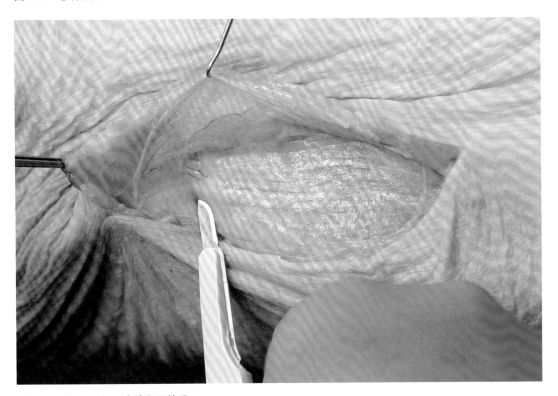

图 14.4　步骤 1：切开皮肤和深筋膜

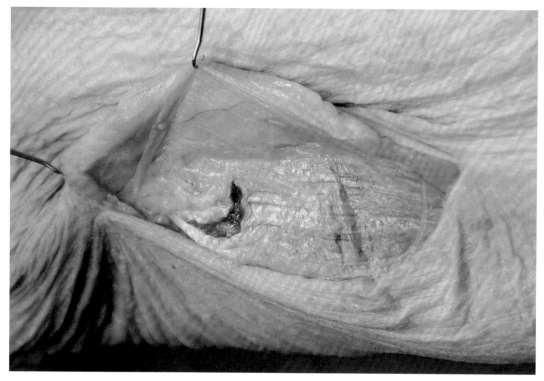

图 14.5 步骤 2：切开肌肉

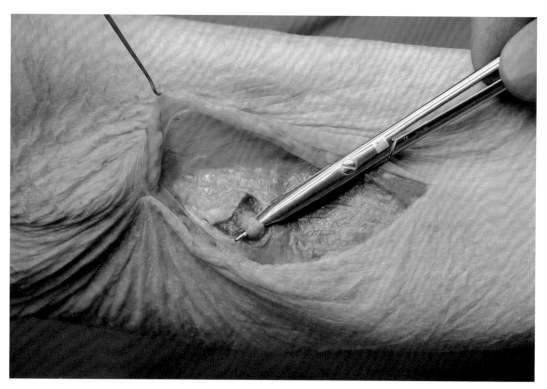

图 14.6 步骤 3：将腓肠内侧穿支动脉远端暴露

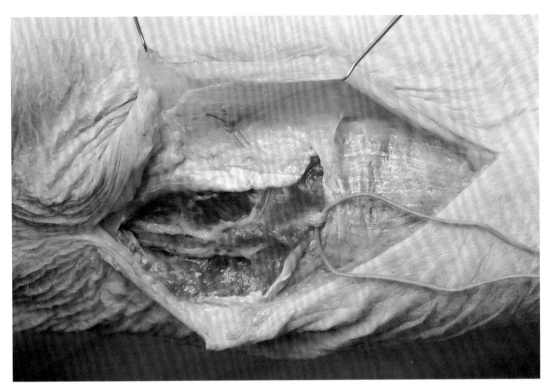

图 14.7　步骤 4：定位穿支血管从腓肠内侧动脉的出口

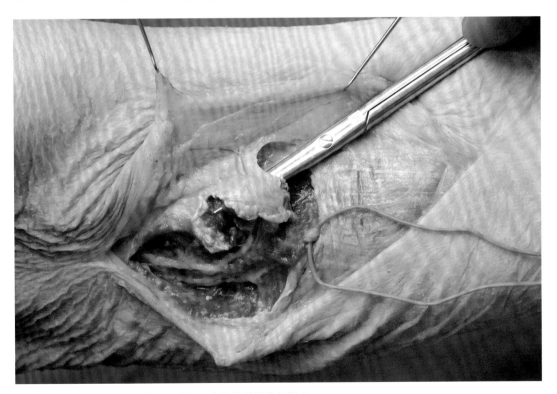

图 14.8　步骤 5：在穿支血管周围建立一个保护性的软组织套

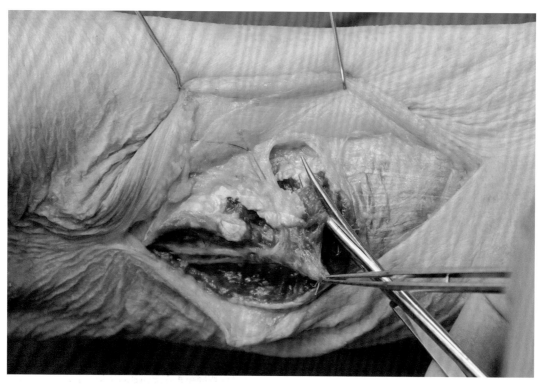

图 14.9 步骤 6：将 MSA 远端结扎到穿支血管上

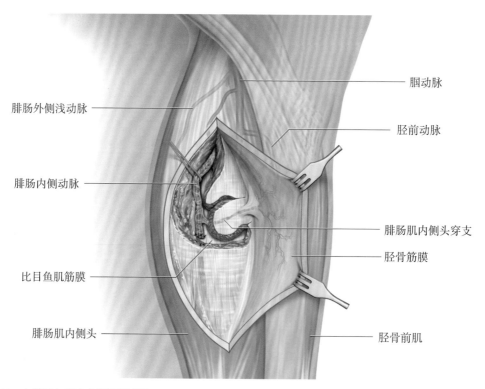

图 14.10 血管蒂与穿支血管远端相连

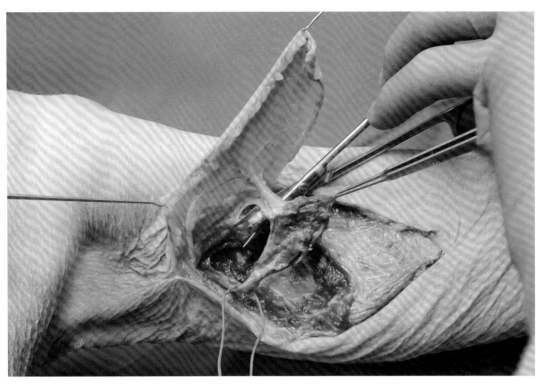

图 14.11 步骤 7：牵拉肌肉，皮瓣成形

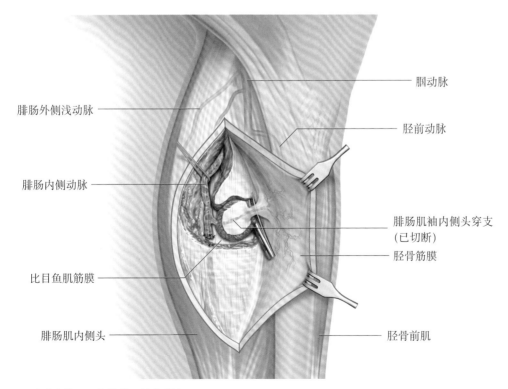

腓肠外侧浅动脉

腓肠内侧动脉

比目鱼肌筋膜

腓肠肌内侧头

腘动脉

胫前动脉

腓肠肌袖内侧头穿支（已切断）

胫骨筋膜

胫骨前肌

图 14.12 完成血管周围保护性肌袖的制备

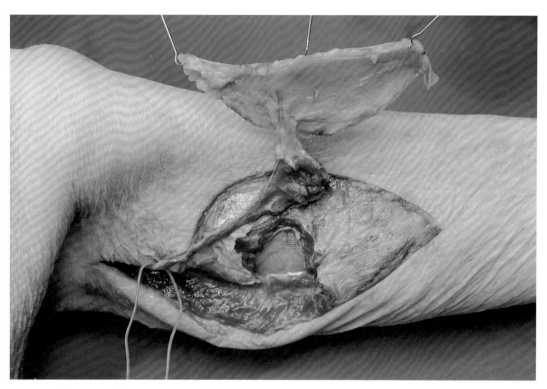

图 14.13  步骤 8：剥离皮瓣和血管蒂

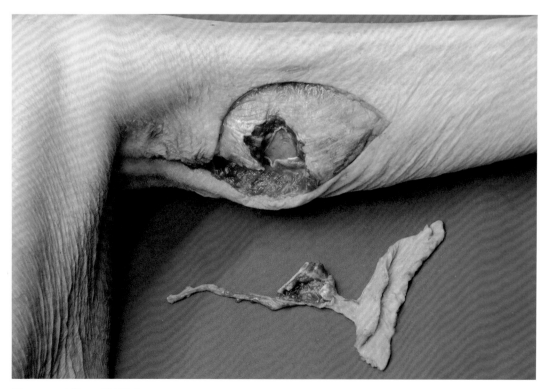

图 14.14  步骤 9：供区缝合

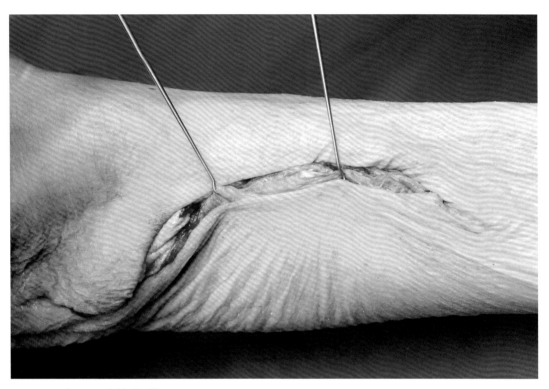

图 14.15 步骤 10：直接关闭伤口

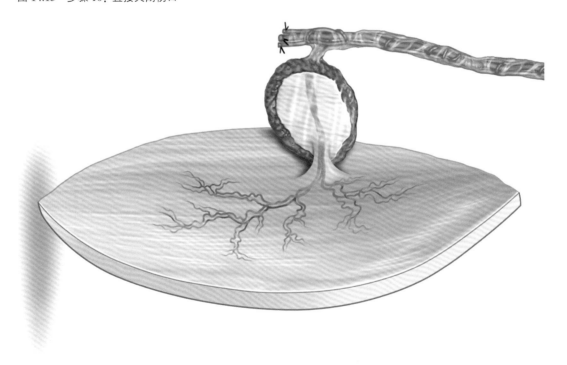

图 14.16 皮瓣的穿支血管经肌袖安全保护

## 14.5 评论总结

步骤 1　为了避免损伤穿支血管，正确选择切口是切取皮瓣最关键的一步。根据经典皮瓣解剖学描述，腓肠内侧动脉穿支血管不会从距离中线后 0.5 cm 的深筋膜穿出。因此在这条直线上切开皮肤和深筋膜时，不太可能损伤穿支血管。另外，如果穿支血管位于侧面远端，选择该切口可能不利于暴露。因此，强烈建议使用多普勒超声定位穿支血管的位置。原则上，任何皮肤切口均应平行于褶纹中点与内踝之间的线，并距离多普勒信号标记点 2 cm 内侧（朝向后中线）。

步骤 3　虽然可能在穿支血管的近端找到血管蒂或直接沿着穿支追踪到，但将其在远端暴露时应避免在不确定位置的情况下剥离损伤血管蒂或穿支血管。另外，对穿支血管远端腓肠内侧动脉的损伤不会影响皮瓣剥离。

步骤 5~7　虽然一些穿支血管能提供部分血供，但切取穿支皮瓣的主要难题还是避免损伤穿支以保持充足血供。尽管有可能在穿过深筋膜和肌肉时沿骨膜面钝性剥离，但依然有可能减少皮瓣的血供。众所周知，发生血管痉挛是穿支皮瓣成活的一道难关，但是制造肌肉和脂肪组织保护套的技术可以减少发生的概率。尽管如此，在制造肌肉和脂肪组织保护套之前，必须证实血管的走向是沿着腓肠内侧穿支血管出口与穿透深筋膜的点之间的水平直线。如果没有使用止血带，细动脉的搏动还将有助于在穿支血供周围解剖时保持安全距离。

步骤 10　所有穿支皮瓣在移植过程中都力求减少供体部位损伤，而且尽量保证供区部位的美观，以及确保皮瓣供区可以直接原位缝合也是很重要的。到手术的最后一步，选择恰当皮肤切口的重要性更加突显，皮肤切口的选择已经定义了皮瓣的面积和界限。穿支血管离第一切口太远的话，可能需要一条血管蒂，这会不利于供区直接拉拢缝合。

# 参考文献

References

[1] Abu Jamra FN, Afeiche N, Sumrani NB (1983) The use of a vastus lateralis muscle flap to repair a gluteal defect. Br J Plast Surg 36(3):319–321. doi:S0007- 1226(83)90052-8[pii]

[2] Acland R (1972) A new needle for microvascular surgery. Surgery 71(1):130–131

[3] Acland RD (1974) Microvascular anastomosis: a device for holding stay sutures and a new vascular clamp. Surgery 75(2):185–187. doi:0039-6060(74)90300-6 [pii]

[4] Acland RD (1979) The free iliac flap: a lateral modification of the free groin flap. Plast Reconstr Surg 64(1):30–36

[5] Alan Turner MJ, Smith WP (2009) Double venous anastomosis for the radial artery forearm flap. Improving success and minimising morbidity. J Craniomaxillofac Surg 37(5):253–257. doi:10.1016/j.jcms.2008.09.002

[6] Alkureishi LW, Shaw-Dunn J, Ross GL (2003) Effects of thinning the anterolateral thigh flap on the blood supply to the skin. Br J Plast Surg 56(4):401–408. doi:S0007122603001255 [pii]

[7] Allen RJ (1998) The superior gluteal artery perforator flap. Clin Plast Surg 25(2):293–302

[8] Allen RJ, Kaplan J (2000) Reconstruction of a parotidectomy defect using a paraumbilical perforator flap without deep inferior epigastric vessels. J Reconstr Microsurg 16(4):255–257; discussion 258–259

[9] Allen RJ, Treece P (1994) Deep inferior epigastric perforator flap for breast reconstruction. Ann Plast Surg 32(1):32–38

[10] Altaf FM (2011) The anatomical basis of the medial sural artery perforator flaps. West Indian Med J 60(6):622–627

[11] Amarante J, Costa H, Reis J, Soares R (1986) A new distally based fasciocutaneous flap of the leg. Br J Plast Surg 39(3):338–340

[12] Andrews BT, Smith RB, Chang KE, Scharpf J, Goldstein DP, Funk GF (2006) Management of the radial forearm free flap donor site with the vacuum-assisted closure (VAC) system. Laryngoscope 116(10):1918–1922. doi:10.1097/01. mlg.0000235935.07261.98

[13] Anita M, Haque M, Gupta A, Nasar A (2015) Variation in tendinous intersections of rectus abdominis muscle in North Indian population with clinical implications. J Clin Diagn Res 9(6):AC10–AC12. doi:10.7860/JCDR/2015/14027.6028

[14] Anthony JP, Mathes SJ, Alpert BS (1991) The muscle flap in the treatment of chronic lower extremity osteomyelitis: results in patients over 5 years after treatment. Plast Reconstr Surg 88(2):311–318

[15] Antia NH, Buch VI (1971) Transfer of an abdominal dermo-fat graft by direct anastomosis of blood vessels. Br J Plast Surg 24(1):15–19

[16] Ao M, Nagase Y, Mae O, Namba Y (1997) Reconstruction of posttraumatic defects of the foot by flow-through anterolateral or anteromedial thigh flaps with preservation of posterior tibial vessels. Ann Plast Surg 38(6):598–603

[17] Ao M, Uno K, Maeta M, Nakagawa F, Saito R, Nagase Y (1999) De-epithelialised anterior (anterolateral and anteromedial) thigh flaps for dead space filling and contour correction in head and neck reconstruction. Br J Plast Surg 52(4):261–267. doi:S0007-1226(99)93107-7 [pii] 10.1054/bjps.1999.3107

[18] Arnold PG, Pairolero PC (1984) Chest wall reconstruction. Experience with 100 consecutive patients. Ann Surg 199(6):725–732

[19] Asko-Seljavaara S, Lahteenmaki T, Waris T, Sundell B (1987) Comparison of latissimus dorsi and rectus abdominis free flaps. Br J Plast Surg 40(6):620–628

[20] Atisha D, Alderman AK (2009) A systematic review of abdominal wall function following abdominal flaps for postmastectomy breast reconstruction. Ann Plast Surg 63(2):222–230. doi:10.1097/SAP.0b013e31818c4a9e

[21] Avery C (2007) Prospective study of the septocutaneous radial free flap and suprafascial donor site. Br J Oral Maxillofac Surg 45(8):611–616. doi:10.1016/j. bjoms.2007.04.008

[22] Avery C, Pereira J, Moody A, Gargiulo M, Whitworth I (2000) Negative pressure wound dressing of the radial forearm donor site. Int J Oral Maxillofac Surg 29(3):198–200

[23] Avery C, Pereira J, Moody A, Whitworth I (2000) Clinical experience with the negative pressure wound dressing. Br J Oral Maxillofac Surg 38(4):343–345. doi:10.1054/bjom.1999.0453

[24] Avery CM (2010) Review of the radial free flap: is it still evolving, or is it facing extinction? Part one: soft-tissue radial flap. Br J Oral Maxillofac Surg 48(4):245–252. doi:10.1016/j.bjoms.2009.09.004

[25] Avery CM, Harrop C (2002) Rapid healing of MRSA infection at the suprafascial radial donor site. Int J Oral Maxillofac Surg 31(3):318–321. doi:10.1054/ ijom.2002.0237

[26] Avery CM, Iqbal M, Orr R, Hayter JP (2005) Repair of radial free flap donor site by full-thickness skin graft from inner arm. Br J Oral Maxillofac Surg 43(2):161–165. doi:10.1016/j.bjoms.2004.10.006

[27] Ayoub N, Ghassemi A, Rana M, Gerressen M, Riediger D, Hölzle F, Modabber A (2014) Evaluation of computer-assisted mandibular reconstruction with vascularized iliac crest bone graft compared to conventional surgery: a randomized prospective clinical trial. Trials 15:114. doi:10.1186/1745-6215-15-114

[28] Bajaj AK, Chevray PM, Chang DW (2006) Comparison of donor-site complications and functional outcomes in free muscle-sparing TRAM flap and free DIEP flap breast reconstruction. Plast Reconstr Surg 117(3): 737–746; discussion 747–750. doi:10.1097/01.prs. 0000200062.97265.fb 00006534-200603000-00003 [pii]

[29] Baker SR (1981) Reconstruction of mandibular defects with the revascularized free tensor fascia lata osteomyocutaneous flap. Arch Otolaryngol 107(7): 414–418

[30] Baker SR (1984) Closure of large orbital-maxillary defects with free latissimus dorsi myocutaneous flaps. Head Neck Surg 6(4):828–835

[31] Baker SR, Sullivan MJ (1988) Osteocutaneous free scapular flap for one-stage mandibular reconstruction. Arch Otolaryngol Head Neck Surg 114(3):267–277

[32] Bardsley AF, Soutar DS, Elliot D, Batchelor AG (1990) Reducing morbidity in the radial forearm flap donor site. Plast Reconstr Surg 86(2):287–292; discussion 293–284

[33] Bartlett SP, May JW Jr, Yaremchuk MJ (1981) The latissimus dorsi muscle: a fresh cadaver study of the primary neurovascular pedicle. Plast Reconstr Surg 67(5):631–636

[34] Barton FE Jr, Spicer TE, Byrd HS (1983) Head and neck reconstruction with the latissimus dorsi myocutaneous flap: anatomic observations and report of 60 cases. Plast Reconstr Surg 71(2):199–204

[35] Barwick WJ, Goodkind DJ, Serafin D (1982) The free scapular flap. Plast Reconstr Surg 69(5):779–787

[36] Batchelor AG, Bardsley AF (1987) The bi-scapular flap. Br

J Plast Surg 40(5):510–512

[37] Bauer TR, Schoeller T, Wechselberger G, Papp C (1999) The radial artery perforator free flap. Plast Reconstr Surg 104(3):885

[38] Baumann DP, Lin HY, Chevray PM (2010) Perforator number predicts fat necrosis in a prospective analysis of breast reconstruction with free TRAM, DIEP, and SIEA flaps. Plast Reconstr Surg 125(5):1335–1341. doi:10.1097/PRS.0b013e3181d4fb4a

[39] Bianchi A, Doig CM, Cohen SJ (1983) The reverse latissimus dorsi flap for congenital diaphragmatic hernia repair. J Pediatr Surg 18(5):560–563. doi:S0022346883001025 [pii]

[40] Bitter K (1980) Bone transplants from the iliac crest to the maxillo-facial region by the microsurgical technique. J Maxillofac Surg 8(3):210–216

[41] Bitter K, Danai T (1983) The iliac bone or osteocutaneous transplant pedicled to the deep circumflex iliac artery. I. Anatomical and technical considerations. J Maxillofac Surg 11(5):195–200

[42] Bitter K, Schlesinger S, Westerman U (1983) The iliac bone or osteocutaneous transplant pedicled to the deep circumflex iliac artery. II. Clinical application. J Maxillofac Surg 11(6): 241–247

[43] Black PW, Bevin AG, Arnold PG (1971) One-stage palate reconstruction with a free neo-vascularized jejunal graft. Plast Reconstr Surg 47(4):316–320

[44] Blondeel N, Vanderstraeten GG, Monstrey SJ, Van Landuyt K, Tonnard P, Lysens R, Boeckx WD, Matton G (1997) The donor site morbidity of free DIEP flaps and free TRAM flaps for breast reconstruction. Br J Plast Surg 50(5):322–330

[45] Blondeel PN, Arnstein M, Verstraete K, Depuydt K, Van Landuyt KH, Monstrey SJ, Kroll SS (2000) Venous congestion and blood flow in free transverse rectus abdominis myocutaneous and deep inferior epigastric perforator flaps. Plast Reconstr Surg 106(6): 1295–1299

[46] Blondeel PN, Beyens G, Verhaeghe R, Van Landuyt K, Tonnard P, Monstrey SJ, Matton G (1998) Doppler flowmetry in the planning of perforator flaps. Br J Plast Surg 51(3):202–209. doi:S0007-1226(98)80010-6 [pii]

[47] Blondeel PN, Boeckx WD (1994) Refinements in free flap breast reconstruction: the free bilateral deep inferior epigastric perforator flap anastomosed to the internal mammary artery. Br J Plast Surg 47(7):495–501

[48] Blondeel PN, Demuynck M, Mete D, Monstrey SJ, Van Landuyt K, Matton G, Vanderstraeten GG (1999) Sensory nerve repair in perforator flaps for autologous breast reconstruction: sensational or senseless? Br J Plast Surg 52(1):37–44. doi:S0007122698930119 [pii]

[49] Blondeel PN, Hallock GG, Morris SF, Neligan PC (2005) Perforator flaps: anatomy, technique & clinical applications, vol 1. Quality Medical Publishing, Inc, St. Louis

[50] Blondeel PN, Hallock GG, Morris SF, Neligan PC (2005) Perforator flaps: anatomy, technique & clinical applications, vol 1. Quality Medical Publishing, St Louis

[51] Blondeel PN, Morrison CM (2005) Deep inferior epigastric artery perforator flap. In: Blondeel PN, Hallock GG, Morris SF, Neligan PC (eds) Perforator flaps: anatomy, technique & clinical applications, vol 1. Quality Medical Publishing, St. Louis, pp 385–404

[52] Bodde EW, de Visser E, Duysens JE, Hartman EH (2003) Donor-site morbidity after free vascularized autogenous fibular transfer: subjective and quantitative analyses. Plast Reconstr Surg 111(7):2237–2242. doi:10.1097/01. PRS.0000060086.99242.F1

[53] Bonde CT, Lund H, Fridberg M, Danneskiold-Samsoe B, Elberg JJ (2007) Abdominal strength after breast reconstruction using a free abdominal flap. J Plast Reconstr Aesthet Surg 60(5):519–523. doi:S1748-6815(06)00525-0 [pii] 10.1016/j.bjps.2006.07.003

[54] Boorman JG, Brown JA, Sykes PJ (1987) Morbidity in the forearm flap donor arm. Br J Plast Surg 40(2): 207–212

[55] Boorman JG, Green MF (1986) A split Chinese forearm flap for simultaneous oral lining and skin cover. Br J Plast Surg 39(2):179–182

[56] Bootz F (1988) The free forearm flap in covering defects of the pharynx and oral cavity. HNO 36(11):462–466

[57] Bostwick J 3rd, Nahai F, Wallace JG, Vasconez LO (1979) Sixty latissimus dorsi flaps. Plast Reconstr Surg 63(1):31–41

[58] Bostwick J 3rd, Vasconez LO, Jurkiewicz MJ (1978) Breast reconstruction after a radical mastectomy. Plast Reconstr Surg 61(5):682–693

[59] Bovet JL, Nassif TM, Guimberteau JC, Baudet J (1982) The vastus lateralis musculocutaneous flap in the repair of trochanteric pressure sores: technique and indications. Plast Reconstr Surg 69(5):830–834

[60] Boyd JB, Taylor GI, Corlett R (1984) The vascular territories of the superior epigastric and the deep inferior epigastric systems. Plast Reconstr Surg 73(1):1–16

[61] Brown DH, Mulholland S, Yoo JH, Gullane PJ, Irish JC, Neligan P, Keller A (1998) Internal jugular vein thrombosis following modified neck dissection: implications for head and neck flap reconstruction. Head Neck 20(2):169–174

[62] Brown RG, Vasconez LO, Jurkiewicz MJ (1975) Transverse abdominal flaps and the deep epigastric arcade. Plast Reconstr Surg 55(4):416–421

[63] Bucky LP, May JW Jr (1994) Synthetic mesh. Its use in abdominal wall reconstruction after the TRAM. Clin Plast Surg 21(2):273–277

[64] Bunkis J, Walton RL, Mathes SJ (1983) The rectus abdominis free flap for lower extremity reconstruction. Ann Plast Surg 11(5):373–380

[65] Burd A, Pang P (2003) The antero-lateral thigh (ALT) flap: a pragmatic approach. Br J Plast Surg 56(8):837–839. doi:S0007122603004089 [pii]

[66] Burns JT, Schlafly B (1986) Use of the parascapular flap in hand reconstruction. J Hand Surg [Am] 11(6):872–875

[67] Carr AJ, Macdonald DA, Waterhouse N (1988) The blood supply of the osteocutaneous free fibular graft. J Bone Joint Surg Br 70(2):319–321

[68] Carramenha e Costa MA, Carriquiry C, Vasconez LO, Grotting JC, Herrera RH, Windle BH (1987) An anatomic study of the venous drainage of the transverse rectus abdominis musculocutaneous flap. Plast Reconstr Surg 79(2):208–217

[69] Carrel A (1906) The surgery of blood vessels etc. Johns Hopkins Hosp Bull 18:18

[70] Carriquiry C, Aparecida Costa M, Vasconez LO (1985) An anatomic study of the septocutaneous vessels of the leg. Plast Reconstr Surg 76(3):354–363

[71] Cassel JM (1989) Intramuscular anatomy of the latissimus dorsi muscle. Br J Plast Surg 42(5):607–609

[72] Cavadas PC, Sanz-Gimenez-Rico JR, Gutierrez-de la Camara A, Navarro-Monzonis A, Soler-Nomdedeu

S, Martinez-Soriano F (2001) The medial sural artery perforator free flap. Plast Reconstr Surg 108(6):1609–1615; discussion 1616–1607

[73] Celik N, Wei FC, Lin CH, Cheng MH, Chen HC, Jeng SF, Kuo YR (2002) Technique and strategy in anterolateral thigh perforator flap surgery, based on an analysis of 15 complete and partial failures in 439 cases. Plast Reconstr Surg 109(7):2211–2216; discussion 2217–2218

[74] Cha W, Jeong WJ, Ahn SH (2013) Latissimus dorsi muscle free flap revisited: a novel endoscope-assisted approach. Laryngoscope 123(3):613–617. doi:10.1002/ lary.23757

[75] Chalmers RL, Rahman KM, Young S, Kennedy M, Endersby S, Adams JR, Ahmed OA, Nugent M, Ragbir M (2016) The medial sural artery perforator flap in intraoral reconstruction: a Northeast experience. J Plast Reconstr Aesthet Surg 69(5):687–693. doi:10.1016/j. bjps.2016.01.005

[76] Chambers PA, Harris L, Mitchell DA, Corrigan AM (1997) Comparative study of the ipsilateral full thickness forearm skin graft in closure of radial forearm flap donor site defects. J Craniomaxillofac Surg 25(5):245–248

[77] Chang SC, Miller G, Halbert CF, Yang KH, Chao WC, Wei FC (1996) Limiting donor site morbidity by suprafascial dissection of the radial forearm flap. Microsurgery 17(3):136–140. doi:10.1002/(SICI)1098-2752(1996)17:3<136::AID-MICR7>3.0.CO;2-K

[78] Chau J, Harris J, Nesbitt P, Allen H, Guillemaud J, Seikaly H (2009) Radial forearm donor site: comparison of the functional and cosmetic outcomes of different reconstructive methods. J Otolaryngol Head Neck Surg 38(2):294–301

[79] Chen D, Jupiter JB, Lipton HA, Li SQ (1989) The parascapular flap for treatment of lower extremity disorders. Plast Reconstr Surg 84(1):108–116

[80] Chen HC, Ganos DL, Coessens BC, Kyutoku S, Noordhoff MS (1992) Free forearm flap for closure of difficult oronasal fistulas in cleft palate patients. Plast Reconstr Surg 90(5):757–762

[81] Chen HC, Tang YB (2003) Anterolateral thigh flap: an ideal soft tissue flap. Clin Plast Surg 30(3):383–401

[82] Chen HC, Tang YB, Noordhoff MS (1991) Posterior tibial artery flap for reconstruction of the esophagus. Plast Reconstr Surg 88(6):980–986

[83] Chen HC, Tang YB, Noordhoff MS (1992) Patch esophagoplasty with free forearm flap for focal stricture of the pharyngoesophageal junction and the cervical esophagus. Plast Reconstr Surg 90(1):45–52

[84] Chen RS, Liu YX, Liu CB, Hu YS, Xu DC, Zhong SZ, Li ZH (1999) Anatomic basis of iliac crest flap pedicled on the iliolumbar artery. Surg Radiol Anat 21(2):103–107

[85] Chen SL, Chen TM, Lee CH (2005) Free medial sural artery perforator flap for resurfacing distal limb defects. J Trauma 58(2):323–327

[86] Chen SL, Yu CC, Chang MC, Deng SC, Wu YS, Chen TM (2008) Medial sural artery perforator flap for intraoral reconstruction following cancer ablation. Ann Plast Surg 61(3):274–279. doi:10.1097/ SAP.0b013e318157a1a0

[87] Chen WF, Kung YP, Kang YC, Lawrence WT, Tsao CK (2014) An old controversy revisited-one versus two venous anastomoses in microvascular head and neck reconstruction using anterolateral thigh flap. Microsurgery 34(5):377–383. doi:10.1002/micr.22214

[88] Chen ZW, Yan W (1983) The study and clinical applica-tion of the osteocutaneous flap of fibula. Microsurgery 4(1):11–16

[89] Cheng BS (1983) Free forearm flap transplantation in repair and reconstruction of tongue defects. Zhonghua Kou Qiang Ke Za Zhi 18(1):39–41

[90] Cheng MH, Robles JA, Ulusal BG, Wei FC (2006) Reliability of zone IV in the deep inferior epigastric perforator flap: a single center's experience with 74 cases. Breast 15(2):158–166. doi:S0960-9776(05)00138-4 [pii] 10.1016/j.breast.2005.06.006

[91] Chicarilli ZN, Ariyan S, Glenn WW, Seashore JH (1985) Management of recalcitrant bronchopleural fistulas with muscle flap obliteration. Plast Reconstr Surg 75(6):882–887

[92] Chiu DT, Sherman JE, Edgerton BW (1984) Coverage of the calvarium with a free parascapular flap. Ann Plast Surg 12(1):60–66

[93] Choi JW, Nam SY, Choi SH, Roh JL, Kim SY, Hong JP (2013) Applications of medial sural perforator free flap for head and neck reconstructions. J Reconstr Microsurg 29(7):437–442. doi:10.1055/s-0033-1343959

[94] Choi SW, Park JY, Hur MS, Park HD, Kang HJ, Hu KS, Kim HJ (2007) An anatomic assessment on perforators of the lateral circumflex femoral artery for anterolateral thigh flap. J Craniofac Surg 18(4):866–871. doi:10.1097/scs. 0b013e3180a03304 00001665-200707000-00028 [pii]

[95] Christ JE, Spira M (1982) Application of the latissimus dorsi muscle to the heart. Ann Plast Surg 8(2): 118–121

[96] Chuang DC, Chen HC, Wei FC, Noordhoff MS (1992) Compound functioning free muscle flap transplantation (lateral half of soleus, fibula, and skin flap). Plast Reconstr Surg 89(2):335–339

[97] Ciria-Llorens G, Gomez-Cia T (2001) Hand blood supply in radial forearm flap donor extremities: a qualitative analysis using doppler examination. J Hand Surg (Br) 26(2):125–128. doi:10.1054/jhsb.2000.0523 S0266-7681(00)90523-0 [pii]

[98] Civantos FJ Jr, Burkey B, Lu FL, Armstrong W (1997) Lateral arm microvascular flap in head and neck reconstruction. Arch Otolaryngol Head Neck Surg 123(8):830–836

[99] Coghlan BA, Townsend PL (1993) The morbidity of the free vascularised fibula flap. Br J Plast Surg 46(6):466–469

[100] Cohen BE, Cronin ED (1984) Breast reconstruction with the latissimus dorsi musculocutaneous flap. Clin Plast Surg 11(2):287–302

[101] Coleman JJ 3rd, Sultan MR (1991) The bipedicled osteocutaneous scapula flap: a new subscapular system free flap. Plast Reconstr Surg 87(4):682–692

[102] Coleman SC, Burkey BB, Day TA, Resser JR, Netterville JL, Dauer E, Sutinis E (2000) Increasing use of the scapula osteocutaneous free flap. Laryngoscope 110(9):1419–1424. doi:10.1097/00005537-200009000-00001

[103] Coleman SS, Anson BJ (1961) Arterial patterns in the hand based upon a study of 650 specimens. Surg Gynecol Obstet 113:409–424

[104] Colen SR, Shaw WW, McCarthy JG (1986) Review of the morbidity of 300 free-flap donor sites. Plast Reconstr Surg 77(6):948–953

[105] Collins J, Ayeni O, Thoma A (2012) A systematic review of anterolateral thigh flap donor site morbidity. Can J Plast Surg 20(1):17–23

[106] Cormack GC, Lamberty BG (1983) The anatomical vascular basis of the axillary fascio-cutaneous ped-

icled flap. Br J Plast Surg 36(4):425–427. doi:0007-1226(83)90121-2 [pii]

[107] Cormack GC, Lamberty BG (1984) Fasciocutaneous vessels in the upper arm: application to the design of new fasciocutaneous flaps. Plast Reconstr Surg 74(2):244–250

[108] Cormack GC, Lamberty BGH (1989) The arterial anatomy of skin flaps. Churchill Livingstone, Edinburgh/London/Melbourne/New York

[109] Culbertson JH, Mutimer K (1987) The reverse lateral upper arm flap for elbow coverage. Ann Plast Surg 18(1):62–68

[110] Cyriac C, Sharma RK, Singh G (2010) Assessment of the abdominal wall function after pedicled TRAM flap surgery for breast reconstruction: use of modified mesh repair for the donor defect. Indian J Plast Surg 43(2):166–172. doi:10.4103/0970-0358.73430

[111] D'Este S (1912) La technique de'l amputation de la mamelle pour carcinome mammarie. Rev Chir (Paris) 45:164

[112] Dabb RW, Davis RM (1984) Latissimus dorsi free flaps in the elderly: an alternative to below-knee amputation. Plast Reconstr Surg 73(4):633–640

[113] Daniel RK (1978) Mandibular reconstruction with free tissue transfers. Ann Plast Surg 1(4):346–371

[114] Daniel RK, Taylor GI (1973) Distant transfer of an island flap by microvascular anastomoses. A clinical technique. Plast Reconstr Surg 52(2):111–117

[115] Daniel RK, Williams HB (1973) The free transfer of skin flaps by microvascular anastomoses. An experimental study and a reappraisal. Plast Reconstr Surg 52(1):16–31

[116] Deiler S, Pfadenhauer A, Widmann J, Stutzle H, Kanz KG, Stock W (2000) Tensor fasciae latae perforator flap for reconstruction of composite Achilles tendon defects with skin and vascularized fascia. Plast Reconstr Surg 106(2):342–349

[117] Demirkan F, Chen HC, Wei FC, Chen HH, Jung SG, Hau SP, Liao CT (2000) The versatile anterolateral thigh flap: a musculocutaneous flap in disguise in head and neck reconstruction. Br J Plast Surg 53(1): 30–36. doi:10.1054/bjps.1999.3250 S0007-1226(99) 93250-2 [pii]

[118] Demirkan F, Wei FC, Lutz BS, Cher TS, Chen IH (1998) Reliability of the venae comitantes in venous drainage of the free radial forearm flaps. Plast Reconstr Surg 102(5):1544–1548

[119] Deraemacher R, Thienen CV, Lejour M, Dor P (1988) The serratus anterior-scapular free flaps: a new osteomuscular unit for reconstruction after radical head and neck surgery (abstract). Paper presented at the proceedings of the second international conference of head and neck cancer 1988: Boston, Mass (USA)

[120] Dibbell DG, Edstrom LE (1980) The gastrocnemius myocutaneous flap. Clin Plast Surg 7(1):45–50

[121] Disa JJ, Cordeiro PG (1998) The current role of preoperative arteriography in free fibula flaps. Plast Reconstr Surg 102(4):1083–1088

[122] dos Santos LF (1980) The scapular flap: a new microsurgical free flap. Bol Chir Plast 70:133

[123] dos Santos LF (1984) The vascular anatomy and dissection of the free scapular flap. Plast Reconstr Surg 73(4):599–604

[124] Dowden RV, McCraw JB (1980) The vastus lateralis muscle flap: technique and applications. Ann Plast Surg 4(5):396–404

[125] Drever JM (1983) The lower abdominal transverse rectus abdominis myocutaneous flap for breast reconstruction. Ann Plast Surg 10(3):179–185

[126] Drever JM, Hodson-Walker N (1985) Closure of the donor defect for breast reconstruction with rectus abdominis myocutaneous flaps. Plast Reconstr Surg 76(4):558–565

[127] Drimmer MA, Krasna MJ (1987) The vastus lateralis myocutaneous flap. Plast Reconstr Surg 79(4):560–566

[128] Duchateau J, Declety A, Lejour M (1988) Innervation of the rectus abdominis muscle: implications for rectus flaps. Plast Reconstr Surg 82(2):223–228

[129] Dusseldorp JR, Pham QJ, Ngo Q, Gianoutsos M, Moradi P (2014) Vascular anatomy of the medial sural artery perforator flap: a new classification system of intramuscular branching patterns. J Plast Reconstr Aesthet Surg 67(9):1267–1275. doi:10.1016/j.bjps.2014.05.016

[130] Ebihara H, Maruyama Y (1989) Free abdominal flaps: variations in design and application to soft tissue defects of the head. J Reconstr Microsurg 5(3):193–201

[131] Ehrenfeld M (1990) Korrektur subcutaner Weichgewebsdefekte durch mikrochirurgische Transplantate. In: Schuchardt K (ed) Fortschritte der Kiefer- und Gesichtschirurgie, vol XXXV. Thieme, Stuttgart

[132] Ehrenfeld M, Cornelius CP, Rossell L (1992) Microvascular bone transplantation. Developments and present concept. J Craniomaxillofac Surg 20:35–39

[133] Elliot D, Bardsley AF, Batchelor AG, Soutar DS (1988) Direct closure of the radial forearm flap donor defect. Br J Plast Surg 41(4):358–360

[134] Elliott LF, Hartrampf CR Jr (1983) Tailoring of the new breast using the transverse abdominal island flap. Plast Reconstr Surg 72(6):887–893

[135] Emerson DJ, Sprigg A, Page RE (1985) Some observations on the radial artery island flap. Br J Plast Surg 38(1):107–112. doi:0007-1226(85)90096-7 [pii]

[136] Evans GR, Schusterman MA, Kroll SS, Miller MJ, Reece GP, Robb GL, Ainslie N (1994) The radial forearm free flap for head and neck reconstruction: a review. Am J Surg 168(5):446–450

[137] Fachinelli AMA, Restrepo J, Gilbert A (1981) The vascularised sural nerve. Int J Microsurg 3:57

[138] Fan S, Wang YY, Wu DH, Lai DL, Feng YH, Yu X, Lin ZY, Zhang DM, Chen WL, Liang JQ, Li JS (2016) Intraoral lining with the fibular osteomyofascial flap without a skin paddle during maxillary and mandibular reconstruction. Head Neck 38(Suppl 1):E832–E836. doi:10.1002/hed.24109

[139] Fang QG, Shi S, Zhang X, Li ZN, Liu FY, Sun CF (2014) Upper extremity morbidity after radial forearm flap harvest: a prospective study. J Int Med Res 42(1):231–235. doi:10.1177/0300060513508041

[140] Fassio E, Ugurlu K, Goga D, Ballon G (1999) Reconstruction of a mandibular and maxillary defect with a biscapular bifascial flap as a single transplant. J Oral Maxillofac Surg 57(9):1134–1137. doi:S0278-2391(99)90341-5 [pii]

[141] Feinendegen DL, Klos D (2002) A subcostal artery perforator flap for a lumbar defect. Plast Reconstr Surg 109(7):2446–2449

[142] Feingold RS (2009) Improving surgeon confidence in the DIEP flap: a strategy for reducing operative time with minimally invasive donor site. Ann Plast Surg 62(5):533–537. doi:10.1097/SAP.0b013e31819fafdd

00000637-200905000-00018 [pii]

[143] Feldman JJ, Cohen BE, May JW Jr (1978) The medial gastrocnemius myocutaneous flap. Plast Reconstr Surg 61(4):531–539

[144] Feller AM (1994) Free TRAM. Results and abdominal wall function. Clin Plast Surg 21(2):223–232

[145] Fenton OM, Roberts JO (1985) Improving the donor site of the radial forearm flap. Br J Plast Surg 38(4):504–505

[146] Ferrari S, Ferri A, Bianchi B, Varazzani A, Perlangeli G, Sesenna E (2015) Donor site morbidity after scapular tip free flaps in head-and-neck reconstruction. Microsurgery 35(6):447–450. doi:10.1002/micr.22454

[147] Ferreira MC, Rocha DL, Besteiro JM, Monteiro AA Jr (1985) Mandibular reconstruction with free osteocutaneous iliac crest based on the deep circumflex vessels. Chir Plast 8:83

[148] Figus A, Ramakrishnan V, Rubino C (2008) Hemodynamic changes in the microcirculation of DIEP flaps. Ann Plast Surg 60(6):644–648. doi:10.1097/SAP.0b013e318145be31 00000637-200806000-00012 [pii]

[149] Fisher J, Bostwick J 3rd, Powell RW (1983) Latissimus dorsi blood supply after thoracodorsal vessel division: the serratus collateral. Plast Reconstr Surg 72(4):502–511

[150] Fissette J, Lahaye T, Colot G (1983) The use of the free parascapular flap in midpalmar soft tissue defect. Ann Plast Surg 10(3):235–238

[151] Flemming AF, Brough MD, Evans ND, Grant HR, Harris M, James DR, Lawlor M, Laws IM (1990) Mandibular reconstruction using vascularised fibula. Br J Plast Surg 43(4):403–409

[152] Forrest C, Boyd B, Manktelow R, Zuker R, Bowen V (1992) The free vascularised iliac crest tissue transfer: donor site complications associated with eighty-two cases. Br J Plast Surg 45(2):89–93. doi:0007-1226(92)90163-R [pii]

[153] Frick A, Baumeister RG, Wiebecke B (1987) Vascular ultrastructure of the scapular flap. Handchir Mikrochir Plast Chir 19(6):336–338

[154] Futran ND, Stack BC Jr (1996) Single versus dual venous drainage of the radial forearm free flap. Am J Otolaryngol 17(2):112–117

[155] Gahhos FN, Tross RB, Salomon JC (1985) Scapular free-flap dissection made easier. Plast Reconstr Surg 75(1):115–118

[156] Gardener E, Gray DJ, O'Rahilly R (1966) Anatomy, 3rd edn. W. B. Saunders, Philadelphia

[157] Garg RK, Wieland AM, Poore SO, Sanchez R, Hartig GK (2015) The radial forearm snake flap: a novel approach to oral cavity and oropharyngeal reconstruction that reduces forearm donor site morbidity. Microsurgery. doi:10.1002/micr.22425

[158] Garvey PB, Buchel EW, Pockaj BA, Gray RJ, Samson TD (2005) The deep inferior epigastric perforator flap for breast reconstruction in overweight and obese patients. Plast Reconstr Surg 115(2):447–457. doi:00006534-200502000-00012 [pii]

[159] Garvey PB, Selber JC, Madewell JE, Bidaut L, Feng L, Yu P (2011) A prospective study of preoperative computed tomographic angiography for head and neck reconstruction with anterolateral thigh flaps. Plast Reconstr Surg 127(4):1505–1514. doi:10.1097/ PRS.0b013e318208d23e

[160] Gaukroger MC, Langdon JD, Whear NM, Zaki GA (1994) Repair of the radial forearm flap donor site with a full-thickness graft. Int J Oral Maxillofac Surg 23(4):205–208

[161] Geddes CR, Tang M, Yang D, Morris SF (2005) Anatomy of the integumnet of the trunk. In: Blondeel PN, Hallock GG, Morris SF, Neligan PC (eds) Perforator flaps: anatomy, technique & clinical applications, vol 1. Quality Medical Publishing, St. Louis, pp 359–384

[162] Gedebou TM, Wei FC, Lin CH (2002) Clinical experience of 1284 free anterolateral thigh flaps. Handchir Mikrochir Plast Chir 34(4):239–244. doi:10.1055/s-2002-36290

[163] Gegenbaur C (1888) Lehrbuch der Anatomie des Menschen, 3rd edn. V. Wilhelm Engelmann, Leipzig

[164] Gehrking E, Remmert S, Majocco A (1998) Topographic and anatomic study of lateral upper arm transplants. Ann Anat 180(3):275–280

[165] Gibber MJ, Clain JB, Jacobson AS, Buchbinder D, Scherl S, Zevallos JP, Mehra S, Urken ML (2015) Subscapular system of flaps: an 8-year experience with 105 patients. Head Neck 37(8):1200–1206. doi:10.1002/hed.23738

[166] Gilat H, Shpitzer T, Guttman D, Soudry E, Feinmesser R, Bachar G (2013) Obstructive sleep apnea after radial forearm free flap reconstruction of the oral tongue. Laryngoscope 123(12):3223–3226. doi:10.1002/lary.24125

[167] Gilbert A (1981) Free vascularized bone grafts. Int Surg 66(1):27–31

[168] Gilbert A, Teot L (1982) The free scapular flap. Plast Reconstr Surg 69(4):601–604

[169] Gill PS, Hunt JP, Guerra AB, Dellacroce FJ, Sullivan SK, Boraski J, Metzinger SE, Dupin CL, Allen RJ (2004) A 10-year retrospective review of 758 DIEP flaps for breast reconstruction. Plast Reconstr Surg 113(4): 1153–1160. doi:00006534-200404010-00006 [pii]

[170] Godfrey PM, Godfrey NV, Romita MC (1994) The "circummuscular" free TRAM pedicle: a trap. Plast Reconstr Surg 93(1):178–180

[171] Godina M (1982) Discussion: the free scapular flap. Br J Plast Surg 69:786

[172] Gong ZJ, Wang K, Tan HY, Zhang S, He ZJ, Wu HJ (2015) Application of thinned anterolateral thigh flap for the reconstruction of head and neck defects. J Oral Maxillofac Surg 73(7):1410–1419. doi:10.1016/j.joms.2015.01.006

[173] Goodacre TE, Walker CJ, Jawad AS, Jackson AM, Brough MD (1990) Donor site morbidity following osteocutaneous free fibula transfer. Br J Plast Surg 43(4):410–412

[174] Gordon L, Buncke HJ, Alpert BS (1982) Free latissimus dorsi muscle flap with split-thickness skin graft cover: a report of 16 cases. Plast Reconstr Surg 70(2):173–178

[175] Gravvanis A, Lo S, Shirley R (2009) Aesthetic restoration of Poland's syndrome in a male patient using free anterolateral thigh perforator flap as autologous filler. Microsurgery 29(6):490–494. doi:10.1002/ micr.20637

[176] Grover R, Nelson JA, Fischer JP, Kovach SJ, Serletti JM, Wu LC (2014) The impact of perforator number on deep inferior epigastric perforator flap breast reconstruction. Arch Plast Surg 41(1):63–70. doi:10.5999/ aps.2014.41.1.63

[177] Gruber W (1878) Hohe Teilung der A. poplitea in die A. tibialis postica und in den Truncus communis für die A. peronea und die A. tibialis antica, mit Endigung der A. tibialis postica als A. plantaris interna und der A. peronea

als A. plantaris externa. Arch Pathol Anat Physiol Klin Med 74:438

[178] Guthrie CC (1908) Some physiological aspects of blood vessel surgery. JAMA 51:1658

[179] Guzzetti T, Thione A (2008) The basilic vein: an alternative drainage of DIEP flap in severe venous congestion. Microsurgery 28(7):555–558. doi:10.1002/micr.20537

[180] Ha B, Baek CH (1999) Head and neck reconstruction using lateral thigh free flap: flap design. Microsurgery 19(3):157–165. doi:10.1002/(SICI)1098-2752(1999)19:3<157::AID-MICR7>3.0.CO;2-E [pii]

[181] Haertsch PA (1981) The blood supply to the skin of the leg: a post-mortem investigation. Br J Plast Surg 34(4):470–477

[182] Haffey TM, Lamarre ED, Fritz MA (2014) Auto flowthrough technique for anterolateral thigh flaps. JAMA Facial Plast Surg 16(2):147–150. doi:10.1001/jamafacial.2013.2263

[183] Hakim SG, Trenkle T, Sieg P, Jacobsen HC (2014) Ulnar artery-based free forearm flap: review of specific anatomic features in 322 cases and related literature. Head Neck 36(8):1224–1229. doi:10.1002/hed.23594

[184] Hallock GG (1988) Refinement of the radial forearm flap donor site using skin expansion. Plast Reconstr Surg 81(1):21–25

[185] Hallock GG (1989) Aesthetic approach to the rectus abdominis free tissue transfer. J Reconstr Microsurg 5(1):69–73. doi:10.1055/s-2007-1006853

[186] Hallock GG (1990) Cutaneous cover for cutaneous coverage. Contemp Orthop 21:234

[187] Hallock GG (1991) Complications of 100 consecu tive local fasciocutaneous flaps. Plast Reconstr Surg 88(2):264–268

[188] Hallock GG (1993) The cephalic vein in microsurgery. Microsurgery 14(8):482–486

[189] Hallock GG (1994) Evaluation of fasciocutaneous perforators using color duplex imaging. Plast Reconstr Surg 94(5):644–651

[190] Hallock GG (1999) The anatomy of the extended peroneal venous system. Plast Reconstr Surg 104(4):976–983

[191] Hallock GG (2001) Anatomic basis of the gastrocnemius perforator-based flap. Ann Plast Surg 47(5):517–522

[192] Hallock GG (2005) The superior epigastric(RECTUS ABDOMINIS) muscle perforator flap. Ann Plast Surg 55(4):430–432. doi:00000637-200510000-00021 [pii]

[193] Hallock GG (2014) Medial sural artery perforator free flap: legitimate use as a solution for the ipsilateral distal lower extremity defect. J Reconstr Microsurg 30(3):187–192. doi:10.1055/s-0033-1357276

[194] Hallock GG, Sano K (2004) The medial sural MEDIAL GASTROCNEMIUS perforator free flap: an 'ideal' prone position skin flap. Ann Plast Surg 52(2):184–187. doi:10.1097/01.sap.0000095438.33962.31

[195] Hamdi M, Weiler-Mithoff EM, Webster MH (1999) Deep inferior epigastric perforator flap in breast reconstruction: experience with the first 50 flaps. Plast Reconstr Surg 103(1):86–95

[196] Hamilton SG, Morrison WA (1982) The scapular free flap. Br J Plast Surg 35(1):2–7

[197] Hanna TC, McKenzie WS, Holmes JD (2014) Full-thickness skin graft from the neck for coverage of the radial forearm free flap donor site. J Oral Maxillofac Surg 72(10):2054–2059. doi:10.1016/j. joms.2014.05.015

[198] Harashina T (1988) Analysis of 200 free flaps. Br J Plast Surg 41(1):33–36

[199] Harii K (1988) Refined microneurovascular free muscle transplantation for reanimation of paralyzed face. Microsurgery 9(3):169–176

[200] Harii K, Ebihara S, Ono I, Saito H, Terui S, Takato T (1985) Pharyngoesophageal reconstruction using a fabricated forearm free flap. Plast Reconstr Surg 75(4):463–476

[201] Harii K, Ohmori K, Sekiguchi J (1976) The free musculocutaneous flap. Plast Reconstr Surg 57(3):294–303

[202] Harris NR, 2nd, Webb MS, May JW Jr (1992) Intraoperative physiologic blood flow studies in the TRAM flap. Plast Reconstr Surg 90(4):553–558; discussion 559–561

[203] Harrison DH (1986) The osteocutaneous free fibular graft. J Bone Joint Surg Br 68(5):804–807

[204] Hartrampf CR Jr (1984) Abdominal wall competence in transverse abdominal island flap operations. Ann Plast Surg 12(2):139–146

[205] Hartrampf CR Jr, Black PW, Beegle PH Jr (1987) Breast reconstruction following mastectomy. J Med Assoc Ga 76(5):328–334

[206] Hata Y, Yano K, Matsuka K, Ito O, Matsuda H, Hosokawa K (1990) Treatment of chronic facial palsy by transplantation of the neurovascularized free rectus abdominis muscle. Plast Reconstr Surg 86(6):1178–1187; discussion 1188–1179

[207] Hatoko M, Harashina T, Inoue T, Tanaka I, Imai K (1990) Reconstruction of palate with radial forearm flap; a report of 3 cases. Br J Plast Surg 43(3):350–354

[208] Hauben DJ, Smith AR, Sonneveld GJ, Van der Meulen JC (1983) The use of the vastus lateralis musculocutaneous flap for the repair of trochanteric pressure sores. Ann Plast Surg 10(5):359–363

[209] Hayashi A, Maruyama Y (1989) The "reduced" latissimus dorsi musculocutaneous flap. Plast Reconstr Surg 84(2):290–295

[210] Hayden R, O'Leary M (1991) A neurosensory fibula flap: anatomical description and clinical applications. Paper presented at the 94th annual meeting of the American Laryngological, Rhinological and Otological Society, Hawaii

[211] He Y, Jin SF, Zhang ZY, Feng SQ, Zhang CP, Zhang YX (2014) A prospective study of medial sural artery perforator flap with computed tomographic angiography-aided design in tongue reconstruction. J Oral Maxillofac Surg 72(11):2351–2365. doi:10.1016/j.joms.2014.05.019

[212] Heitmann C, Felmerer G, Durmus C, Matejic B, Ingianni G (2000) Anatomical features of perforator blood vessels in the deep inferior epigastric perforator flap. Br J Plast Surg 53(3):205–208. doi:10.1054/ bjps.1999.3257 S0007-1226(99)93257-5 [pii]

[213] Heitmann C, Khan FN, Levin LS (2003) Vasculature of the peroneal artery: an anatomic study focused on the perforator vessels. J Reconstr Microsurg 19(3):157–162. doi:10.1055/s-2003-39828

[214] Hekner DD, Abbink JH, van Es RJ, Rosenberg A, Koole R, Van Cann EM (2013) Donor-site morbidity of the radial forearm free flap versus the ulnar forearm free flap. Plast Reconstr Surg 132(2):387–393. doi:10.1097/PRS.0b013e318295896c

[215] Heller F, Hsu CM, Chuang CC, Wei KC, Wei FC (2004) Anterolateral thigh fasciocutaneous flap for simultaneous reconstruction of refractory scalp and dural defects. Report of two cases. J Neurosurg 100(6):1094–1097. doi:10.3171/jns.2004.100.6.1094

[216] Henle J (1868) Handbuch der systemischen Anatomie des Menschen. Friedrich Vieweg und Sohn, Braunschweig

[217] Hidalgo DA (1989) Fibula free flap: a new method of mandible reconstruction. Plast Reconstr Surg 84(1):71–79

[218] Hidalgo DA (1994) Fibula free flap mandible reconstruction. Microsurgery 15(4):238–244

[219] Hidalgo DA, Carrasquillo IM (1992) The treatment of lower extremity sarcomas with wide excision, radiotherapy, and free-flap reconstruction. Plast Reconstr Surg 89(1):96–101; discussion 102

[220] Higueras Sune MC, Lopez Ojeda A, Narvaez Garcia JA, De Albert De Las Vigo M, Roca Mas O, Perez Sidelnikova D, Carrasco Lopez C, Palacin Porte JA, Serra Payro JM, Vinals JM (2011) Use of angioscanning in the surgical planning of perforator flaps in the lower extremities. J Plast Reconstr Aesthet Surg 64(9):1207–1213. doi:10.1016/j.bjps.2011.03.015

[221] Hirase Y, Kojima T, Kinoshita Y, Bang HH, Sakaguchi T, Kijima M (1991) Composite reconstruction for chest wall and scalp using multiple ribs-latissimus dorsi osteomyocutaneous flaps as pedicled and free flaps. Plast Reconstr Surg 87(3):555–561

[222] Hofer SO, Damen TH, Mureau MA, Rakhorst HA, Roche NA (2007) A critical review of perioperative complications in 175 free deep inferior epigastric perforator flap breast reconstructions. Ann Plast Surg 59(2):137– 142. doi:10.1097/01.sap.0000253326.85829.45 00000 637-200708000-00005 [pii]

[223] Holm C, Mayr M, Hofter E, Ninkovic M (2006) Perfusion zones of the DIEP flap revisited: a clinical study. Plast Reconstr Surg 117(1):37–43

[224] Holmberg J, Ekerot L (1986) The free scapular flap. An alternative to conventional flaps on the upper extremity. Scand J Plast Reconstr Surg 20(2):219–223

[225] Holmstrom H (1979) The free abdominoplasty flap and its use in breast reconstruction. An experimental study and clinical case report. Scand J Plast Reconstr Surg 13(3):423–427

[226] Holzle F, Hohlweg-Majert B, Kesting MR, Mucke T, Loeffelbein DJ, Wolff KD, Wysluch A (2009) Reverse flow facial artery as recipient vessel for perforator flaps. Microsurgery 29(6):437–442. doi:10.1002/micr.20634

[227] Hölzle F, Kesting MR, Hölzle G, Watola A, Loeffelbein DJ, Ervens J, Wolff KD (2007) Clinical outcome and patient satisfaction after mandibular reconstruction with free fibula flaps. Int J Oral Maxillofac Surg 36(9):802–806. [Epub 2007 Jul 5] PMID: 17614257

[228] Hölzle F, Ristow O, Rau A, Mücke T, Loeffelbein DJ, Mitchell DA, Stimmer H, Wolff KD, Kesting MR (2011a) Evaluation of the vessels of the lower leg before microsurgical fibular transfer. Part II: magnetic resonance angiography for standard preoperative assessment. Br J Oral Maxillofac Surg 49(4):275–280. doi:10.1016/j.bjoms.2010.05.003. [Epub 2010 Jun 15]

[229] Hölzle F, Ristow O, Rau A, Mücke T, Loeffelbein DJ, Mitchell DA, Wolff KD, Kesting MR (2011b) Evaluation of the vessels of the lower leg before microsurgical fibular transfer. Part I: anatomical variations in the arteries of the lower leg. Br J Oral Maxillofac Surg 49(4):270–274. doi:10.1016/j.bjoms.2010.05.002. [Epub 2010 Jun 15]

[230] Hölzle F, Watola A, Kesting MR, Nolte D, Wolff KD (2007) Atrophy of free fibular grafts after mandibular reconstruction. Plast Reconstr Surg 119(1):151–156

[231] Howaldt HP, Bitter K (1990) Totaler Zungenersatz durch ein mikrochirurgisches Latissimus-dorsi-Transplantat. In: Schuchardt K (ed) Fortschritt der Kiefer- und Gesichtschirurgie. Thieme, Stuttgart

[232] Hsiao JC, Deek N, Lin CH, Lin YT, Wei FC, Lin CH (2015) Versatility of the medial sural artery perforator flap: experience with 200 consecutive cases. Plast Reconstr Surg 136(4 Suppl):17. doi:10.1097/01. prs.0000472293.24331.7f

[233] Hsieh CH, Kuo YR, Yao SF, Liang CC, Jeng SF (2004) Primary closure of radial forearm flap donor defects with a bilobed flap based on the fasciocutaneous perforator of the ulnar artery. Plast Reconstr Surg 113(5):1355–1360

[234] Hsieh CH, Yang CC, Kuo YR, Tsai HH, Jeng SF (2003) Free anterolateral thigh adipofascial perforator flap. Plast Reconstr Surg 112(4):976–982. doi:10.1097/01. PRS.0000076221.25738.66

[235] Huang GK, Hu RQ, Miao H, Yin ZY, Lan TD, Pan GP (1985) Microvascular free transfer of iliac bone based on the deep superior branches of the superior gluteal vessels. Plast Reconstr Surg 75(1):68–74

[236] Huang GK, Liu ZZ, Shen YL, Hu RQ, Miao H, Yin ZY (1980) Microvascular free transfer of iliac bone based on the deep circumflex iliac vessels. J Microsurg 2(2):113–120

[237] Huber GC (1930) Piersol's human anatomy, 9th edn. L. B. Lippincott, Philadelphia

[238] Hui KC, Zhang F, Lineaweaver WC (1999) Z-plasty closure of the donor defect of the radial forearm free flap. J Reconstr Microsurg 15(1):19–21. doi:10.105 5/s-2007-1000066

[239] Hung LK, Lao J, Ho PC (1996) Free posterior tibial perforator flap: anatomy and a report of 6 cases. Microsurgery 17(9):503–511. doi:10.1002/(SICI)1098-2752(1996)17:9<503::AID-MICR5>3.0.CO;2-D [pii] 10.1002/(SICI)1098-2752(1996)17:9<503::AID-MICR5>3.0.CO;2-D

[240] Huo R, Li S, Li Y, Li Q, Yang M, Huang W (2002) Microvascular structure of the transmidline scapular flap. Zhonghua Zheng Xing Wai Ke Za Zhi 18(6):357–359

[241] Hyrtl J (1887) Lehrbuch der Anatomie des Menschen, 19th edn. Wilhelm Braunmüller, Wien

[242] Ichinose A, Tahara S, Terashi H, Nomura T, Omori M (2003) Short-term postoperative flow changes after free radial forearm flap transfer: possible cause of vascular occlusion. Ann Plast Surg 50(2):160–164. doi:10.1097/01. SAP.0000037264.92535.AC

[243] Ichinose A, Tahara S, Terashi H, Yokoo S, Nakahara M, Hashikawa K, Kenmoku K (2003) Importance of the deep vein in the drainage of a radial forearm flap: a haemodynamic study. Scand J Plast Reconstr Surg Hand Surg 37(3):145–149

[244] Ichinose A, Terashi H, Nakahara M, Sugimoto I, Hashikawa K, Nomura T, Ogata N, Yokoo S, Tahara S (2004)Do multiple venous anastomoses reduce risk of thrombosis in free-flap transfer? Efficacy of dual anastomoses of separate venous systems. Ann Plast Surg

52(1):61–63. doi:10.1097/01.sap.0000096425.18223.60

[245] Iida H, Ohashi I, Kishimoto S, Umeda T, Hata Y (2003) Preoperative assessment of anterolateral thigh flap cutaneous perforators by colour Doppler flowmetry. Br J Plast Surg 56(1):21–25. doi:S0007122603000183 [pii]

[246] Imanishi N, Nakajima H, Aiso S (2000) Anatomic study of the venous drainage architecture of the forearm skin and subcutaneous tissue. Plast Reconstr Surg 106(6):1287–1294

[247] Imanishi N, Nakajima H, Aiso S (2001) Anatomical study of the venous drainage architecture of the scapular skin and subcutaneous tissue. Plast Reconstr Surg 108(3):656–663

[248] Inoue T, Fujino T (1986) An upper arm flap, pedicled on the cephalic vein with arterial anastomosis, for head and neck reconstruction. Br J Plast Surg 39(4):451–453

[249] Iriarte-Ortabe J, Reycher H (1992) Mandibular recon struction with fibular free flap. J Craniomaxillofac Surg 20:36

[250] Ito O, Igawa HH, Suzuki S, Muneuchi G, Kawazoe T, Saso Y, Onodera M, Park S, Hata Y (2005) Evaluation of the donor site in patients who underwent reconstruction with a free radial forearm flap. J Reconstr Microsurg 21(2): 113–117. doi:10.1055/s-2005-864844

[251] Jackson CM (1933) Morris' human anatomy, 9th edn. P. Blackiston's Son & Co., Philadelphia

[252] Jacobson JH, Suarez EL (1960) Microsurgery in anastomosis of small vessels. Surgical forum 11:243–245

[253] Jeevaratnam JA, Nikkhah D, Nugent NF, Blackburn AV (2014) The medial sural artery perforator flap and its application in electrical injury to the hand. J Plast Reconstr Aesthet Surg 67(11):1591–1594. doi:10.1016/j.bjps.2014.07.023

[254] Ji Y, Li T, Shamburger S, Jin J, Lineaweaver WC, Zhang F (2002) Microsurgical anterolateral thigh fasciocutaneous flap for facial contour correction in patients with hemifacial microsomia. Microsurgery 22(1):34–38. doi:10.1002/micr.22008 [pii]

[255] Jin YT, Guan WX, Shi TM, Quian YL, Xu LG, Chang TS (1985) Reversed island forearm fascial flap in hand surgery. Ann Plast Surg 15(4):340–347

[256] Jones NF, Sekhar LN, Schramm VL (1986) Free rectus abdominis muscle flap reconstruction of the middle and posterior cranial base. Plast Reconstr Surg 78(4):471–479

[257] Jones NF, Swartz WM, Mears DC, Jupiter JB, Grossman A (1988) The "double barrel" free vascularized fibular bone graft. Plast Reconstr Surg 81(3):378–385

[258] Kao HK, Chang KP, Chen YA, Wei FC, Cheng MH (2010) Anatomical basis and versatile application of the free medial sural artery perforator flap for head and neck reconstruction. Plast Reconstr Surg 125(4):1135–1145. doi:10.1097/PRS.0b013e3181d180ac

[259] Kao HK, Chang KP, Wei FC, Cheng MH (2009) Comparison of the medial sural artery perforator flap with the radial forearm flap for head and neck reconstructions. Plast Reconstr Surg 124(4):1125–1132. doi:10.1097/PRS.0b013e3181b457cf

[260] Kärcher H (1986) Die Unterkieferrekonstruktion mit freien mikrovaskulären Knochentransplantaten. Acta Chir Australiaca 33:251

[261] Karcher H, Borbely L (1988) Possibilities of vital bone grafts in the maxillofacial area. Dtsch Z Mund Kiefer Gesichtschir 12(2):124–134

[262] Katsaros J, Schusterman M, Beppu M, Banis JC Jr, Acland RD (1984) The lateral upper arm flap: anatomy and clinical applications. Ann Plast Surg 12(6):489–500

[263] Kaufman T, Hurwitz DJ, Boehnke M, Futrell JW (1985) The microcirculatory pattern of the transverse-abdominal flap: a cross-sectional xerographic and CAT scanning study. Ann Plast Surg 14(4):340–345

[264] Kawamura K, Yajima H, Kobata Y, Shigematsu K, Takakura Y (2005) Clinical applications of free soleus and peroneal perforator flaps. Plast Reconstr Surg 115(1):114–119. doi:00006534-200501000-00016 [pii]

[265] Keller A, Allen R, Shaw W (1984) The medial gastrocnemius muscle flap: a local free flap. Plast Reconstr Surg 73(6):974–976

[266] Kerawala CJ, Martin IC (2003) Palmar arch backflow following radial forearm free flap harvest. Br J Oral Maxillofac Surg 41(3):157–160. doi:S0266435603000238 [pii]

[267] Khan UD, Miller JG (2007) Reliability of handheld Doppler in planning local perforator-based flaps for extremities. Aesthet Plast Surg 31(5):521–525. doi:10.1007/s00266-007-0072-9

[268] Khashaba AA, McGregor IA (1986) Haemodynamics of the radial forearm flap. Br J Plast Surg 39(4):441–450

[269] Kikuchi N, Murakami G, Kashiwa H, Homma K, Sato TJ, Ogino T (2001) Morphometrical study of the arterial perforators of the deep inferior epigastric perforator flap. Surg Radiol Anat 23(6):375–381

[270] Kim DY, Jeong EC, Kim KS, Lee SY, Cho BH (2002) Thinning of the thoracodorsal perforator-based cutaneous flap for axillary burn scar contracture. Plast Reconstr Surg 109(4):1372–1377

[271] Kim ES, Hwang JH, Kim KS, Lee SY (2009) Plantar reconstruction using the medial sural artery perforator free flap. Ann Plast Surg 62(6):679–684. doi:10.1097/SAP.0b013e3181835abf

[272] Kim HH, Jeong JH, Seul JH, Cho BC (2006) New design and identification of the medial sural perforator flap: an anatomical study and its clinical applications. Plast Reconstr Surg 117(5):1609–1618. doi:10.1097/01.prs.0000207077.19601.86

[273] Kim JT (2005) New nomenclature concept of perforator flap. Br J Plast Surg 58(4):431–440. doi:S0007-1226(04)00377-7 [pii] 10.1016/j.bjps.2004.12.009

[274] Kim JT, Koo BS, Kim SK (2001) The thin latissimus dorsi perforator-based free flap for resurfacing. Plast Reconstr Surg 107(2):374–382

[275] Kim KA, Chandrasekhar BS (1998) Cephalic vein in salvage microsurgical reconstruction in the head and neck. Br J Plast Surg 51(1):2–7

[276] Kimata Y (2003) Deep circumflex iliac perforator flap. Clin Plast Surg 30(3):433–438

[277] Kimata Y, Uchiyama K, Ebihara S, Nakatsuka T, Harii K (1998) Anatomic variations and technical problems of the anterolateral thigh flap: a report of 74 cases. Plast Reconstr Surg 102(5):1517–1523

[278] Kimata Y, Uchiyama K, Ebihara S, Sakuraba M, Iida H, Nakatsuka T, Harii K (2000) Anterolateral thigh flap donor-site complications and morbidity. Plast Reconstr Surg 106(3):584–589

[279] Kimata Y, Uchiyama K, Sekido M, Sakuraba M, Iida

H, Nakatsuka T, Harii K (1999) Anterolateral thigh flap for abdominal wall reconstruction. Plast Reconstr Surg 103(4):1191–1197

[280] Kimura N (2002) A microdissected thin tensor fasciae latae perforator flap. Plast Reconstr Surg 109(1):69–77; discussion 78–80

[281] Kimura N, Satoh K (1996) Consideration of a thin flap as an entity and clinical applications of the thin anterolateral thigh flap. Plast Reconstr Surg 97(5):985–992

[282] Kimura N, Satoh K, Hasumi T, Ostuka T (2001) Clinical application of the free thin anterolateral thigh flap in 31 consecutive patients. Plast Reconstr Surg 108(5):1197–1208; discussion 1209–1110

[283] Kincaid SB (1984) Breast reconstruction: a review. Ann Plast Surg 12(5):431–448

[284] Kleinert HE, Kasdan ML (1963) Salvage of devascularized upper extremities including studies of small vessels anastomosis. Clin Orthop Relat Res 29:29

[285] Kniha K, Möhlhenrich SC, Foldenauer AC, Peters F, Ayoub N, Goloborodko E, Hölzle F, Modabber A (2017) Evaluation of bone resorption in fibula and deep circumflex iliac artery flaps following dental implantation: a three-year follow-up study. J Craniomaxillofac Surg 45(4):474–478. doi:10.1016/j.jcms.2017.01.014. [Epub 2017 Jan 30]

[286] Knott PD, Seth R, Waters HH, Revenaugh PC, Alam D, Scharpf J, Meltzer NE, Fritz MA (2016) Shortterm donor site morbidity: a comparison of the anterolateral thigh and radial forearm fasciocutaneous free flaps. Head Neck 38(Suppl 1):E945–E948. doi:10.1002/hed.24131

[287] Kolker AR, Coombs CJ, Meara JG (2000) A method for minimizing donor site complications of the radial forearm flap. Ann Plast Surg 45(3):329–331

[288] Koshima I, Fukuda H, Utunomiya R, Soeda S (1989) The anterolateral thigh flap; variations in its vascular pedicle. Br J Plast Surg 42(3):260–262

[289] Koshima I, Hosoda M, Inagawa K, Moriguchi T, Orita Y (1996) Free medial thigh perforator-based flaps: new definition of the pedicle vessels and versatile application. Ann Plast Surg 37(5):507–515

[290] Koshima I, Inagawa K, Urushibara K, Moriguchi T (1998) Paraumbilical perforator flap without deep inferior epigastric vessels. Plast Reconstr Surg 102(4):1052–1057

[291] Koshima I, Kawada S, Etoh H, Kawamura S, Moriguchi T, Sonoh H (1995) Flow-through anterior thigh flaps for one-stage reconstruction of soft-tissue defects and revascularization of ischemic extremities. Plast Reconstr Surg 95(2):252–260

[292] Koshima I, Moriguchi T, Ohta S, Hamanaka T, Inoue T, Ikeda A (1992) The vasculature and clinical application of the posterior tibial perforator-based flap. Plast Reconstr Surg 90(4):643–649

[293] Koshima I, Moriguchi T, Soeda S, Tanaka H, Umeda N (1992) Free thin paraumbilical perforator-based flaps. Ann Plast Surg 29(1):12–17

[294] Koshima I, Saisho H, Kawada S, Hamanaka T, Umeda N, Moriguchi T (1999) Flow-through thin latissimus dorsi perforator flap for repair of soft-tissue defects in the legs. Plast Reconstr Surg 103(5):1483–1490

[295] Koshima I, Soeda S (1985) Repair of a wide defect of the lower leg with the combined scapular and parascapular flap. Br J Plast Surg 38(4):518–521. doi:0007-

1226(85)90013-X [pii]

[296] Koshima I, Soeda S (1989) Inferior epigastric artery skin flaps without rectus abdominis muscle. Br J Plast Surg 42(6):645–648

[297] Koshima I, Soeda S (1991) Free posterior tibial perforator-based flaps. Ann Plast Surg 26(3):284–288

[298] Koshima I, Urushibara K, Inagawa K, Moriguchi T (2001) Free tensor fasciae latae perforator flap for the reconstruction of defects in the extremities. Plast Reconstr Surg 107(7):1759–1765

[299] Koshima I, Yamamoto H, Hosoda M, Moriguchi T, Orita Y, Nagayama H (1993) Free combined composite flaps using the lateral circumflex femoral system for repair of massive defects of the head and neck regions: an introduction to the chimeric flap principle. Plast Reconstr Surg 92(3):411–420

[300] Koshima I, Yamamoto H, Moriguchi T, Kawada S, Ono Y (1994) Combined anteroposterior tibial perforatorbased flap with a vascularized deep peroneal nerve for repair of facial defect. Ann Plast Surg 33(4):421–425

[301] Kosutic D, Pejkovic B, Anderhuber F, Vadnjal-Donlagic S, Zic R, Gulic R, Krajnc I, Solman L, Kocbek L (2012) Complete mapping of lateral and medial sural artery perforators: anatomical study with Duplex-Doppler ultrasound correlation. J Plast Reconstr Aesthet Surg 65(11):1530–1536. doi:10.1016/j.bjps.2012.04.045

[302] Krishna BV, Green MF (1980) Extended role of latissimus dorsi myocutaneous flap in reconstruction of the neck. Br J Plast Surg 33(2):233–236. doi:0007-1226(80)90018-1 [pii]

[303] Kroll SS (2000) Fat necrosis in free transverse rectus abdominis myocutaneous and deep inferior epigastric perforator flaps. Plast Reconstr Surg 106(3):576–583

[304] Kroll SS, Marchi M (1992) Comparison of strategies for preventing abdominal-wall weakness after TRAM flap breast reconstruction. Plast Reconstr Surg 89(6):1045–1051; discussion 1052–1043

[305] Kropf N, Macadam SA, McCarthy C, Disa JJ, Pusic AL, Da Lio A, Crisera C, Mehrara BJ (2010) Influence of the recipient vessel on fat necrosis after breast reconstruction with a free transverse rectus abdominis myocutaneous flap. Scand J Plast Reconstr Surg Hand Surg 44(2):96–101. doi:10.3109/02844311003675354

[306] Kubo T, Haramoto U, Yano K, Kakibuchi M, Takagi S, Nakai K, Sakai Y, Inohara H, Hosokawa K (2002) Internal jugular vein occlusion in head and neck microsurgical reconstruction. Ann Plast Surg 49(5):490–494. doi:10.1097/01.SAP.0000020055.91079.64

[307] Kuek LB, Chuan TL (1991) The extended lateral arm flap: a new modification. J Reconstr Microsurg 7(3):167–173

[308] Kuo YR, Seng-Feng J, Kuo FM, Liu YT, Lai PW (2002) Versatility of the free anterolateral thigh flap for reconstruction of soft-tissue defects: review of 140 cases. Ann Plast Surg 48(2):161–166

[309] Laitung JK, Peck F (1985) Shoulder function following the loss of the latissimus dorsi muscle. Br J Plast Surg 38(3):375–379

[310] Lamberty BG, Cormack GC (1990) Fasciocutaneous flaps. Clin Plast Surg 17(4):713–726

[311] Landra AP (1979) The latissimus dorsi musculocutaneous flap used to resurface a defect on the upper arm and restore extension to the elbow. Br J Plast Surg

32(4):275–277

[312] Latarjet A (1948) Testut's traite d'anatomie humaine, 9th edn. G. Doin & Cie, Paris

[313] Lee EH, Goh JC, Helm R, Pho RW (1990) Donor site morbidity following resection of the fibula. J Bone Joint Surg Br 72(1):129–131

[314] Lee YC, Chen WC, Chou TM, Shieh SJ (2015) Anatomical variability of the anterolateral thigh flap perforators: vascular anatomy and its clinical implications. Plast Reconstr Surg 135(4):1097–1107. doi:10.1097/PRS.0000000000001103

[315] Lejour M, Dome M (1991) Abdominal wall function after rectus abdominis transfer. Plast Reconstr Surg 87(6):1054–1068

[316] Lethaus B, Loberg C, Kloss-Brandstätter A, Bartella AK, Steiner T, Modabber A, Hölzle F, Teichmann J (2017) Color duplex ultrasonography versus handheld Doppler to plan anterior lateral thigh flaps. Microsurgery. doi:10.1002/micr.30177. [Epub ahead of print]

[317] Liang MD, Swartz WM, Jones NF (1994) Local full-thickness skin-graft coverage for the radial forearm flap donor site. Plast Reconstr Surg 93(3):621–625

[318] Lichte J, Teichmann J, Loberg C, Kloss-Brandstätter A, Bartella A, Steiner T, Modabber A, Hölzle F, Lethaus B (2016) Routine preoperative colour Doppler duplex ultrasound scanning in anterolateral thigh flaps. Br J Oral Maxillofac Surg 54(8):909–913. doi:10.1016/j.bjoms.2016.06.008. [Epub 2016 Jun 25]

[319] Lin CH, Lin CH, Lin YT, Hsu CC, Ng TW, Wei FC (2011) The medial sural artery perforator flap: a versatile donor site for hand reconstruction. J Trauma 70(3):736–743. doi:10.1097/TA.0b013e318203179e

[320] Lin SD, Lai CS, Chiu CC (1984) Venous drainage in the reverse forearm flap. Plast Reconstr Surg 74(4): 508–512

[321] Liu TS, Ashjian P, Festekjian J (2007) Salvage of congested deep inferior epigastric perforator flap with a reverse flow venous anastomosis. Ann Plast Surg 59(2):214–217. doi:10.1097/01.sap.0000 250853.40099.49 00000637-200708000-00018 [pii]

[322] Logan AM, Black MJ (1985) Injury to the brachial plexus resulting from shoulder positioning during latissimus dorsi flap pedicle dissection. Br J Plast Surg 38(3):380–382

[323] Lorenz RR, Esclamado R (2001) Preoperative magnetic resonance angiography in fibular-free flap reconstruction of head and neck defects. Head Neck 23(10):844–850. doi:10.1002/hed.1123 [pii]

[324] Lovie MJ, Duncan GM, Glasson DW (1984) The ulnar artery forearm free flap. Br J Plast Surg 37(4):486–492. doi:0007-1226(84)90136-X [pii]

[325] Lutz BS, Chang SC, Chuang SS, Wei FC (1999) Supra fascial elevated free forearm flap – indications, surgical technique and follow-up examination of the donor site defect. Handchir Mikrochir Plas Chir 31(1):10–14. doi:10.1055/s-1999-13899

[326] Lutz BS, Wei FC, Chang SC, Yang KH, Chen IH (1999) Donor site morbidity after suprafascial elevation of the radial forearm flap: a prospective study in 95 consecutive cases. Plast Reconstr Surg 103(1):132–137

[327] Lyberg T, Olstad OA (1991) The vascularized fibular flap for mandibular reconstruction. J Craniomaxillofac Surg 19(3):113–118

[328] MacKinnon SE, Weiland AJ, Godina M (1983) Immediate

forearm reconstruction with a functional latissimus dorsi island pedicle myocutaneous flap. Plast Reconstr Surg 71(5):706–710

[329] Mah E, Rozen WM, Ashton MW, Flood S (2009) Deep superior epigastric artery perforators: anatomical study and clinical application in sternal reconstruction. Plast Reconstr Surg 123(6):1719– 1723. doi:10.1097/PRS.0b013e3181a3f3cf 00006534- 200906000-00012 [pii]

[330] Malhotra K, Lian TS, Chakradeo V (2008) Vascular anatomy of anterolateral thigh flap. Laryngoscope 118(4):589–592. doi:10.1097/MLG.0b013e31815ed0e8

[331] Malt RA, McKhann C (1964) Replantation of several arms. JAMA 189:716–722

[332] Manchot C (1889) Die Hautarterien des menschlichen Körpers. Vogel, Leipzig

[333] Manktelow RT (1986) Microvascular reconstruction. Springer, Berlin

[334] Mao C, Cai Z, Peng X, Liou D, Yu G (2002) The value of preoperative routine donor leg angiography in free fibula flaps. Zhonghua Kou Qiang Yi Xue Za Zhi 37(1):15–17

[335] Mardini S, Lin CH, Wei FC (2005) Lateral circumflex femoral artery – vastus lateralis perforator flap. In: Blondeel PN, Hallock GG, Morris SF, Neligan PC (eds) Perforator flaps: anatomy, technique & clinical applications, vol 2. Quality Medical Publishing, St. Louis, pp 617–634

[336] Mardini S, Tsai FC, Wei FC (2003) The thigh as a model for free style free flaps. Clin Plast Surg 30(3):473–480

[337] Maros T (1981) Data regarding the typology and functional significance of the venous valves. Morphol Embryol (Bucur) 27(3):195–214

[338] Martin-Granizo R, Gomez F, Sanchez-Cuellar A (2002) An unusual anomaly of the radial artery with potential significance to the forearm free flap. Case report. J Craniomaxillofac Surg 30(3):189–191. doi:S1010518202903008 [pii]

[339] Martin D, Bakhach J, Casoli V, Pellisier P, Ciria-Llorens G, Khouri RK, Baudet J (1997) Reconstruction of the hand with forearm island flaps. Clin Plast Surg 24(1):33–48

[340] Martin IC, Brown AE (1994) Free vascularized fascial flap in oral cavity reconstruction. Head Neck 16(1):45–50

[341] Maruyama Y, Iwahira Y, Hashimura C, Ono H (1986) One stage total cheek reconstruction with double folded extended latissimus dorsi musculocutaneous flap. Acta Chir Plast 28(3):159–166

[342] Maruyama Y, Urita Y, Ohnishi K (1985) Rib-latissimus dorsi osteomyocutaneous flap in reconstruction of a mandibular defect. Br J Plast Surg 38(2):234–237

[343] Masser MR (1990) The preexpanded radial free flap. Plast Reconstr Surg 86(2):295–301; discussion 302–293

[344] Mast BA (2001) Comparison of magnetic resonance angiography and digital subtraction angiography for visualization of lower extremity arteries. Ann Plast Surg 46(3):261–264

[345] Masuoka T, Sugita A, Sekiya S, Ohmori K (2002) Breast reconstruction with perforator-based inframammary de-epithelized flap: a case report. Aesthet Plast Surg 26(3):211–214. doi:10.1007/s00266-001-1472-x

[346] Mathes SJ, Nahai F (1979) Clinical atlas of muscle and musculocutaneous flaps. C. V. Mosby, St. Louis

[347] Mathes SJ, Nahai F (1981) Classification of the vascular

anatomy of muscles: experimental and clinical correlation. Plast Reconstr Surg 67(2):177–187

[348] Mathes SJ, Nahai F (1982) Clinical applications for muscle and myocutaneous flaps. C. V. Mosby, St. Louis

[349] Matloub HS, Larson DL, Kuhn JC, Yousif NJ, Sanger JR (1989) Lateral arm free flap in oral cavity reconstruction: a functional evaluation. Head Neck 11(3):205–211

[350] Mathes SJ, Nahai F (1979) Clinical atlas of muscle and musculocutaneous flaps. Mosby Incorporated, ISBN-13: 978-0801631412

[351] Maxwell GP, Manson PN, Hoopes JE (1979) Experience with thirteen latissimus dorsi myocutaneous free flaps. Plast Reconstr Surg 64(1):1–8

[352] Maxwell GP, Stueber K, Hoopes JE (1978) A free latissimus dorsi myocutaneous flap: case report. Plast Reconstr Surg 62(3):462–466

[353] Mayou BJ, Whitby D, Jones BM (1982) The scapular flap – an anatomical and clinical study. Br J Plast Surg 35(1):8–13

[354] McCormack LJ, Cauldwell EW, Anson BJ (1953) Brachial and antebrachial arterial patterns; a study of 750 extremities. Surg Gynecol Obstet 96(1):43–54

[355] McCraw JB, Dibbell DG, Carraway JH (1977) Clinical definition of independent myocutaneous vascular territories. Plast Reconstr Surg 60(3):341–352

[356] McCraw JB, Fishman JH, Sharzer LA (1978) The versatile gastrocnemius myocutaneous flap. Plast Reconstr Surg 62(1):15–23

[357] McCraw JB, Penix JO, Baker JW (1978) Repair of major defects of the chest wall and spine with the latissimus dorsi myocutaneous flap. Plast Reconstr Surg 62(2):197–206

[358] McGregor A, McGregor IA (2000) Functional techniques of plastic suregery and their surgical applications, 10th edn. Churchill Livingstone, Edingburgh, pp 35–37

[359] McGregor AD (1987) The free radial forearm flap – the management of the secondary defect. Br J Plast Surg 40(1):83–85

[360] McGregor IA, Morgan G (1973) Axial and random pattern flaps. Br J Plast Surg 26(3):202–213

[361] McLean DH, Buncke HJ Jr (1972) Autotransplant of omentum to a large scalp defect, with microsurgical revascularization. Plast Reconstr Surg 49(3):268–274

[362] Meagher PJ, Morrison WA (2002) Free fibula flapdonor-site morbidity: case report and review of the literature. J Reconstr Microsurg 18(6):465–468; discussion 469–470. doi:10.1055/s-2002-33327

[363] Medard de Chardon V, Balaguer T, Chignon-Sicard B, Riah Y, Ihrai T, Dannan E, Lebreton E (2009) The radial forearm free flap: a review of microsurgical options. J Plast Reconstr Aesthet Surg 62(1):5–10. doi:10.1016/j.bjps.2008.06.053

[364] Meland NB, Fisher J, Irons GB, Wood MB, Cooney WP (1989) Experience with 80 rectus abdominis freetissue transfers. Plast Reconstr Surg 83(3):481–487

[365] Meland NB, Maki S, Chao EY, Rademaker B (1992) The radial forearm flap: a biomechanical study of donor-site morbidity utilizing sheep tibia. Plast Reconstr Surg 90(5):763–773

[366] Mendelson BC, Masson JK (1977) Treatment of chronic radiation injury over the shoulder with a latissimus dorsi myocutaneous flap. Plast Reconstr Surg 60(5):681–691

[367] Mendelson BC, Masson JK, Arnold PG, Erich JB (1979) Flaps used for nasal reconstruction: a perspective based on 180 cases. Mayo Clin Proc 54(2):91–96

[368] Miller LB, Bostwick J 3rd, Hartrampf CR Jr, Hester TR Jr, Nahai F (1988) The superiorly based rectus abdominis flap: predicting and enhancing its blood supply based on an anatomic and clinical study. Plast Reconstr Surg 81(5):713–724

[369] Milloy FJ, Anson BJ, McAfee DK (1960) The rectus abdominis muscle and the epigastric arteries. Surg Gynecol Obstet 110:293–302

[370] Mimoun M, Fournol S, Kirsch JM, Baux S (1986) Chinese free flap and its venous drainage. Apropos of 20 cases. Ann Chir Plast Esthet 31(3):225–230

[371] Minami RT, Hentz VR, Vistnes LM (1977) Use of vastus lateralis muscle flap for repair of trochanteric pressure sores. Plast Reconstr Surg 60(3):364–368

[372] Miyamoto Y, Harada K, Kodama Y, Takahashi H, Okano S (1986) Cranial coverage involving scalp, bone and dura using free inferior epigastric flap. Br J Plast Surg 39(4):483–490

[373] Mizgala CL, Hartrampf CR Jr, Bennett GK (1994) Abdominal function after pedicled TRAM flap surgery. Clin Plast Surg 21(2):255–272

[374] Moazzam A, Gordon DJ (2003) Cross-suturing as an aid to wound closure: a prospective randomised trial using the forearm flap donor site as a model. Br J Plast Surg 56(7):695–700

[375] Modabber A, Ayoub N, Möhlhenrich SC, Goloborodko E, Sönmez TT, Ghassemi M, Loberg C, Lethaus B, Ghassemi A, Hölzle F (2014) The accuracy of computer-assisted primary mandibular reconstruction with vascularized bone flaps: iliac crest bone flap versus osteomyocutaneous fibula flap. Med Devices (Auckl) 7:211–217. doi:10.2147/MDER.S62698. eCollection 2014

[376] Modabber A, Gerressen M, Ayoub N, Elvers D, Stromps JP, Riediger D, Hölzle F, Ghassemi A (2013) Computer-assisted zygoma reconstruction with vascularized iliac crest bone graft. Int J Med Robot 9(4):497–502. doi:10.1002/rcs.1557. [Epub 2013 Nov 6]

[377] Modabber A, Möhlhenrich SC, Ayoub N, Hajji M, Raith S, Dds SR, Steiner T, Ghassemi A, Hölzle F (2015) Computer-aided mandibular reconstruction with vascularized iliac crest bone flap and simultaneous implant surgery. J Oral Implantol 41(5):e189–e194. doi:10.1563/aaid-joi-D-13-00341. [Epub 2014 Jun 19]

[378] Moffett TR, Madison SA, Derr JW Jr, Acland RD (1992) An extended approach for the vascular pedicle of the lateral arm free flap. Plast Reconstr Surg 89(2):259–267

[379] Momoh AO, Colakoglu S, Westvik TS, Curtis MS, Yueh JH, de Blacam C, Tobias AM, Lee BT (2012) Analysis of complications and patient satisfaction in pedicled transverse rectus abdominis myocutaneous and deep inferior epigastric perforator flap breast reconstruction. Ann Plast Surg 69(1):19–23. doi:10.1097/SAP.0b013e318221b578

[380] Montegut WJ, Allen RJ (1996) Sural artery perforator flap as an alternative for the gastrocnemius myocutaneous flap. In: Proceedings of the ninetieth annual scientific assembly of the Southern Medical Association, Baltimore, November 1996

[381] Moon HK, Taylor GI (1988) The vascular anatomy of rectus abdominis musculocutaneous flaps based on the

deep superior epigastric system. Plast Reconstr Surg 82(5):815–832

[382] Moreno MA (2013) Video-assisted harvesting of anterolateral thigh free flap: technique validation and initial results. Otolaryngol Head Neck Surg 149(2):219–225. doi:10.1177/0194599813487490

[383] Morris H, Anson BJ (1966) Human anatomy; a complete systematic treatise, 12th edn. Blakiston Division, New York

[384] Morrison WA, O'Brien BM, MacLeod AM (1984) Experience with thumb reconstruction. J Hand Surg (Br) 9(3):223–233

[385] Morrison WA, Shen TY (1987) Anterior tibial artery flap: anatomy and case report. Br J Plast Surg 40(3):230–235

[386] Muhlbauer W, Herndl E, Stock W (1982) The forearm flap. Plast Reconstr Surg 70(3):336–344

[387] Muhlbauer W, Olbrisch RR (1977) The latissimus dorsi myocutaneous flap for breast reconstruction. Chir Plast 4(1):27–34

[388] Muhlbauer W, Olbrisch RR, Herndl E, Stock W (1981) Treatment of neck contracture after burns with a free under arm flap. Chirurg 52(10):635–637

[389] Mühling J, Reuther J (1990) Indikationen zum Transfer des Latissimus-dorsi-Myokutanlappens zur Rekonstruktion im Kopf-Hals-Bereich. In: Schuchardt K (ed) Fortschritte in der Kiefer- und Gesichtschirurgie, vol XXXV. Thieme, Stuttgart

[390] Mulvey CL, Cooney CM, Daily FF, Colantuoni E, Ogbuago OU, Cooney DS, Rad AN, Manahan MA, Rosson GD, Sacks JM (2013) Increased flap weight and decreased perforator number predict fat necrosis in DIEP breast reconstruction. Plast Reconstr Surg Glob Open 1(2):1–7. doi:10.1097/GOX.0b013e318294e41d

[391] Munhoz AM, Ishida LH, Sturtz GP, Cunha MS, Montag E, Saito FL, Gemperli R, Ferreira MC (2004) Importance of lateral row perforator vessels in deep inferior epigastric perforator flap harvesting. Plast Reconstr Surg 113(2):517–524. doi:10.1097/01.PRS.0000100812.37842. A8 00006534-200402000-00007 [pii]

[392] Munhoz AM, Sturtz G, Montag E, Arruda EG, Aldrighi C, Gemperli R, Ferreira MC (2005) Clinical outcome of abdominal wall after DIEP flap harvesting and immediate application of abdominoplasty techniques. Plast Reconstr Surg 116(7):1881–1893. doi:00006534- 200512000-00006 [pii]

[393] Murakami R, Fujii T, Itoh T, Tsutsui K, Tanaka K, Lio Y, Yano H (1996) Versatility of the thin groin flap. Microsurgery 17(1):41–47. doi:10.1002/(SICI)1098-2752(1996)17:1<41::AID-MICR8>3.0.CO;2-Z [pii] 10.1002/(SICI)1098-2752(1996)17:1<41::AID-MICR8>3.0.CO;2-Z

[394] Murphy JB (1897) Resection of arteries and veins injured in continuity-end-to-end suture: experimental and clinical research. Med Rec 51:73

[395] Nahabedian MY, Dooley W, Singh N, Manson PN (2002) Contour abnormalities of the abdomen after breast reconstruction with abdominal flaps: the role of muscle preservation. Plast Reconstr Surg 109(1): 91–101

[396] Nakajima H, Fujino T, Adachi S (1986) A new concept of vascular supply to the skin and classification of skin flaps according to their vascularization. Ann Plast Surg 16(1):1–19

[397] Nassif TM, Mayer B, Bijos PB (1988) The parascapular cutaneous latissimus dorsi osteomycutaneous double flap. Free monobloc transfer in facial reconstruction. Chirurg 59(11):793–796

[398] Nassif TM, Vidal L, Bovet JL, Baudet J (1982) The parascapular flap: a new cutaneous microsurgical free flap. Plast Reconstr Surg 69(4):591–600

[399] Neligan PC, Blondeel PN, Morris SF, Hallock GG (2005) Perforator flaps: overview, classifikation and nomenclature. In: Blondeel PN, Hallock GG, Morris SF, Neligan PC (eds) Perforator flaps: anatomy, technique & clinical applications, vol 1. Quality Medical Publishing, St. Louis, pp 37–52

[400] Netscher DT, Sharma S, Alford EL, Thornby J, Leibman NS (1996) Superficial versus deep: options in venous drainage of the radial forearm free flap. Ann Plast Surg 36(5):536–541

[401] Nincovic M (2005) Superficial inferior epigastric artery perforator. In: Blondeel PN, Hallock GG, Morris SF, Neligan PC (eds) Perforator flaps: anatomy, technique & clinical applications, vol 1. Quality Medical Publishing, St. Louis, pp 405–420

[402] Niranjan NS, Watson DP (1990) Reconstruction of the cheek using a "suspended" radial forearm free flap. Br J Plast Surg 43(3):365–366

[403] Nojima K, Brown SA, Acikel C, Arbique G, Ozturk S, Chao J, Kurihara K, Rohrich RJ (2005) Defining vascular supply and territory of thinned perforator flaps: part I. Anterolateral thigh perforator flap. Plast Reconstr Surg 116(1):182–193. doi:00006534- 200507000-00027 [pii]

[404] Nugent M, Endersby S, Kennedy M, Burns A (2015) Early experience with the medial sural artery perforator flap as an alternative to the radial forearm flap for reconstruction in the head and neck. Br J Oral Maxillofac Surg 53(5):461–463. doi:10.1016/j. bjoms.2015.02.023

[405] Nylen CD (1924) An oto-microscope. Acta Otolaryngol 5:414

[406] O'Brien B, Morrison WA (1987) Reconstructive micro-surgery. Churchill, Livingston

[407] Ochoa O, Pisano S, Chrysopoulo M, Ledoux P, Arishita G, Nastala C (2013) Salvage of intraoperative deep inferior epigastric perforator flap venous congestion with augmentation of venous outflow: flap morbidity and review of the literature. Plast Reconstr Surg Glob Open 1(7):e52. doi:10.1097/GOX.0b013e3182aa8736

[408] Olivari N (1976) The latissimus flap. Br J Plast Surg 29(2):126–128

[409] Orticochea M (1972) A new method of total reconstruction of the penis. Br J Plast Surg 25(4):347–366

[410] Ostrup LT, Fredrickson JM (1974) Distant transfer of a free, living bone graft by microvascular anastomoses. An experimental study. Plast Reconstr Surg 54(3):274–285

[411] Park MC (1986) An anatomic study of the radial collateral branch of deep brachial artery. Plast Reconstr Surg 78(2):273–274

[412] Parrett BM, Caterson SA, Tobias AM, Lee BT (2008) DIEP flaps in women with abdominal scars: are complication rates affected? Plast Reconstr Surg 121(5): 1527–1531. doi:10.1097/PRS.0b013e31816b14a5 000 06534-200805000-00002 [pii]

[413] Patel SA, Keller A (2008) A theoretical model describing arterial flow in the DIEP flap related to number and

size of perforator vessels. J Plast Reconstr Aesthet Surg 61(11):1316–1320; discussion 1320. doi:S1748-6815(07)00701-2 [pii] 10.1016/j.bjps.2007.08.020

[414] Pennington DG, Nettle WJ, Lam P (1993) Microvascular augmentation of the blood supply of the contralateral side of the free transverse rectus abdominis musculocutaneous flap. Ann Plast Surg 31(2):123–126; discussion 126–127

[415] Pennington DG, Pelly AD (1980) The rectus abdominis myocutaneous free flap. Br J Plast Surg 33(2): 277–282

[416] Pistner H, Reuther J, Bill J (1990) The scapularegion as a potential donor area for microsurgical transplants. Fortschr Kiefer Gesichtschir 35:87–90

[417] Ponten B (1981) The fasciocutaneous flap: its use in soft tissue defects of the lower leg. Br J Plast Surg 34(2):215–220

[418] Porter CJ, Mellow CG (2001) Anatomically aberrant forearm arteries: an absent radial artery with co-dominant median and ulnar arteries. Br J Plast Surg 54(8):727–728. doi:10.1054/bjps.2001.3706 S0007122601937063 [pii]

[419] Posch NA, Mureau MA, Flood SJ, Hofer SO (2005) The combined free partial vastus lateralis with anterolateral thigh perforator flap reconstruction of extensive composite defects. Br J Plast Surg 58(8):1095–1103. doi:S0007-1226(05)00132-3 [pii] 10.1016/j.bjps.2005.04.022

[420] Pribaz JJ, Orgill DP, Epstein MD, Sampson CE, Hergrueter CA (1995) Anterolateral thigh free flap. Ann Plast Surg 34(6):585–592

[421] Quain R (1844) Anatomy of the arteries of the human body. Taylor and Walton, London

[422] Quilichini J, Benjoar MD, Hivelin M, Brugel L, Lantieri L (2012) Semi-free radial forearm flap for head and neck reconstruction in vessel-depleted neck after radiotherapy or radical neck dissection. Microsurgery 32(4):269–274. doi:10.1002/micr.21945

[423] Quillen CG (1979) Latissimus dorsi myocutaneous flaps in head and neck reconstruction. Plast Reconstr Surg 63(5):664–670

[424] Quillen CG, Shearin JC Jr, Georgiade NG (1978) Use of the latissimus dorsi myocutaneous island flap for reconstruction in the head and neck area: case report. Plast Reconstr Surg 62(1):113–117

[425] Rajacic N, Gang RK, Krishnan J, Lal Bang R (2002) Thin anterolateral thigh free flap. Ann Plast Surg 48(3):252–257

[426] Ramasastry SS, Tucker JB, Swartz WM, Hurwitz DJ (1984) The internal oblique muscle flap: an anatomic and clinical study. Plast Reconstr Surg 73(5):721–733

[427] Rand RP, Cramer MM, Strandness DE Jr (1994) Color-flow duplex scanning in the preoperative assessment of TRAM flap perforators: a report of 32 consecutive patients. Plast Reconstr Surg 93(3):453–459

[428] Ranson J, Rosich-Medina A, Amin K, Kosutic D (2015) Medial sural artery perforator flap: using the superficial venous system to minimize flap congestion. Arch Plast Surg 42(6):813–815. doi:10.5999/ aps.2015.42.6.813

[429] Razzano S, Esposito L, Schonauer F (2015) The venae comitantes clipping test for the evaluation of the venous drainage of the radial forearm free flap. Microsurgery. doi:10.1002/micr.22514

[430] Reid CD, Taylor GI (1984) The vascular territory of the acromiothoracic axis. Br J Plast Surg 37(2):194–212

[431] Reinert S (2000) The free revascularized lateral upper arm flap in maxillofacial reconstruction following ablative tumour surgery. J Craniomaxillofac Surg 28(2):69–73. doi:S1010-5182(00)90118-5 [pii] 10.1054/jcms.2000.0118

[432] Reuther J (1992) Surgical therapy of oral carcinomas. J Craniomaxillofac Surg 20:24

[433] Ribuffo D, Cigna E, Gargano F, Spalvieri C, Scuderi N (2005) The innervated anterolateral thigh flap: anatomical study and clinical implications. Plast Reconstr Surg 115(2):464–470. doi:00006534- 200502000-00014 [pii]

[434] Ridha H, Thompson MK, Cameron MG, Durrani AJ (2011) Anatomical variation in deep inferior epigastric pedicles and implications for harvest of lower abdominal flaps. Br J Oral Maxillofac Surg 49(3):233–234. doi:10.1016/j.bjoms.2010.04.008

[435] Riediger D (1983) Mikrochirurgische Weichgewebstransplantate in die Gesichtsregion. Hanser, München

[436] Riediger D (1988) Restoration of masticatory function by microsurgically revascularized iliac crest bone grafts using enosseous implants. Plast Reconstr Surg 81(6):861–877

[437] Riediger D, Ehrenfeld M (1990) Mikrochirurgischer Weichgewebstransfer in die Mund-Kiefer-Gesichtsregion. In: Schuchardt K (ed) Fortschritte in der Kiefer- und Gesichtschirurgie, vol XXXV. Thieme, Stuttgart

[438] Riediger D, Schmelzle R (1986) Modified use of the myocutaneous latissimus dorsi flap for repairing defects in the oral and maxillofacial region. Dtsch Z Mund Kiefer Gesichtschir 10(5):364–374

[439] Riot S, Herlin C, Mojallal A, Garrido I, Bertheuil N, Filleron T, Somda S, Grolleau JL, Lopez R, Chaput B (2015) A systematic review and meta-analysis of double venous anastomosis in free flaps. Plast Reconstr Surg 136(6):1299–1311. doi:10.1097/ PRS.0000000000001791

[440] Rivet D, Buffet M, Martin D, Waterhouse N, Kleiman L, Delonca D, Baudet J (1987) The lateral arm flap: an anatomic study. J Reconstr Microsurg 3(2): 121–132

[441] Robbins TH (1979) Rectus abdominis myocutaneous flap for breast reconstruction. Aust N Z J Surg 49(5):527–530

[442] Robson MC, Zachary LS, Schmidt DR, Faibisoff B, Hekmatpanah J (1989) Reconstruction of large cranial defects in the presence of heavy radiation damage and infection utilizing tissue transferred by microvascular anastomoses. Plast Reconstr Surg 83(3):438–442

[443] Rohleder NH, Wolff KD, Holzle F, Wagenpfeil S, Wales CJ, Hasler RJ, Kesting MR (2011) Secondary maxillofacial reconstruction with the radial forearm free flap: a standard operating procedure for the venous microanastomoses. Ann Surg Oncol 18(7):1980–1987. doi:10.1245/s10434-011-1555-0

[444] Rojviroj S, Mahaisavariya B, Sirichativapee W, Suibnugarn C (1989) Vastus lateralis myocutaneous flap: the treatment for trochanteric pressure sores in paraplegic patient. J Med Assoc Thail 72(11):629–632

[445] Romanes GJ (1981) Cunningham's textbook of anatomy, 12th edn. Oxford University Press, Oxford/New York/ Toronto

[446] Ross GL, Ang ES, Lannon D, Addison P, Golger A, Novak CB, Lipa JE, Gullane PJ, Neligan PC (2008) Ten-year experience of free flaps in head and neck surgery. How necessary is a second venous anastomosis? Head Neck 30(8):1086–1089. doi:10.1002/ hed.20841

[447] Ross GL, Dunn R, Kirkpatrick J, Koshy CE, Alkureishi

LW, Bennett N, Soutar DS, Camilleri IG (2003) To thin or not to thin: the use of the anterolateral thigh flap in the reconstruction of intraoral defects. Br J Plast Surg 56(4):409–413. doi:S0007122603001267 [pii]

[448] Rowsell AR, Davies DM, Eisenberg N, Taylor GI (1984) The anatomy of the subscapular-thoracodorsal arterial system: study of 100 cadaver dissections. Br J Plast Surg 37(4):574–576

[449] Rowsell AR, Eisenberg N, Davies DM, Taylor GI (1986) The anatomy of the thoracodorsal artery within the latissimus dorsi muscle. Br J Plast Surg 39(2):206–209

[450] Rowsell AR, Godfrey AM, Richards MA (1986) The thinned latissimus dorsi free flap: a case report. Br J Plast Surg 39(2):210–212

[451] Rozen WM, Ribuffo D, Atzeni M, Stella DL, Saba L, Guerra M, Grinsell D, Ashton MW (2009) Current state of the art in perforator flap imaging with computed tomographic angiography. Surg Radiol Anat 31(8):631–639. doi:10.1007/s00276-009-0484-0

[452] Rozen WM, Tran TM, Ashton MW, Barrington MJ, Ivanusic JJ, Taylor GI (2008) Refining the course of the thoracolumbar nerves: a new understanding of the innervation of the anterior abdominal wall. Clin Anat 21(4):325–333. doi:10.1002/ca.20621

[453] Russell RC, Pribaz J, Zook EG, Leighton WD, Eriksson E, Smith CJ (1986) Functional evaluation of latissimus dorsi donor site. Plast Reconstr Surg 78(3):336–344

[454] Sacks JM, Nguyen AT, Broyles JM, Yu P, Valerio IL, Baumann DP (2012) Near-infrared laser-assisted indocyanine green imaging for optimizing the design of the anterolateral thigh flap. Eplasty 12:e30

[455] Sadove R, Merrell JC (1987) The split rectus abdominis free muscle transfer. Ann Plast Surg 18(2):179–181

[456] Sadove RC, Luce EA, McGrath PC (1991) Reconstruction of the lower lip and chin with the composite radial forearm-palmaris longus free flap. Plast Reconstr Surg 88(2):209–214

[457] Sadove RC, Sengezer M, McRoberts JW, Wells MD (1993) One-stage total penile reconstruction with a free sensate osteocutaneous fibula flap. Plast Reconstr Surg 92(7):1314–1323; discussion 1324–1315

[458] Safak T, Akyurek M (2000) Free transfer of the radial forearm flap with preservation of the radial artery. Ann Plast Surg 45(1):97–99

[459] Saijo M (1978) The vascular territories of the dorsal trunk: a reappraisal for potential flap donor sites. Br J Plast Surg 31(3):200–204

[460] Saint-Cyr M, Schaverien MV, Rohrich RJ (2009) Perforator flaps: history, controversies, physiology, anatomy, and use in reconstruction. Plast Reconstr Surg 123(4):132e–145e. doi:10.1097/PRS.0b013e31819f2c6a 00006534-200904000-000 23 [pii]

[461] Salibian AH, Rogers FR, Lamb RC (1984) Microvascular gastrocnemius muscle transfer to the distal leg using saphenous vein grafts. Plast Reconstr Surg 73(2):302–307

[462] Salibian AH, Tesoro VR, Wood DL (1983) Staged transfer of a free microvascular latissimus dorsi myocutaneous flap using saphenous vein grafts. Plast Reconstr Surg 71(4):543–547

[463] Sanders R, Mayou BJ (1979) A new vascularized bone graft transferred by microvascular anastomosis as a free flap. Br J Surg 66(11):787–788

[464] Santamaria E, Granados M, Barrera-Franco JL (2000) Radial forearm free tissue transfer for head and neck reconstruction: versatility and reliability of a single donor site. Microsurgery 20(4):195–201

[465] Santanelli F, Paolini G, Renzi L (2008) Preliminary experience in breast reconstruction with the free vertical deep inferior epigastric perforator flap. Scand J Plast Reconstr Surg Hand Surg 42(1):23–27. doi:789471924 [pii] 10.1080/02844310701777574

[466] Sasaki K, Nozaki M, Aiba H, Isono N (2000) A rare variant of the radial artery: clinical considerations in raising a radial forearm flap. Br J Plast Surg 53(5):445–447. doi:10.1054/bjps.1999.3294 S0007122699932940 [pii]

[467] Satoh K, Fukuya F, Matsui A, Onizuka T (1989) Lower leg reconstruction using a sural fasciocutaneous flap. Ann Plast Surg 23(2):97–103

[468] Satoh K, Le Danvic M, Matsui A, Banzet P (1988) Peroneal flaps with or without vascularized fibular bone graft in reconstructions of the lower limb. Ann Chir Plast Esthet 33(2):119–126

[469] Satoh K, Ohkubo F, Tojima Y (1991) A variation of the vascular pedicle of the latissimus dorsi muscle. Plast Reconstr Surg 88(6):1081–1084

[470] Satoh K, Yoshikawa A, Hayashi M (1988) Reverseflow anterior tibial flap type III. Br J Plast Surg 41(6):624–627

[471] Schaverien M, Saint-Cyr M (2008) Suprafascial compared with subfascial harvest of the radial forearm flap: an anatomic study. J Hand Surg Am 33(1):97–101. doi:10.1016/j.jhsa.2007.09.012

[472] Schaverien M, Saint-Cyr M, Arbique G, Brown SA (2008) Arterial and venous anatomies of the deep inferior epigastric perforator and superficial inferior epigastric artery flaps. Plast Reconstr Surg 121(6):1909–1919. doi:10.1097/PRS.0b013e31817151f8 00006534-200806000-00005 [pii]

[473] Schaverien M, Saint-Cyr M, Arbique G, Hatef D, Brown SA, Rohrich RJ (2008) Three- and four-dimensional computed tomographic angiography and venography of the anterolateral thigh perforator flap. Plast Reconstr Surg 121(5):1685–1696. doi:10.1097/ PRS.0b013e31816b4587 00006534-200805000- 00023 [pii]

[474] Schaverien MV, Perks AG, McCulley SJ (2007) Comparison of outcomes and donor-site morbidity in unilateral free TRAM versus DIEP flap breast reconstruction. J Plast Reconstr Aesthet Surg 60(11):1219–1224. doi:S1748-6815(07)00392-0 [pii] 10.1016/j.bjps.2007.07.008

[475] Scheker LR, Kleinert HE, Hanel DP (1987) Lateral arm composite tissue transfer to ipsilateral hand defects. J Hand Surg [Am] 12(5 Pt 1):665–672

[476] Schlenz I, Korak KJ, Kunstfeld R, Vinzenz K, Plenk H Jr, Holle J (2001) The dermis-prelaminated scapula flap for reconstructions of the hard palate and the alveolar ridge: a clinical and histologic evaluation. Plast Reconstr Surg 108(6):1519–1524; discussion 1525–1516

[477] Schmelzle R (1986) Vascular pedicled iliac crest transplant and its use in the jaw. Handchir Mikrochir Plast Chir 18(6):376–378

[478] Schoeller T, Wechselberger G, Roger J, Hussl H, Huemer GM (2007) Management of infraumbilical vertical scars in DIEP-flaps by crossover anastomosis. J Plast Reconstr Aesthet Surg 60(5):524–528. doi:S1748-6815(06)00581-X [pii] 10.1016/j. bjps.2006.11.008

[479] Schoofs M, Millot F, Patenotre P, Bouretz JC, Pellerin P (1988) The peroneal flap: its value in distal covering of the lower limbs. Ann Chir Plast Esthet 33(3):273–276

[480] Schusterman MA, Kroll SS, Miller MJ, Reece GP, Baldwin BJ, Robb GL, Altmyer CS, Ames FC, Singletary SE, Ross MI et al (1994) The free transverse rectus abdominis musculocutaneous flap for breast reconstruction: one center's experience with 211 consecutive cases. Ann Plast Surg 32(3):234–241; discussion 241–232

[481] Schusterman MA, Kroll SS, Weldon ME (1992) Immediate breast reconstruction: why the free TRAM over the conventional TRAM flap? Plast Reconstr Surg 90(2):255–261; discussion 262

[482] Schusterman MA, Reece GP, Miller MJ, Harris S (1992) The osteocutaneous free fibula flap: is the skin paddle reliable? Plast Reconstr Surg 90(5):787–793; discussion 794–788

[483] Schustermann MA, Acland RD, Banis JC, Beppu M 1983 The lateral arm flap: an experimental and clinical study. In: Williams HC (ed) Transactions of the VIII international congress of plastic surgery, Montreal

[484] Seidenberg B, Rosenak SS, Hurwitt ES, Som ML (1959) Immediate reconstruction of the cervical esophagus by a revascularized isolated jejunal segment. Ann Surg 149(2):162–171

[485] Seidenstuecker K, Legler U, Munder B, Andree C, Mahajan A, Witzel C (2016) Myosonographic study of abdominal wall dynamics to assess donor site morbidity after microsurgical breast reconstruction with a DIEP or an ms-2 TRAM flap. J Plast Reconstr Aesthet Surg 69(5):598–603. doi:10.1016/j. bjps.2015.11.007

[486] Seitz A, Papp S, Papp C, Maurer H (1999) The anatomy of the angular branch of the thoracodorsal artery. Cells Tissues Organs 164(4):227–236. doi:cto64227 [pii]

[487] Sekido M, Yamamoto Y, Makino S (2006) Maxillary reconstruction using a free deep inferior epigastric perforator (DIEP) flap combined with vascularised costal cartilages. J Plast Reconstr Aesthet Surg 59(12):1350–1354. doi:S1748-6815(06)00345-7 [pii] 10.1016/j.bjps.2006.01.048

[488] Sekiguchi J, Kobayashi S, Ohmori K (1993) Use of the osteocutaneous free scapular flap on the lower extremities. Plast Reconstr Surg 91(1):103–112

[489] Selber JC, Fosnot J, Nelson J, Goldstein J, Bergey M, Sonnad S, Serletti JM (2010) A prospective study comparing the functional impact of SIEA, DIEP, and muscle-sparing free TRAM flaps on the abdominal wall: part II. Bilateral reconstruction. Plast Reconstr Surg 126(5):1438–1453. doi:10.1097/ PRS.0b013e3181ea42ed

[490] Selber JC, Sanders E, Lin H, Yu P (2011) Venous drainage of the radial forearm flap: comparison of the deep and superficial systems. Ann Plast Surg 66(4):347–350. doi:10.1097/SAP.0b013e3181f46631

[491] Serra JM, Paloma V, Mesa F, Ballesteros A (1991) The vascularized fibula graft in mandibular reconstruction. J Oral Maxillofac Surg 49(3):244–250. doi:0278-2391(91)90213-6 [pii]

[492] Shaw WW, Hidalgo DA (1987) Microsurgery in trauma. Futura Publishing Company, Mount Kisco

[493] Shen XQ, Lv Y, Shen H, Lu H, Wu SC, Lin XJ (2016) Endoscope-assisted medial sural artery perforator flap for head and neck reconstruction. J Plast Reconstr Aesthet Surg. doi:10.1016/j.bjps.2016.01.029

[494] Shenaq SM (1987) Pretransfer expansion of a sensate lateral arm free flap. Ann Plast Surg 19(6):558–562

[495] Shesol BF, Clarke JS (1980) Intrathoracic application of the latissimus dorsi musculocutaneous flap. Plast Reconstr Surg 66(6):842–845

[496] Shestak KC, Schusterman MA, Jones NF, Johnson JT (1988) Immediate microvascular reconstruction of combined palatal and midfacial defects using soft tissue only. Microsurgery 9(2):128–131

[497] Shieh SJ, Chiu HY, Yu JC, Pan SC, Tsai ST, Shen CL (2000) Free anterolateral thigh flap for reconstruction of head and neck defects following cancer ablation. Plast Reconstr Surg 105(7):2349–2357; discussion 2358–2360

[498] Shindo M, Fong BP, Funk GF, Karnell LH (2000) The fibula osteocutaneous flap in head and neck reconstruction: a critical evaluation of donor site morbidity. Arch Otolaryngol Head Neck Surg 126(12):1467–1472. doi:ooa8018 [pii]

[499] Silverberg B, Banis JC Jr, Acland RD (1985) Mandibular reconstruction with microvascular bone transfer. Series of 10 patients. Am J Surg 150(4):440–446. doi:0002-9610(85)90150-3 [pii]

[500] Silverton JS, Nahai F, Jurkiewicz MJ (1978) The latissimus dorsi myocutaneous flap to replace a defect on the upper arm. Br J Plast Surg 31(1):29–31

[501] Slavin SA, Goldwyn RM (1988) The midabdominal rectus abdominis myocutaneous flap: review of 236 flaps. Plast Reconstr Surg 81(2):189–199

[502] Sleeman D, Carton AT, Stassen LF (1994) Closure of radial forearm free flap defect using full-thickness skin from the anterior abdominal wall. Br J Oral Maxillofac Surg 32(1):54–55

[503] Small JO, Millar R (1985) The radial artery forearm flap: an anomaly of the radial artery. Br J Plast Surg 38(4):501–503. doi:0007-1226(85)90008-6 [pii]

[504] Smith GI, O'Brien CJ, Choy ET, Andruchow JL, Gao K (2005) Clinical outcome and technical aspects of 263 radial forearm free flaps used in reconstruction of the oral cavity. Br J Oral Maxillofac Surg 43(3):199–204. doi:10.1016/j.bjoms.2004.11.024

[505] Sokoya M, Deleyiannis FW (2016) A triple pedicle, near-total thigh flap supercharged with the flowthrough technique. Eplasty 16:e4

[506] Song R, Gao Y, Song Y, Yu Y (1982) The forearm flap. Clin Plast Surg 9(1):21–26

[507] Song R, Song Y, Yu Y (1982) The upper arm free flap. Clin Plast Surg 9(1):27–35

[508] Song X, Wu H, Zhang W, Chen J, Ding X, Ye J, Wu Y, Yuan Y (2015) Medial sural artery perforator flap for postsurgical reconstruction of head and neck cancer. J Reconstr Microsurg 31(4):319–326. doi:10.105 5/s-0035-1544180

[509] Song YG, Chen GZ, Song YL (1984) The free thigh flap: a new free flap concept based on the septocutaneous artery. Br J Plast Surg 37(2):149–159

[510] Soutar DS, McGregor IA (1986) The radial forearm flap in intraoral reconstruction: the experience of 60 consecutive cases. Plast Reconstr Surg 78(1):1–8

[511] Soutar DS, Scheker LR, Tanner NS, McGregor IA (1983) The radial forearm flap: a versatile method for intraoral reconstruction. Br J Plast Surg 36(1):1–8

[512] Soutar DS, Tanner NS (1984) The radial forearm flap in the management of soft tissue injuries of the hand. Br J Plast Surg 37(1):18–26

[513] Soutar DS, Widdowson WP (1986) Immediate reconstruction of the mandible using a vascularized segment of radius. Head Neck Surg 8(4):232–246

[514] Souto LR, Cardoso LA, Claro BM, de Oliveira Peres MA (2011) Double-mesh technique for correction of abdominal hernia following mammary reconstruction carried out with bipedicled TRAM flap and the primary closing of the donor area by using a single polypropylene mesh. Aesthet Plast Surg 35(2):184– 191. doi:10.1007/s00266-010-9581-z

[515] Spateholz W (1893) Die Verheilung der Blutgefäße in der Haut. Arch Anat Physiol 1:1

[516] Stock W, Stock M (1983) Der osteokutane Unterarmlappen. Handchirurgie 15:49

[517] Stranc MF, Globerman DY (1989) Accidental reinnervation as a complication of latissimus dorsi free flap to the face and scalp. Br J Plast Surg 42(3):341–343

[518] Strauch B, Yu G (1993) Atlas of microvascular surgery. Thieme Medical Publishers, New York

[519] Sun R, Ding Y, Sun C, Li X, Wang J, Li L, Yang J, Ren Y, Zhong Z (2016) Color Doppler sonographic and cadaveric study of the arterial vascularity of the lateral upper arm flap. J Ultrasound Med 35(4):767–774. doi:10.7863/ultra.15.01032

[520] Swanson E, Boyd JB, Manktelow RT (1990) The radial forearm flap: reconstructive applications and donorsite defects in 35 consecutive patients. Plast Reconstr Surg 85(2):258–266

[521] Swartz WM, Banis JC, Newton ED, Ramasastry SS, Jones NF, Acland R (1986) The osteocutaneous scapular flap for mandibular and maxillary reconstruction. Plast Reconstr Surg 77(4):530–545

[522] Swartz WM, Ramasastry SS, McGill JR, Noonan JD (1987) Distally based vastus lateralis muscle flap for coverage of wounds about the knee. Plast Reconstr Surg 80(2):255–265

[523] Tahara S, Takagi T, Kinishi M, Makino K, Amatsu M (1995) Role of the perforating vein in vascular pedicle of free forearm flap. Microsurgery 16(11):743–745

[524] Tai Y, Hasegawa H (1974) A transverse abdominal flap for reconstruction after radical operations for recurrent breast cancer. Plast Reconstr Surg 53(1):52–54

[525] Takada K, Sugata T, Yoshiga K, Miyamoto Y (1987) Total upper lip reconstruction using a free radial forearm flap incorporating the brachioradialis muscle: report of a case. J Oral Maxillofac Surg 45(11):959– 962. doi:0278-2391(87)90449-6 [pii]

[526] Takayanagi S, Ohtsuka M (1989) Extended transverse rectus abdominis musculocutaneous flap. Plast Reconstr Surg 83(6):1057–1060

[527] Tan O (2009) Versatility of the vertical designed deep inferior epigastric perforator flap. Microsurgery 29(4):282–286. doi:10.1002/micr.20621

[528] Tan S, Lim J, Yek J, Ong WC, Hing CH, Lim TC (2013) The deep inferior epigastric perforator and pedicled transverse rectus abdominis myocutaneous flap in breast reconstruction: a comparative study. Arch Plast Surg 40(3):187–191. doi:10.5999/ aps.2013.40.3.187

[529] Tang M, Mao Y, Almutairi K, Morris SF (2009) Three-

[530] Tang ZZ, Zhou Z, Wang D, Tian G, Gao J, Zhu Q, Wei Y, Xu X (2012) Free radial forearm flaps: An overview of our clinical experience and exploration of relevant issues. In Information Technology in Medicine and Education (ITME), 2012 International Symposium on Hokodate, Hokkaido, Japan 1:524–528. IEEE.

dimensional analysis of perforators of the posterior leg. Plast Reconstr Surg 123(6):1729–1738. doi:10.1097/PRS.0b013e3181a3f376 00006534-2009 06000-00014 [pii]

[531] Tansatit T, Wanidchaphloi S, Sanguansit P (2008) The anatomy of the lateral circumflex femoral artery in anterolateral thigh flap. J Med Assoc Thail 91(9):1404–1409

[532] Tansini I (1896) Nuovo processo per I' amputazione della mammaella per cancere. Riforma Med 12:3

[533] Taylor GI (1982) Reconstruction of the mandible with free composite iliac bone grafts. Ann Plast Surg 9(5):361–376

[534] Taylor GI (1983) The current status of free vascularized bone grafts. Clin Plast Surg 10(1):185–209

[535] Taylor GI (2003) The angiosomes of the body and their supply to perforator flaps. Clin Plast Surg 30(3):331–342, v

[536] Taylor GI, Caddy CM, Watterson PA, Crock JG (1990) The venous territories (venosomes) of the human body: experimental study and clinical implications. Plast Reconstr Surg 86(2):185–213

[537] Taylor GI, Corlett RJ, Boyd JB (1984) The versatile deep inferior epigastric (inferior rectus abdominis) flap. Br J Plast Surg 37(3):330–350

[538] Taylor GI, Daniel RK (1975) The anatomy of several free flap donor sites. Plast Reconstr Surg 56(3):243–253

[539] Taylor GI, Miller GD, Ham FJ (1975) The free vascularized bone graft. A clinical extension of microvascular techniques. Plast Reconstr Surg 55(5):533–544

[540] Taylor GI, Townsend P, Corlett R (1979) Superiority of the deep circumflex iliac vessels as the supply for free groin flaps. Plast Reconstr Surg 64(5):595–604

[541] Teot L, Bosse JP, Moufarrage R, Papillon J, Bearegard G (1981) The scapular crest pedicled bone graft. Int J Microsurg 3(257):257

[542] Thione A, Valdatta L, Buoro M, Tuinder S, Mortarino C, Putz R (2004) The medial sural artery perforators: anatomic basis for a surgical plan. Ann Plast Surg 53(3):250–255

[543] Thoma A, Archibald S, Jackson S, Young JE (1994) Surgical patterns of venous drainage of the free forearm flap in head and neck reconstruction. Plast Reconstr Surg 93(1):54–59

[544] Timmons MJ (1984) William Harvey revisited: reverse flow through the valves of forearm veins. Lancet 2(8399):394–395

[545] Timmons MJ, Missotten FE, Poole MD, Davies DM (1986) Complications of radial forearm flap donor sites. Br J Plast Surg 39(2):176–178

[546] Tobin GR, Schusterman M, Peterson GH, Nichols G, Bland KI (1981) The intramuscular neurovascular anatomy of the latissimus dorsi muscle: the basis for splitting the flap. Plast Reconstr Surg 67(5):637–641

[547] Tolhurst DE, Haeseker B (1982) Fasciocutaneous flaps in the axillary region. Br J Plast Surg 35(4):430–435

[548] Toto JM, Chang EI, Agag R, Devarajan K, Patel SA,

Topham NS (2015) Improved operative efficiency of free fibula flap mandible reconstruction with patient-specific, computer-guided preoperative planning. Head Neck 37(11):1660–1664. doi:10.1002/ hed.23815

[549] Toyserkani NM, Sorensen JA (2015) Medial sural artery perforator flap: a challenging free flap. Eur J Plast Surg 38(5):391–396. doi:10.1007/s00238-015-1110-5

[550] Tran NV, Buchel EW, Convery PA (2007) Microvascular complications of DIEP flaps. Plast Reconstr Surg 119(5):1397–1405; discussion 1406–1398. doi:10.1097/01.prs.0000256045.71765.96 00006534-200704150-00001 [pii]

[551] Tsai FC, Yang JY, Chuang SS, Chang SY, Huang WC (2002) Combined method of free lateral leg perforator flap with cervicoplasty for reconstruction of anterior cervical scar contractures: a new flap. J Reconstr Microsurg 18(3):185–190. doi:10.1055/s-2002-28470

[552] Tsai FC, Yang JY, Mardini S, Chuang SS, Wei FC (2004) Free split-cutaneous perforator flaps procured using a three-dimensional harvest technique for the reconstruction of postburn contracture defects. Plast Reconstr Surg 113(1):185–193; discussion 194–185. doi:10.1097/01. PRS.0000096707.22461.8A

[553] Tsukino A, Kurachi K, Inamiya T, Tanigaki T (2004) Preoperative color Doppler assessment in planning of anterolateral thigh flaps. Plast Reconstr Surg 113(1):241–246. doi:10.1097/01. PRS.0000095949.41413.88

[554] Upton J, Albin RE, Mulliken JB, Murray JE (1992) The use of scapular and parascapular flaps for cheek reconstruction. Plast Reconstr Surg 90(6):959–971

[555] Urbaniak JR, Koman LA, Goldner RD, Armstrong NB, Nunley JA (1982) The vascularized cutaneous scapular flap. Plast Reconstr Surg 69(5):772–778

[556] Urken ML (1992) Discussion: the osteocutaneous free fibula flap: is the skin paddle reliable? Plast Reconstr Surg 90:787

[557] Urken ML (2011) Atlas of regional and free flaps for head and neck reconstruction: Flap harvest and insetting. Publisher: LWW; Second edition 17:2011 ISBN-13: 978-1605479729

[558] Urken ML, Catalano PJ, Sen C, Post K, Futran N, Biller HF (1993) Free tissue transfer for skull base reconstruction analysis of complications and a classification scheme for defining skull base defects. Arch Otolaryngol Head Neck Surg 119(12):1318–1325

[559] Urken ML, Cheney ML, Sullivan MJ, Biller HF (1990) Atlas of regional and free flaps for head and neck reconstruction. Raven Press, New York

[560] Urken ML, Turk JB, Weinberg H, Vickery C, Biller HF (1991) The rectus abdominis free flap in head and neck reconstruction. Arch Otolaryngol Head Neck Surg 117(9):1031

[561] Urken ML, Turk JB, Weinberg H, Vickery C, Biller HF (1991) The rectus abdominis free flap in head and neck reconstruction. Arch Otolaryngol Head Neck Surg 117(8):857–866

[562] Urken ML, Vickery C, Weinberg H, Buchbinder D, Biller HF (1989) The internal oblique-iliac crest osseomyo cutaneous microvascular free flap in head and neck reconstruction. J Reconstr Microsurg 5(3):203–214; discussion 215–206

[563] Urken ML, Vickery C, Weinberg H, Buchbinder D,

Lawson W, Biller HF (1989) The internal oblique-iliac crest osseomyocutaneous free flap in oromandibular reconstruction. Report of 20 cases. Arch Otolaryngol Head Neck Surg 115(3):339–349

[564] Urken ML, Weinberg H, Buchbinder D, Moscoso JF, Lawson W, Catalano PJ, Biller HF (1994) Microvascular free flaps in head and neck reconstruction. Report of 200 cases and review of complications. Arch Otolaryngol Head Neck Surg 120(6):633–640

[565] Urken ML, Weinberg H, Vickery C, Biller HF (1990) The neurofasciocutaneous radial forearm flap in head and neck reconstruction: a preliminary report. Laryngoscope 100(2 Pt 1):161–173. doi:10.1288/00005537-199002000-00011

[566] Valentino J, Funk GF, Hoffman HT, McCulloch TJ (1996) The communicating vein and its use in the radial forearm free flap. Laryngoscope 106(5 Pt 1): 648–651

[567] van der Lei B, Spronk CA, de Visscher JG (1999) Closure of radial forearm free flap donor site with local full-thickness skin graft. Br J Oral Maxillofac Surg 37(2):119–122

[568] van Twisk R, Pavlov PW, Sonneveld J (1988) Reconstruction of bone and soft tissue defects with free fibula transfer. Ann Plast Surg 21(6):555–558

[569] Vandevoort M, Vranckx JJ, Fabre G (2002) Perforator topography of the deep inferior epigastric perforator flap in 100 cases of breast reconstruction. Plast Reconstr Surg 109(6):1912–1918

[570] Vaughan ED (1990) The radial forearm free flap in orofacial reconstruction. Personal experience in 120 consecutive cases. J Craniomaxillofac Surg 18(1):2–7

[571] Verpaele AM, Blondeel PN, Van Landuyt K, Tonnard PL, Decordier B, Monstrey SJ, Matton G (1999) The superior gluteal artery perforator flap: an additional tool in the treatment of sacral pressure sores. Br J Plast Surg 52(5):385–391. doi:S0007122699931016 [pii]

[572] Villaret DB, Futran NA (2003) The indications and outcomes in the use of osteocutaneous radial forearm free flap. Head Neck 25(6):475–481. doi:10.1002/ hed.10212

[573] von Lanz T, Wachsmuth W (1972) Teil 4: Bein und Statik. Praktische Anatomie Bd. 1, 2nd edn. Springer, Berlin/Heidelberg/New York

[574] Vyas RM, Dickinson BP, Fastekjian JH, Watson JP, Dalio AL, Crisera CA (2008) Risk factors for abdominal donor-site morbidity in free flap breast reconstruction. Plast Reconstr Surg 121(5):1519–1526. doi:10.1097/PRS.0b013e31816b1458 00006534- 200805000-00001 [pii]

[575] Walton RL, Matory WE Jr, Petry JJ (1985) The posterior calf fascial free flap. Plast Reconstr Surg 76(6):914–926

[576] Wang X, Mei J, Pan J, Chen H, Zhang W, Tang M (2013) Reconstruction of distal limb defects with the free medial sural artery perforator flap. Plast Reconstr Surg 131(1):95–105. doi:10.1097/PRS.0b013e3182729e3c

[577] Waterhouse N, Healy C (1990) The versatility of the lateral arm flap. Br J Plast Surg 43(4):398–402

[578] Watson JS, Craig RD, Orton CI (1979) The free latissimus dorsi myocutaneous flap. Plast Reconstr Surg 64(3):299–305

[579] Watterson PA, Bostwick J 3rd, Hester TR Jr, Bried JT, Taylor GI (1995) TRAM flap anatomy correlated with a 10-year clinical experience with 556 patients. Plast Reconstr Surg 95(7):1185–1194

[580] Weber RA, Pederson WC (1995) Skin paddle salvage

in the fibula osteocutaneous free flap with secondary skin paddle vascular anastomosis. J Reconstr Microsurg 11(4):239–241; discussion 242–234

[581] Webster HR, Robinson DW (1995) The radial forearm flap without fascia and other refinements. Eur J Plast Surg 18(1):11–13

[582] Wee JT (1986) Reconstruction of the lower leg and foot with the reverse-pedicled anterior tibial flap: preliminary report of a new fasciocutaneous flap. Br J Plast Surg 39(3):327–337

[583] Wei FC, Chen HC, Chuang CC, Noordhoff MS (1986) Fibular osteoseptocutaneous flap: anatomic study and clinical application. Plast Reconstr Surg 78(2):191–200

[584] Wei FC, Jain V, Celik N, Chen HC, Chuang DC, Lin CH (2002) Have we found an ideal soft-tissue flap? An experience with 672 anterolateral thigh flaps. Plast Reconstr Surg 109(7):2219–2226; discussion 2227–2230

[585] Wei FC, Jain V, Suominen S, Chen HC (2001) Confusion among perforator flaps: what is a true perforator flap? Plast Reconstr Surg 107(3):874–876

[586] Wei FC, Seah CS, Tsai YC, Liu SJ, Tsai MS (1994) Fibula osteoseptocutaneous flap for reconstruction of composite mandibular defects. Plast Reconstr Surg 93(2):294–304; discussion 305–296

[587] Weitz J, Bauer FJ, Hapfelmeier A, Rohleder NH, Wolff KD, Kesting MR (2016) Accuracy of mandibular reconstruction by three-dimensional guided vascularised fibular free flap after segmental mandibulectomy. Br J Oral Maxillofac Surg 54(5):506–510. doi:10.1016/j.bjoms.2016.01.029

[588] Williams LP, Warwick R (1980) Grey's anatomy, 36th edn. Churchill Livingston, Edinburgh/London/Melbourne/New York

[589] Winslow CP, Hansen J, Mackenzie D, Cohen JI, Wax MK (2000) Pursestring closure of radial forearm fasciocutaneous donor sites. Laryngoscope 110(11):1815–1818. doi:10.1097/00005537-200011000-00009

[590] Wolff KD (1993) The supramalleolar flap based on septocutaneous perforators from the peroneal vessels for intraoral soft tissue replacement. Br J Plast Surg 46(2):151–155

[591] Wolff KD (1998) Indications for the vastus lateralis flap in oral and maxillofacial surgery. Br J Oral Maxillofac Surg 36(5):358–364

[592] Wolff KD (2015) Perforator flaps: the next step in the reconstructive ladder? Br J Oral Maxillofac Surg 53(9):787–795. doi:10.1016/j.bjoms.2015.03.020

[593] Wolff KD, Bauer F, Dobritz M, Kesting MR, Kolk A (2012) Further experience with the free soleus perforator flaps using CT-angiography as a planning tool – a preliminary study. J Craniomaxillofac Surg 40(8):e253–e257. doi:10.1016/j.jcms.2011.10.030

[594] Wolff KD, Bauer F, Kunz S, Mitchell DA, Kesting MR (2012) Superficial lateral sural artery free flap for intraoral reconstruction: anatomic study and clinical implications. Head Neck 34(9):1218–1224. doi:10.1002/hed.21885

[595] Wolff KD, Dienemann D, Hoffmeister B (1995) Intraoral defect coverage with muscle flaps. J Oral Maxillofac Surg 53(6):680–685; discussion 686. doi:0278-2391(95)90170-1 [pii]

[596] Wolff KD, Ervens J, Herzog K, Hoffmeister B (1996) Experience with the osteocutaneous fibula flap: an analysis of 24 consecutive reconstructions of com posite mandibular defects. J Craniomaxillofac Surg 24(6):330–338

[597] Wolff KD, Ervens J, Hoffmeister B (1996) Improvement of the radial forearm donor site by prefabrication of fascial-split-thickness skin grafts. Plast Reconstr Surg 98(2):358–362

[598] Wolff KD, Grundmann A (1992) The free vastus lateralis flap: an anatomic study with case reports. Plast Reconstr Surg 89(3):469–475; discussion 476–467

[599] Wolff KD, Hölzle F, Kolk A, Hohlweg-Majert B, Kesting MR (2011) Suitability of the anterolateral thigh perforator flap and the soleus perforator flap for intraoral reconstruction: a retrospective study. J Reconstr Microsurg 27(4):225–232. doi:10.105 5/s-0031-1275485. [Epub 2011 Mar 18]

[600] Wolff KD, Hölzle F, Kolk A, Hohlweg-Majert B, Steiner T, Kesting MR (2011) Raising the osteocutaneous fibular flap for oral reconstruction with reduced tissue alteration. J Oral Maxillofac Surg 69(6):e260–e267. doi:10.1016/j.joms.2010.11.040. [Epub 2011 Mar 12]

[601] Wolff KD, Holzle F, Nolte D (2004) Perforator flaps from the lateral lower leg for intraoral reconstruction. Plast Reconstr Surg 113(1):107–113. doi:10.1097/01.PRS.0000095936.56036.CD

[602] Wolff KD, Howaldt HP (1995) Three years of experience with the free vastus lateralis flap: an analysis of 30 consecutive reconstructions in maxillofacial surgery. Ann Plast Surg 34(1):35–42

[603] Wolff KD, Kesting M, Loffelbein D, Holzle F (2007) Perforator-based anterolateral thigh adipofascial or dermal fat flaps for facial contour augmentation. J Reconstr Microsurg 23(8):497–503. doi:10.1055/s-2007-992349

[604] Wolff KD, Kesting M, Thurmuller P, Bockmann R, Holzle F (2006) The early use of a perforator flap of the lateral lower limb in maxillofacial reconstructive surgery. Int J Oral Maxillofac Surg 35(7):602–607. doi:S0901-5027(06)00129-9 [pii] 10.1016/j.ijom.2006.02.017

[605] Wolff KD, Metelmann HR (1992) Applications of the lateral vastus muscle flap. Int J Oral Maxillofac Surg 21(4):215–218

[606] Wolff KD, Plath T, Frege J, Hoffmeister B (2000) Primary thinning and de-epithelialization of microsurgical transplants from the lateral thigh. Mund Kiefer Gesichtschir 4(2):88–94. doi:10.1007/s100060050176

[607] Wolff KD, Plath T, Hoffmeister B (2000) Primary thinning of the myocutaneous vastus lateralis flap. Int J Oral Maxillofac Surg 29(4):272–276. doi:S0901-5027(00)80027-2 [pii]

[608] Wolff KD, Stellmach R (1995) The osteoseptocutaneous or purely septocutaneous peroneal flap with a supramalleolar skin paddle. Int J Oral Maxillofac Surg 24(1 Pt 1):38–43

[609] Wong C, Saint-Cyr M, Mojallal A, Schaub T, Bailey SH, Myers S, Brown S, Rohrich RJ (2010) Perforasomes of the DIEP flap: vascular anatomy of the lateral versus medial row perforators and clinical implications. Plast Reconstr Surg 125(3):772–782. doi:10.1097/PRS.0b013e3181cb63e0

[610] Wong CH, Tan BK, Wei FC, Song C (2007) Use of the soleus musculocutaneous perforator for skin

paddle salvage of the fibula osteoseptocutaneous flap: anatomical study and clinical confirmation. Plast Reconstr Surg 120(6):1576–1584. doi:10.1097/01. prs.0000282076.31445.b4 00006534-200711000- 00020 [pii]

[611] Wong CH, Wei FC, Fu B, Chen YA, Lin JY (2009) Alternative vascular pedicle of the anterolateral thigh flap: the oblique branch of the lateral circumflex femoral artery. Plast Reconstr Surg 123(2):571–577. doi:10.1097/ PRS.0b013e318195658f 00006534-200902000-00017 [pii]

[612] Wu LC, Bajaj A, Chang DW, Chevray PM (2008) Comparison of donor-site morbidity of SIEA, DIEP, and muscle-sparing TRAM flaps for breast reconstruction. Plast Reconstr Surg 122(3):702–709. doi:10.1097/ PRS.0b013e3181823c15 00006534- 200809000-00004 [pii]

[613] Xie RG, Gu JH, Gong YP, Tang JB (2007) Medial sural artery perforator flap for repair of the hand. J Hand Surg Eur Vol 32(5):512–517. doi:10.1016/j. jhse.2007.05.010

[614] Xie XT, Chai YM (2012) Medial sural artery perforator flap. Ann Plast Surg 68(1):105–110. doi:10.1097/ SAP.0b013e31821190e6

[615] Xin Q, Luan J, Mu H, Mu L (2012) Augmentation of venous drainage in deep inferior epigastric perforator flap breast reconstruction: efficacy and advancement. J Reconstr Microsurg 28(5):313–318. doi:10.10 55/s-0032-1311688

[616] Xu Z, Zhao XP, Yan TL, Wang M, Wang L, Wu HJ, Shang ZJ (2015) A 10-year retrospective study of free anterolateral thigh flap application in 872 head and neck tumour cases. Int J Oral Maxillofac Surg 44(9):1088–1094. doi:10.1016/j.ijom.2015.06.013

[617] Yamada A, Harii K, Itoh Y, Kikawada T, Miyashita H (1993) Reconstruction of the cervical trachea with a free forearm flap. Br J Plast Surg 46(1):32–35

[618] Yamada A, Harii K, Ueda K, Asato H (1992) Free rectus abdominis muscle reconstruction of the anterior skull base. Br J Plast Surg 45(4):302–306

[619] Yang G, Chen B, Gao Y, Liu X, Li J, Jiang S, He S (1981) Forearm free skin transplantation. Natl Med J China 61:139

[620] Yang JY, Tsai FC, Chana JS, Chuang SS, Chang SY, Huang WC (2002) Use of free thin anterolateral thigh flaps combined with cervicoplasty for reconstruction of postburn anterior cervical contractures. Plast Reconstr Surg 110(1):39–46

[621] Yang WG, Chiang YC, Wei FC, Feng GM, Chen KT (2006) Thin anterolateral thigh perforator flap using a modified perforator microdissection technique and its clinical application for foot resurfacing. Plast Reconstr Surg 117(3):1004–1008. doi:10.1097/01.prs.0000200615.77678. f1 00006534-200603000-00047 [pii]

[622] Yano T, Sakuraba M, Asano T, Sarukawa S (2009) Head and neck reconstruction with the deep inferior epigastric perforator flap: a report of two cases. Microsurgery 29(4):287–292. doi:10.1002/micr.20617

[623] Yokoo S, Komori T, Furudoi S, Umeda M, Nomura T, Tahara S (2001) Rare variant of the intrasoleus musculocutaneous perforator: clinical considerations in raising a free peroneal osteocutaneous flap. J Reconstr Microsurg 17(4):225–228

[624] Yoo J, Dowthwaite SA, Fung K, Franklin J, Nichols A (2013) A new angle to mandibular reconstruction: the scapular tip free flap. Head Neck 35(7):980–986. doi:10.1002/hed.23065

[625] Yoshimura M, Imura S, Shimamura K, Yamauchi S, Nomura S (1984) Peroneal flap for reconstruction in the extremity: preliminary report. Plast Reconstr Surg 74(3):402–409

[626] Yoshimura M, Shimada T, Hosokawa M (1990) The vasculature of the peroneal tissue transfer. Plast Reconstr Surg 85(6):917–921

[627] Yoshimura M, Shimada T, Matsuda M, Hosokawa M, Imura S (1989) Double peroneal free flap for multiple skin defects of the hand. Br J Plast Surg 42(6):715–718

[628] Yu P, Youssef A (2006) Efficacy of the handheld Doppler in preoperative identification of the cutaneous perforators in the anterolateral thigh flap. Plast Reconstr Surg 118(4):928–933; discussion 934–925. doi:10.1097/01. prs.0000232216.34854.63 00006534-200609150-00014 [pii]

[629] Zaker Shahrak A, Zor F, Kanatas A, Acikel C, Sapountzis S, Nicoli F, Altuntas SH, Knobe M, Chen HC, Prescher A, Hölzle F, Sönmez TT (2014) Morphological and morphometric evaluation of the ilium, fibula, and scapula bones for oral and maxillofacial reconstruction. Microsurgery 34(8):638–645. doi:10.1002/ micr.22307. [Epub 2014 Aug 20]. Erratum in: Microsurgery. 2015 Oct;35(7):590

[630] Zevallos JP, Urken ML (2013) Reverse-flow scapular osteocutaneous flap for head and neck reconstruction. Head Neck 35(6):E171–E174. doi:10.1002/hed.22914

[631] Zhang SC (1983) Clinical application of medial skin flap of leg – analysis of 9 cases. Zhonghua Wai Ke Za Zhi 21(12):743–745

[632] Zhao W, Li Z, Wu L, Zhu H, Liu J, Wang H (2016) Medial sural artery perforator flap aided by ultrasonic perforator localization for reconstruction after oral carcinoma resection. J Oral Maxillofac Surg 74(5):1063–1071. doi:10.1016/j.joms.2015.11.011

[633] Zheng H, Liu J, Dai X, Schilling AF (2015) Free conjoined or chimeric medial sural artery perforator flap for the reconstruction of multiple defects in hand. J Plast Reconstr Aesthet Surg 68(4):565–570. doi:10.1016/ j.bjps.2014.12.031

[634] Zheng L, Dong Z, Zheng J (2015) Cephalic veinpedicled radial forearm semi-free flap: an alternative when no suitable vein in recipient site for free forearm flap. J Hand Microsurg 7(1):87–90. doi:10.1007/ s12593-015-0184-4

[635] Zhou G, Qiao Q, Chen GY, Ling YC, Swift R (1991) Clinical experience and surgical anatomy of 32 free anterolateral thigh flap transplantations. Br J Plast Surg 44(2):91–96

[636] Zhou Y, Chen L, Hu S, Gu Y (2002) Brachial plexus injury after transfer of free latissimus dorsi musculocutaneous flap. Chin J Traumatol 5(4):254–256